当代麻醉药理学丛书

总主编　杭燕南　罗爱伦　吴新民

LOCAL ANESTHETICS

局部麻醉药

主编◎李士通　庄心良

世界图书出版公司

图书在版编目(CIP)数据

局部麻醉药/李世通,庄心良主编. —上海:上
海世界图书出版公司,2017.1
ISBN 978-7-5192-2216-1

Ⅰ.①局… Ⅱ.①李…②庄… Ⅲ.①局部麻醉药
Ⅳ.①R971

中国版本图书馆 CIP 数据核字(2016)第 280084 号

责任编辑:胡 青
装帧设计:石志春

局部麻醉药

主编 李世通 庄心良

上海世界图书出版公司 出版发行

上海市广中路 88 号 9-10 楼
邮政编码 200083
杭州恒力通印务有限公司印刷
如发现印装质量问题,请与印刷厂联系
(质检科电话:0571-88914359)
各地新华书店经销

开本:787×1092 1/16 印张:19.5 字数:390 000
2017 年 1 月第 1 版 2017 年 1 月第 1 次印刷
ISBN 978-7-5192-2216-1/R·402
定价:150.00 元
http://www.wpcsh.com

总 主 编　杭燕南　罗爱伦　吴新民
总副主编　黄宇光　王祥瑞　于布为
审　　校　孙大金　庄心良（按姓氏拼音排序）

分册主编
第一分册　麻醉药理基础　　　　　于布为　杭燕南
第二分册　静脉麻醉药　　　　　　叶铁虎　罗爱伦
第三分册　吸入麻醉药　　　　　　王祥瑞　俞卫峰　杭燕南
第四分册　肌肉松弛药　　　　　　闻大翔　欧阳葆怡　杭燕南
第五分册　局部麻醉药　　　　　　李士通　庄心良
第六分册　疼痛治疗药　　　　　　黄宇光　罗爱伦
第七分册　围术期液体治疗　　　　薛张纲　江　伟　蒋　豪
第八分册　围术期心血管治疗药　　杭燕南　邓小明　王祥瑞

编 写 人 员

主　　编　李士通　庄心良

副 主 编　汪正平　张　莹

参编人员　（排名不分先后）

上海交通大学医学院附属第一人民医院	黄施伟　李士通　马皓琳
	裘毅敏　沈　浩　王莹恬
	汪正平　姚俊岩　颜　涛
	庄心良　周雅春　张　莹
上海交通大学医学院附属仁济医院	皋　源　杭燕南　刘万枫
	王珊娟
上海交通大学医学院附属第六人民医院	杜冬萍　焦志华　马　柯
上海交通大学医学院附属新华医院	尤新民
第二军医大学附属东方肝胆医院	陶　勇　俞卫锋
同济大学医学院附属东方医院	钱滔来　王新华
河北医科大学附属第四人民医院	赵雪莲

秘　　书　张　莹（兼）

编 写 说 明

上海交通大学医学院附属仁济医院、北京大学第一附属医院和中国医学科学院北京协和医院都是国家药物试验基地,均建立了麻醉药理研究室或实验室,也都是麻醉学博士和硕士研究生的培养基地。多年来,3家医院开展了许多麻醉药理的基础和临床研究,培养了数十名博士和硕士研究生,发表了大量麻醉药理方面的论文。

2004年底,上海交通大学医学院附属仁济医院首先提出编写一本《肌肉松弛药》,得到了吴新民教授和庄心良教授的支持。在这基础上,2005年提出编写《当代麻醉药理学丛书》,杭燕南教授与黄宇光教授不谋而合,罗爱伦教授表示全力支持和合作。上海世界图书出版公司已同意出版《当代麻醉药理学丛书》。

《当代麻醉药理学丛书》得到学术造诣很深的诸多教授的支持,全书分为8部分册:(1)麻醉药理基础(于布为);(2)静脉麻醉药(叶铁虎);(3)吸入麻醉药(王祥瑞);(4)肌肉松弛药(闻大翔);(5)局部麻醉药(李士通);(6)疼痛治疗药(黄宇光);(7)围术期液体治疗(薛张纲);(8)围术期心血管治疗药(杭燕南)。汇编工作汇聚了北京、上海、广州、沈阳、武汉、浙江等地的专家、教授、学者,他们具有扎实的理论基础、高超的学术水平以及丰富的临床经验,并以严谨的学术态度,经过反复修改,完成编写工作。《当代麻醉药理学丛书》由德高望重的孙大金教授和庄心良教授审阅,由上海交通大学医学院附属仁济医院、北京大学第一附属医院、中国医学科学院北京协和医院麻醉科同仁协作完成,并得到上海世界图书出版公司的支持,在此表示衷心感谢。

我国麻醉医学、疼痛和重症监护治疗医学正在迅速发展,麻醉药及急救与心血管用药日益增多,进口药与国产药争相媲美。临床麻醉如何正确选择药物?如何合理用药?必须了解和熟悉药物的药代动力学及药效动力学,了解和熟悉药物的相互作用与个体差异,甚至应懂得药物经济学和药物的性价比,这样才能做到正确用药和合理用药。麻醉科和ICU用药,多数通过静脉途径,也有经椎管内用药,万一失误,容易发生不良反应,甚至造成严重后果。因此,正确的用药方法与途径也至关重要。我们希望《当代麻醉药理学丛书》对推进与指导临床麻醉和ICU医师正确、合理地用药发挥重要作用。

《当代麻醉药理学丛书》将陆续以分册形式再版,2016年底全部完成,最终将出版合订精装本《当代麻醉药理学》。本丛书虽然经过几十位教授、专家的努力,书中也难免有不当和错误之处,敬请读者批评指正。

杭燕南　罗爱伦　吴新民

2016年3月

前　言

　　局部麻醉药简称局麻药,是指将药液注射在神经组织周围,在给药部位发挥可逆性神经传导阻断作用的药物,现已广泛应用于麻醉和急、慢性疼痛治疗。自 1884 年 Koller 首次把可卡因作为表面麻醉药应用于眼科手术,至今已有 120 余年的历史了。目前,临床上常用的局麻药已有不下 10 余种之多,局麻药在临床麻醉中有不可替代的重要地位。由于至今还没有一种完全理想的局麻药,人们还在不断地研究对局部组织或全身无毒性、起效快,且能满足不同手术所需的麻醉时效和阻滞深度的新药。

　　近年来,局部麻醉在国内外都有了更广泛的应用,主要是由于:① 局部麻醉的全身生理干扰少,更适合于老年和危重病人;② 局部麻醉给药方法的改进,例如神经定位技术和设备的应用,提高了局部麻醉的质量和安全性;③ 药物的发展,如长效局麻药和低浓度时能达到感觉和运动神经阻滞分离现象的药物,更适用于手术后的镇痛,并为手术后病人在无痛条件下能早期活动,促进康复和缩短住院时间提供有利的条件;④ 短效局麻药为门诊手术提供了方便;⑤ 复合麻醉的广泛研究和应用也促进了局麻药的应用,例如全麻复合部位麻醉,腰麻-硬膜外阻滞联合麻醉,多部位神经阻滞联合应用等。

　　局部麻醉药在临床麻醉和疼痛治疗中的地位越来越重要,但局麻药的药理作用较为特殊,不同局麻药的作用也各有特点。对局部组织尤其是神经组织的影响如何,局部应用后吸收、分布、代谢、排泄的影响因素有哪些,吸收后的全身影响和毒副作用大小如何,在不同年龄和疾病状态下局麻药作用和副作用的变化如何,怎样按药代动力学和药效动力学原理指导临床安全有效应用局麻药,都是十分重要的问题。因此,迫切需要一本把局麻药的药理学与临床麻醉紧密结合,能在理论上和临床实践中指导帮助合理用药的专业参考书。

　　《局部麻醉药》作为"当代麻醉药理学丛书"中的一本分册,全书共分为 20 章,较为系统地介绍了局部麻醉药的发展历史、作用机理、局麻药在不同人群及不同部位麻醉方法中的应用等方面的基础知识以及新理论和新进展。本书的编写得到了全国麻醉学界众多专家和前辈的支持,终于和读者见面了,我们感到无比欣慰。我们希望本书能为广大临床麻醉医师和疼痛治疗医师更全面深入地了解局部麻醉药相关的理论和临床应用提供有价值的参考。由于各章节内容具有相对独立性,可能部分内容从不同角度出发,不可避免地出现一些重复。此外由于我们知识面的限制和经验的欠缺,书中难免可能有错误或不足之处,诚请广大读者批评、指正。

　　最后,衷心感谢为本书出版和发行给予支持和帮助的机构和人员,衷心感谢在全书的编写和审阅工作中倾注了大量心血的编者和专家。

李士通　庄心良

2016 年 7 月

目　录

第1章　局部麻醉药的发展历史 ………………………………………………………… 1

　　第一节　天然局部麻醉药——可卡因 …………………………………………… 2

　　第二节　合成酯类局部麻醉药 …………………………………………………… 3

　　第三节　酰胺类局部麻醉药 ……………………………………………………… 5

　　第四节　局部麻醉药在我国的应用和发展 ……………………………………… 8

第2章　外周神经传递生理和局部麻醉药作用机制 …………………………… 9

　　第一节　神经细胞生理 …………………………………………………………… 9

　　第二节　神经传导阻滞 …………………………………………………………… 13

　　第三节　局麻药的作用机制 ……………………………………………………… 21

　　第四节　局麻药最低麻醉浓度 …………………………………………………… 23

第3章　局部麻醉药的理化性质和构效关系 …………………………………… 25

　　第一节　局麻药分子结构 ………………………………………………………… 25

　　第二节　局麻药的构效关系 ……………………………………………………… 29

　　第三节　局麻药的理化性质 ……………………………………………………… 30

第4章　局部麻醉药的药代动力学 ……………………………………………… 33

　　第一节　药代动力学的基本原理 ………………………………………………… 33

　　第二节　局麻药的药代动力学 …………………………………………………… 36

　　第三节　酯类局麻药的药代动力学 ……………………………………………… 42

　　第四节　酰胺类局麻药的药代动力学 …………………………………………… 42

第5章　局部麻醉药的不良反应 ………………………………………………… 46

　　第一节　局部不良反应及其对伤口愈合的影响 ………………………………… 46

　　第二节　血液不良反应 …………………………………………………………… 47

　　第三节　神经不良反应 …………………………………………………………… 48

　　第四节　局麻药的心血管不良反应 ……………………………………………… 53

　　第五节　局麻药的过敏反应 ……………………………………………………… 57

第 6 章　酰胺类局部麻醉药 ··· 60

　　第一节　利多卡因 ··· 60

　　第二节　布比卡因 ··· 68

　　第三节　左旋布比卡因 ··· 73

　　第四节　罗哌卡因 ··· 76

　　第五节　甲哌卡因 ··· 84

　　第六节　丙胺卡因 ··· 87

　　第七节　依替卡因 ··· 91

第 7 章　酯类局部麻醉药 ··· 99

　　第一节　可卡因 ··· 99

　　第二节　普鲁卡因 ·· 102

　　第三节　丁卡因 ·· 106

　　第四节　氯普鲁卡因 ·· 111

　　第五节　苯佐卡因 ·· 116

　　第六节　其他酯类局麻药 ·· 118

第 8 章　局部麻醉药的联合应用 ·· 121

　　第一节　局麻药联合临床应用的现状 ···································· 121

　　第二节　局麻药联合应用的毒性反应 ···································· 122

　　第三节　局麻药联合应用的影响因素 ···································· 123

　　小　　结 ·· 124

第 9 章　改善局部麻醉药效果的药物 ·· 126

　　第一节　血管收缩剂 ·· 126

　　第二节　改变局麻药溶液的化学属性 ···································· 131

第 10 章　局部麻醉药在表面麻醉和浸润麻醉中的应用 ························· 136

　　第一节　局麻药在表面麻醉中的应用 ···································· 136

　　第二节　局麻药在局部浸润麻醉中的应用 ································ 142

　　第三节　局麻药在吸脂术中的应用 ······································ 147

第 11 章　局部麻醉药在神经阻滞中的应用 ··································· 149

　　第一节　神经阻滞的选用 ·· 149

　　第二节　神经阻滞的定位 ·· 150

　　第三节　局部麻醉药的合理应用 ·· 152

　　第四节　局部麻醉药的最大用量 ·· 153

　　第五节　神经阻滞的临床应用 ·· 154

第 12 章　局部麻醉药在椎管内麻醉中的应用 ································· 156

第一节　概述 ·· 156

第二节　适应证和禁忌证 ·· 156

第三节　局麻药在椎管内麻醉的应用 ······························· 158

第四节　局麻药在椎管腔隙内扩散及阻滞平面的调控 ············· 160

第五节　椎管内麻醉的并发症和不良反应 ·························· 163

第 13 章　局部麻醉药在局部静脉麻醉中的应用 ····················· 168

第一节　概述 ·· 168

第二节　适应证和禁忌证 ·· 168

第三节　操作方法 ··· 169

第四节　局部麻醉药的应用 ·· 169

第五节　局部静脉麻醉的并发症及防治 ···························· 172

第六节　局部静脉麻醉中局麻药的作用机制 ······················ 173

第七节　局部静脉麻醉的优势和不足 ······························ 174

第 14 章　局部麻醉药在小儿麻醉中的应用 ························· 176

第一节　小儿应用局部麻醉药的特点 ······························ 176

第二节　常用局部麻醉药 ·· 181

第三节　小儿椎管内阻滞 ·· 182

第四节　小儿外周神经阻滞 ·· 185

第五节　小儿部位麻醉的注意事项 ································· 188

第 15 章　局部麻醉药在老年患者麻醉中的应用 ····················· 192

第一节　老年人局麻药的药理特征 ································· 192

第二节　局麻药在老年患者中的应用 ······························ 195

第三节　老年患者的部位麻醉技术 ································· 196

第 16 章　局部麻醉药在孕产妇麻醉中的应用 ······················· 202

第一节　局麻药用于产科麻醉的特点 ······························ 202

第二节　剖宫产麻醉 ··· 204

第三节　分娩镇痛 ··· 206

第四节　在产科麻醉的局麻药中添加肾上腺素 ······················ 207

第五节　局麻药对妊娠母体及胎儿的作用 ·························· 208

第 17 章　局部麻醉药在门诊手术中的应用 ························· 211

第一节　门诊手术特点和患者术前评估 ···························· 211

第二节　门诊患者麻醉方式 ·· 213

第三节　门诊患者疼痛治疗中局麻药的应用 ················· 220

第四节　门诊手术患者麻醉后恢复和离院标准 ················· 220

第 18 章　局部麻醉药在慢性疼痛中的应用 223

第一节　局部麻醉药治疗慢性疼痛的作用机制 ················· 223

第二节　局部麻醉药治疗慢性疼痛的分类和方法 ················· 224

第三节　常见慢性疼痛的局部麻醉药神经阻滞治疗 ················· 226

第四节　交感神经相关疾病用局麻药行神经阻滞治疗 ················· 242

第五节　局麻药的全身镇痛应用 ················· 244

第六节　局麻药的体表镇痛应用 ················· 244

第七节　局麻药治疗慢性疼痛的不良反应及处理原则 ················· 245

第 19 章　局部麻醉药的治疗作用 248

第一节　抗心律失常 ················· 248

第二节　防治缺血再灌注损伤 ················· 250

第三节　扩张支气管 ················· 252

第四节　抗癫痫治疗 ················· 254

第五节　其他方面作用 ················· 256

第 20 章　局部麻醉药与其他药物相互作用 259

第一节　全身麻醉药 ················· 259

第二节　苯二氮䓬类镇静安定药 ················· 269

第三节　肌肉松弛药 ················· 272

第四节　镇痛药 ················· 273

第五节　心血管药物 ················· 280

第六节　抗感染药 ················· 284

第七节　其他 ················· 285

附录　中英文索引及药名对照 ················· 289

第1章　局部麻醉药的发展历史

　　现代麻醉学的历史不过 160 余年,1846 年乙醚麻醉的成功应用,被认为是近代麻醉学的开端。早在 1540 年 Valerings 合成乙醚,并很早就观察到乙醚有消除疼痛的作用。1831年发现氯仿。1842 年美国乡村医生 Long 使用乙醚吸入麻醉做颈部肿物手术成功,是试用乙醚麻醉的开创者,但到 1849 年才有报道。1846 年牙科医生 Morton 在医学兼化学家Jackson 的指导下,实验了牙科手术乙醚麻醉。同年 10 月 16 日在美国麻省总医院成功地为一例大手术施用乙醚麻醉,Morton 被认为是现代临床麻醉的杰出人物。

　　但是,在应用乙醚、氯仿等全身麻醉的阶段,由于方法简陋,经验不足,患者极不安全。1860 年 Nieman 发现了可卡因,1884 年 Koller 根据 Freund 的建议,证明可卡因滴入眼内可产生麻醉,可用于眼部手术。次年 Halstead 将可卡因用于下颌神经阻滞,是神经阻滞的开端。同年 Corning 在狗身上进行了脊麻实验,在未抽出脑脊液的情况下,注射可卡因,意外地产生了下肢麻痹现象,这被视为硬膜外阻滞的开端。

　　1892 年 Schleich 推荐用可卡因做局部浸润麻醉。1897 年 Braun 加肾上腺素与可卡因以延长局麻时效。1898 年 Bier 在动物及人体上做蛛网膜下腔阻滞成功。1901 年Sicard 和 Cathelin 分别成功地进行骶管阻滞,并于 1903 年报告了 80 例可卡因硬膜外阻滞的经验。

　　1904 年 Einhorn 合成普鲁卡因,次年 Braum 应用于临床。1907 年 Sterzi 将普鲁卡因用于腰部硬膜外阻滞。1909 年 Stoked 将普鲁卡因阻滞用于分娩。1928 年 Firsleb合成了丁卡因。1943 年 Lofgren 和 Lundguist 合成了利多卡因。以后相继出现的局麻药有甲哌卡因、丙胺卡因、布比卡因、罗哌卡因等。由于新的局麻药不断涌现,使用方法不断改进,使局部和神经阻滞麻醉,包括椎管内阻滞,已成为目前临床上应用较多的一种麻醉方法。

　　局麻药的发展历史已有一个多世纪,人们一直在寻找理想的局麻药以满足不同的临床需求,虽然取得了显著的成绩,发现了一大批有用的局麻药(见表 1-1),但至今仍没有一个完全理想的药物。

表 1-1 代表性局麻药的首次应用时间和主要用途

名　称	首次应用（年）	主　要　麻　醉　用　途
可卡因（cocaine）	1884	表面麻醉
苯佐卡因（benzocaine）	1900	表面麻醉
普鲁卡因（procaine）	1905	浸润麻醉、脊麻
地布卡因	1929	脊麻
丁卡因（dicaine）	1930	脊麻、神经阻滞、硬膜外阻滞
利多卡因（lidocaine）	1944	浸润麻醉、神经阻滞、硬膜外阻滞、脊麻、表面麻醉
氯普鲁卡因（chloroprocaine）	1955	浸润麻醉、神经阻滞、硬膜外阻滞
甲哌卡因（mepivacaine）	1957	浸润麻醉、神经阻滞、硬膜外阻滞
丙胺卡因（prilocaine）	1960	浸润麻醉、神经阻滞、硬膜外阻滞
布比卡因（bupivacaine）	1963	浸润麻醉、神经阻滞、硬膜外阻滞、脊麻
依替卡因（etidocaine）	1972	浸润麻醉、神经阻滞、硬膜外阻滞
罗哌卡因（ropivacaine）	1992	神经阻滞、硬膜外阻滞

第一节　天然局部麻醉药——可卡因

可卡因1884年开始应用于临床，是第一个临床使用的局麻药。但是，可卡因最早应用的记录是古代南美洲安第斯山的印卡斯部落的土著人使用可可叶以达到局部麻醉的目的。在古典史籍里，也可见到服用可卡因后兴奋和欣快的记载。这些可可树叶（约含1%可卡因）大约在18世纪中叶被带入欧洲国家，经过实验室的研究，发现其活性碱基成分中主要包含有可卡因，提纯的可卡因结晶具有局麻特性，因为尝试之后舌头麻木，表现为表面麻醉现象。还证实了其应用于完整皮肤表面的局麻作用，使用后发生皮肤的麻木感。此外，大约于1860年，在秘鲁的研究也发现了可卡因用于黏膜后具有局麻作用，而且还准确描述了用量过大后能够引起惊厥的现象。

虽然南美洲的记载有可卡因用于治疗目的，但真正用于手术麻醉是在欧洲的实验研究证实了可卡因的局麻作用之后。在19世纪80年代，Freud和Koller等人都在研究可卡因，Freud关注于可卡因全身应用后的兴奋和欣快作用，试图将其用于吗啡成瘾和酗酒患者的解毒药，并一直进行着这种后来被证实意义不大的研究。与此同时Koller则试验可卡因溶液的表面麻醉作用，并取得很多有价值的临床资料，发现仅仅数小滴可卡因溶液滴眼就能引起角膜完全麻醉。Koller通过其同事将这一结果报告给德国眼科医师学会，并且在1884年很快在纽约医学杂志上发表，一年之内全世界就广泛接受了眼科手术使用可卡因进行的表面麻醉。

此后，可卡因用于其他部位的局部麻醉也很快地开展试验，特别是黏膜麻醉如直肠手术、尿道手术、耳鼻咽喉科手术等。

皮下注射器和技术的发展也使可卡因的注射麻醉成为可能，Halsted等人就首先开展了外周神经和神经丛阻滞用于乳腺和其他部位的手术。注射技术同样促进了可卡因在椎管内麻醉的应用,Corning 首先将可卡因用于硬膜外麻醉,而 Bier 则最早应用可卡因于蛛网膜下腔麻醉。

可卡因初期的成功应用很快遇到了障碍,即其显著的毒性反应,甚至引起严重并发症和死亡,人们开始寻求可卡因的替代药。随后的很多研究工作就聚焦在对可卡因分子的改造,发现其中的苯甲酸酯结构和局麻作用有关系,这就导致了后来很多其他酯类局麻药的发明和发展。最早合成的酯类局麻药就是普鲁卡因。

可卡因的局部麻醉作用仅仅是其广泛应用的原因之一,另一方面它具有的欣快感和兴奋性导致其滥用。最早时秘鲁的工人用可可叶制成一种饮料用于防止和解除疲劳,最初在美国的可乐饮料中也含有可卡因,直到人们认识到其毒性和滥用危害后才停止在可乐饮料中加用可卡因。可卡因的滥用至今仍然是非常严重的问题,在美洲国家尤为严重。由于滥用的原因,所以人们也一直寻找其替代物用于临床。

第二节　合成酯类局部麻醉药

一、苯佐卡因

苯佐卡因是第二个酯类局麻药,1900 年开始用于临床。也是惟一一个弱酸性局麻药,pKa 为 3.5,而其他局麻药均是弱碱性。苯佐卡因表面麻醉效果好而毒性少,使其在临床应用占有一席之地;其低的 pH 使其很适合表面麻醉,30 s 内起效,作用时间 10~15 min,最常用在咽喉和胃肠道,用于内镜、支气管镜或清醒纤支镜插管。

由于它的酸性和难溶于水,注射部位刺激性大,但表面麻醉剂量超过 200~300 mg,使血红蛋白内亚铁氧化为高铁,引起高铁血红蛋白血症,可发生临床紫绀。虽然在健康成人中不显著,但缺乏免疫力的成人和低体重儿童则更容易罹患高铁血红蛋白血症。

二、普鲁卡因

在 19 世纪初随着可卡因应用于神经传导阻滞的成功,但由于可卡因的毒性大,有成瘾性,并且注射后对局部组织刺激性强,人们开始寻找低毒性和对组织刺激性小的局麻药。具有局部麻醉效能的苯甲酸酯的分离成功,使得人们开始从苯甲酸酯衍生物中寻找低毒性的可卡因替代品,除了全身毒性低之外,这些替代品还必须具有组织刺激性小和能够耐受高温消毒的特性。在 1904 年,德国人 Einhorn 发现了普鲁卡因,并于 1905 年应用于临床并作了报道。合成的普鲁卡因最初用于外周神经阻滞麻醉,因为毒性小而取得较好的临床效果。恰逢当时正是人们开始尝试蛛网膜下腔麻醉成功之时,所以普鲁卡因也就成为最初应用于腰麻的局麻药之一。普鲁卡因也与葡萄糖液混合构成重比重注射液,使药物在脑脊液中相对浓缩而限制其扩散,增加了普鲁卡因腰麻的可控性,这种方法至今仍在临床上应用。由于普鲁卡因的应用获得巨大成功,所以在 20 世纪前叶,局麻药几乎就是指普鲁卡因。

三、丁卡因

正如可卡因的毒性太大导致普鲁卡因的发现一样,普鲁卡因在临床应用中的缺点诸如通透性差,维持时间短,以及麻醉效能弱等导致了丁卡因的发现。在大量的研究之后,人们认识到局麻药的脂溶性与其麻醉效能和持续时间直接有关,所以开始设想在普鲁卡因的分子结构上进行改进。首先在普鲁卡因的分子中用一个 4 碳脂肪族链(丁胺残基)取代一个单胺基团(丁氨根取代对氨基),再用甲基替代乙基缩短季胺基的两个尾链,就形成丁卡因分子。疏水基的替换使分子的脂溶性增加 100 倍,同样,效能和作用时间相应增加,所以丁卡因与普鲁卡因相比,渗透性强,作用时间长。虽然丁卡因也主要由血浆胆碱酯酶水解,但代谢较慢,水解速度较普鲁卡因慢 2/3,所以反复应用容易蓄积。

体外实验也证明了新分子的脂溶性特征和其临床效果的关系,把 4 碳脂肪族链转变为离子状态就消除了其脂溶性,也就变成不具有局麻性能的分子;如果进一步把 4 碳结构延长成更长的非离子链,局麻效能和毒性都会增加。

丁卡因的出现使其很快成为脊麻最常用的药物,至今仍广泛应用。除脊麻外,丁卡因另一个广泛用途是表面麻醉,在浸润麻醉和神经阻滞麻醉中也可使用。在 20 世纪五、六十年代对丁卡因表面麻醉中的一些错误用法使得后来数十年未能广泛开展这方面的用途。丁卡因可以为眼科手术和各种内镜检查提供完善而持久的表面麻醉。用于眼科手术需要小剂量即可,而用于支气管镜和胃肠镜等内镜检查需要量较大,丁卡因用于黏膜表面后吸收入血的速度很快,部分患者血浆药物浓度很高,容易出现毒性作用。由于这种情况经常发生在内镜检查室,而内镜室的医师和工作人员对紧急气道处理和心肺复苏经验不足,所以并发症的发生率和死亡率较高。很多人畏惧使用丁卡因,实际上并无科学依据。丁卡因的用量限制在 80～100 mg 也经常受到质疑,不少医院的常规用量都超过这一剂量,也未发生不良事件,除非误注入血管内。

四、氯普鲁卡因

氯普鲁卡因是 1955 年由 Astra 公司推出正式商品并应用于临床,其商品名为 Nesacaine-CE,以二硫酸钠为保存剂,广泛用于硬膜外麻醉,尤其是产科手术,以其毒性低,对胎儿几乎无影响为最大特点。实际上早在 1952 年,Foldes 等首先报道了 214 例不含防腐剂的氯普鲁卡因成功用于蛛网膜下腔阻滞而没有发生并发症。随着氯普鲁卡因又在硬膜外麻醉中广泛应用,从 1980 年到 1982 年,有报道氯普鲁卡因硬膜外麻醉术后发生永久性感觉、运动或括约肌功能障碍,其中 4 例证实药液误注入蛛网膜下腔。当时使用的氯普鲁卡因含有 0.2% 的二硫酸钠作为抗氧化剂。Wang 等人于 1984 年发现二硫酸钠在低 pH 值情况下可能导致神经损害,以后有人对此提出质疑,Taniguchi 等在动物实验中证实,神经损伤是氯普鲁卡因本身的作用,加用二硫酸钠反而能减轻氯普鲁卡因引起的神经损害,但以后多数氯普鲁卡因制剂还是去除了二硫酸钠。

第三节　酰胺类局部麻醉药

一、地布卡因

地布卡因是第一个临床应用的酰胺类局麻药,是喹诺酮类的衍生物。1929 年合成成功,1932 年由 Miescher 报道用于临床,发现其是高脂溶性,水溶性却非常有限,溶液稳定。地布卡因在初期也用于硬膜外或外周神经阻滞,起效慢而感觉和运动阻滞完善,其应用的热情因一般所需剂量即可产生毒性而受限。地布卡因毒性高,随后其用途很快就限制用于脊麻和眼科表面麻醉。因为脊麻用药量少,目前在国外仍有部分应用,如 0.5% 地布卡因加 6% 葡萄糖的重比重液。地布卡因用于表面麻醉,起效慢,作用时间长。较大的毒性作用使其应用事实上已接近消失。高脂溶性使其强效、持续时间长。毒性高主要与地布卡因的代谢有关,是局麻药中代谢最慢的。虽然是酰胺类,不由血浆胆碱酯酶代谢,但对血浆胆碱酯酶有高度亲和力,并抑制其活性,可用于发现遗传性胆碱酯酶变异,抑制失效者表明假性胆碱酯酶存在遗传性变异。

二、利多卡因

虽然地布卡因早在 1929 年就已合成应用,但临床开始应用局麻药的前半个世纪,几乎完全被氨基酯类占有。自 1944 年瑞典 Lofgren 发明了利多卡因,完全改变了这一格局,随后酰胺类几乎统治了 20 世纪的后半世纪直到今天。

利多卡因是第一个应用范围最广的酰胺类局麻药,中等效能,临床毒性范围合理,起效较快和作用时间中等,扩散和组织穿透性好,能用于任何一种局部麻醉,如表面麻醉、浸润麻醉、脊麻、硬膜外阻滞、神经阻滞和静脉内局麻。利多卡因是一个非常优秀的局麻诱导药物。其他药物虽然也用于诱导,但利多卡因仍是无可替代的。

利多卡因是最常用的是急性抗心律失常药物,它抑制心脏动作电位 3 期复极化,降低产生异位性搏动电位。利多卡因在治疗量与中毒量之间范围很大,既可抑制心律失常又不发生其毒性反应。由于其膜稳定性,利多卡因也用于预防气道内操作所致的应激反应,可静脉内应用也可气道表面应用。静脉内利多卡因是一个有效抑制咳嗽反射的药物,也抑制在一些全身麻醉诱导药引发的呃逆。利多卡因也用于预防与琥珀酰胆碱应用相关的肌肉疼痛和注射高渗性或离子物质如丙泊酚引起的疼痛。利多卡因 1 mg/kg 也试用于治疗寒颤，但其效果不及哌替啶。另外，利多卡因的脑保护作用也被关注。

近年来人们开始重视利多卡因的局部毒性，脊髓和脊神经根毒性是讨论最激烈的论题，5%利多卡因应用于连续脊麻和单次脊麻后，马尾综合征并不常见，但轻度暂时性神经症状有较高的发生率，所以利多卡因在脊麻的应用逐渐减少。此外，利多卡因由于 pKa 低，几乎是最离子化的局麻药，阳离子形式不容易穿过细胞膜。当胎儿有显著酸中毒时，利多卡因更易于聚集在胎儿体内。

三、甲哌卡因

用可卡因的哌啶环与利多卡因的二甲苯酸相结合就产生 PPX 家族，甲哌卡因是 PPX 家族的原形。1957 年瑞典 Ekenstam 合成了各种强度的 PPX 局麻药，当 n - 取代是甲基团时，生成甲哌卡因，丁基取代生成布比卡因，异丙基取代生成罗哌卡因。

甲哌卡因是第一个 PPX 家族酰胺类局麻药，化学成分与利多卡因相似，传导阻滞快，作用时间中等，毒性与利多卡因相近。代谢半衰期比利多卡因长，胎儿代谢显著延迟，可能引起新生儿松软综合征。甲哌卡因在低剂量时是一个弱的血管收缩药。由于利多卡因应用于脊麻的争议，更多的兴趣在于甲哌卡因能用于脊麻，甲哌卡因用于脊麻后神经症状发生率低。

四、丙胺卡因

丙胺卡因是酰胺类继利多卡因后用于临床的局麻药，它的结构与利多卡因相似，但丙胺卡因是一个仲胺，酰胺类局麻药中只有一个这样的仲胺。临床作用等同利多卡因而毒性降低，虽然丙胺卡因用于黏膜表面麻醉起效快，作用时间中等，但血浆水平高，可致明显的高铁血红蛋白血症。丙胺卡因广泛应用是因为 EMLA 的应用。丙胺卡因和利多卡因均以5%的浓度乳胶形式（非盐酸盐）（室温下呈油状）透过皮肤屏障，以该种形式，EMLA 用于完整皮肤并予以覆盖，可产生明显的皮肤麻醉 45～60 min。虽然丙胺卡因经皮肤应用的剂量高，但血浆水平低，高铁血红蛋白血症的发生率低。

五、布比卡因

布比卡因是由甲哌卡因异变而来，是 PPX 家族中分子结构最复杂的。其效能更强，作用时间超过利多卡因 2～3 倍，如果以镇痛为指标则作用时间更长。布比卡因的特性是在运动阻滞消退时仍有感觉阻滞和镇痛作用，在非常低的浓度（<0.25%）感觉与镇痛阻滞较好，达到有镇痛而无运动阻滞，尤其适用于术后镇痛和分娩镇痛。当用于手术麻

醉时,运动阻滞有限是其缺点。这些特性决定了其在手术麻醉和术后镇痛中的地位。高pKa和高蛋白结合性,限制了药物通过胎盘,同时由于其低浓度选择性感觉阻滞,确立了在产科麻醉的应用。另一方面,选择性心脏毒性使 0.75% 布比卡因在产科的应用被美国FDA 特别反对。布比卡因最大剂量是所有局麻药中最低的,为 $1\sim2$ mg/kg,在许多患者中,应用布比卡因心血管虚脱发生在惊厥前,没有中枢神经系统毒性的先兆,可发生心搏骤停,且复苏困难。布比卡因的毒性限制了其大剂量应用,而更常用于脊麻,起效慢但作用时间长。

布比卡因易引起心肌抑制、顽固性心律失常等不良反应,对中枢神经系统也有一定毒性。布比卡因是外消旋化合物(两种异构体的比例大约为 50∶50)。其毒性主要由右旋(R+)型光学异构体引起,左旋(S−)型光学异构体清除慢、游离血药浓度低、毒性较小。左旋布比卡因(levobupivacaine)为布比卡因左旋(S−)型光学异构体,由英国 Cellech Chiroscience 公司研制,2000 年 3 月在美国首次上市,动物实验及临床应用表明其药理学特性与布比卡因相仿,运动和感觉阻滞效能与布比卡因相近,毒不良反应低于布比卡因,在临床治疗中具有良好的应用价值,也可以认为左旋布比卡因是一种新的长效酰胺类局部麻醉药。

六、依替卡因

依替卡因是酰胺类家族成员之一,利多卡因经过修饰后产生依替卡因,通过加入一个脂肪族基团到中间链并延长脂肪链取代叔胺而增加其脂溶性。结果使依替卡因的脂溶性、局麻性能和毒性都增加。传导阻滞作用时间长,是惟一具有选择性运动阻滞强于感觉阻滞的局麻药,也能产生高质量的表面麻醉,但治疗剂量与中毒剂量之间范围很窄。

七、罗哌卡因

罗哌卡因是最新的局麻药,也是 PPX 家族成员之一,化学结构与布比卡因和甲哌卡因相似。虽然罗哌卡因的合成时间和布比卡因相近,但在布比卡因的心脏毒性明显突出前,罗哌卡因的临床应用没有受到关注。罗哌卡因重新受到重视的原因来自于发现甲哌卡因常发生中枢神经系统毒性,而布比卡因常常发生严重的心脏毒性。早期许多临床试验证实罗哌卡因在临床作用方面与布比卡因相同,而选择性心脏毒性显著少于布比卡因。1992 年开始应用于临床,于 1996 年获美国 FDA 批准。罗哌卡因兼有布比卡因和甲哌卡因的优点,而且有弱的血管收缩作用。罗哌卡因在蛛网膜下腔应用有限。硬膜外应用运动阻滞少于相同剂量的布比卡因,用于镇痛,效果相同而运动阻滞少于布比卡因。用于外周神经阻滞,感觉阻滞相同而运动阻滞少于布比卡因。

第四节 局部麻醉药在我国的应用和发展

局部麻醉药在我国的应用也是逐渐发展和进步的,20 世纪 50 年代以前,局麻药大多数情况下仅用于表面麻醉和局部浸润麻醉,只有少数情况下用于蛛网膜下腔阻滞,药物也基本依赖进口。

20 世纪 40 年代末 50 年代初,我国现代麻醉学的开拓者吴珏、谢荣、尚德延等在国外学习麻醉先后回国,在上海、兰州、北京等地建立了麻醉科,开展临床麻醉工作,也使得局麻药的应用和研究逐步扩大。椎管内麻醉方面,在单次及连续蛛网膜下腔阻滞麻醉及单次硬膜外阻滞的基础上,开展应用导管法连续硬膜外阻滞麻醉,其他如颈丛、臂丛、交感神经节等神经阻滞方法亦在临床逐步开展应用。局部麻醉药普鲁卡因、丁卡因、利多卡因、布比卡因等相继用于临床。

值得提出的是,虽然 1909 年 Bier 用普鲁卡因作静脉注射产生镇痛作用,而且早在 20世纪 30 年代,普鲁卡因和利多卡因静脉全麻在国外即有研究,但普鲁卡因静脉全麻在国内开展最为广泛。20 世纪 60~70 年代,根据我国国情,静脉普鲁卡因复合麻醉得到了大力开展和推广。连续 30 余年来,静脉普鲁卡因复合麻醉和连续硬膜外阻滞麻醉,一度成为我国最常用的麻醉方法。70 年代后,我国疼痛治疗工作有了新进展,在临床以神经阻滞为主,也拓展了局麻药的应用。

局麻药的发展是一个不断完善的过程,也与临床麻醉的需要紧密相关。近年来我国局麻药的研发、生产、临床应用和科研工作也蓬勃发展。目前国内生产的局麻药包括普鲁卡因、利多卡因、丁卡因和布比卡因等传统的药物,氯普鲁卡因、罗哌卡因(包括甲磺酸制剂)、左旋布比卡因等也相继生产和投入临床应用,今后也必将出现更多的低毒、高效和满足临床不同时效要求的药物。

(李士通)

参 考 文 献

1 Strichartz GR, Berde CB. Local Anesthetics. In: Ronald D. Miller: Miller's Anesthesia. 6th edition. Churchill Livingstone, 2005: 573.

2 Tetzlaff JE. Clinical Pharmacology of Local Anesthetics. 1st edit. Butterworth-Heinemann, Boston, 2000.

3 Ruetsch YA, Böni T, Borgeat A. From cocaine to ropivacaine: the history of local anesthetic drugs. Curr Top Med Chem, 2001,1(3):175~182.

4 Bailey BJ. Looking back at a century of cocaine use and abuse. Laryngoscope, 1996,106:681~683.

第 2 章 外周神经传递生理和局部麻醉药作用机制

第一节 神经细胞生理

局麻药对神经传导的可逆性干扰,与局麻药的作用靶位即神经细胞的生理和神经细胞传导的生理有关。神经细胞是和体内其他细胞相互联系的一组细胞,称谓可兴奋细胞。其兴奋性的基础是细胞膜和它的构成成分。

一、神经细胞的基本结构

神经细胞能感受刺激和传导兴奋,是构成神经系统结构和功能的基本单位,又称为神经元(neuron)。大多数神经元与典型的脊髓运动神经元相仿,由胞体和突起两部分组成。神经元的胞体集中存在于大脑和小脑的皮层、脑干和脊髓的灰质及神经节内。突起分为树突(dendrite)和轴突(axon)。一个神经元可有一个或多个树突,它们由胞体向外伸展,并呈树枝状分支。一个神经元一般只有一个轴突。与树突相比较,轴突较为细长,直径均一,分支较少,但可发出侧支,与轴突成直角。胞体发出轴突的部位常呈圆锥形,称为轴丘。轴突起始的部分为始段;轴突的末端分成许多分支,每个末梢部分膨大呈球状,称为突触小体(synaptic knob),与另一个神经元的树突或胞体相接触而形成突触(synapse)。突触小体内含有丰富的线粒体和囊泡,囊泡内含有神经递质。轴突和感觉神经元的长树突两者统称为轴索,轴索外面包有髓鞘或神经膜,称为神经纤维(nerve fiber)。

神经纤维根据有无髓鞘可分为有髓鞘(myelinated nerve fiber)和无髓鞘神经纤维(unmyelinated nerve fiber)。在外周神经系统,髓鞘主要由施万细胞(Schwang cell)形成的胞膜多层包裹构成。髓鞘除在紧临胞体那一段轴索处缺如外,其余部分呈一个节段一个节段地包裹轴索,直到接近终末处。相邻两个髓鞘节段之间的缩窄部分称为郎飞结(nodes of Ranvier)。在神经纤维上一般每个髓鞘节段长 $50~\mu m \sim 1~mm$,而郎飞结长约 $1~\mu m$。在中枢神经系统中,髓鞘由少突胶质细胞形成。一个少突胶质细胞可以包绕整个轴突,但节段长短不甚规则,一般较短,而郎飞结处的间隙相对较宽。无髓鞘神经纤维并非绝对无髓鞘,而是一条至多条轴突被一个施万细胞所包裹,并呈反复螺旋卷绕式包裹状。神经纤维末端称为神经末梢(nerve terminal),除了与其他神经元形成突触结构以外,还分布在其他器官、系统的组织中,形成各种各样的神经末梢。

神经纤维依据其传导速率、阈值和后电位的不同,可分为 A、B、C 3 型。A 型和 B 型为有髓鞘神经,C 型为无髓鞘神经。无髓鞘神经 C-纤维约占外周感觉神经的 75%～80% 和自主神经节前纤维的 95%,各型神经纤维的轴径、传导速率和功能如表 2-1 所示。

有髓神经纤维的轴径约为 $2～22\,\mu m$,髓鞘的作用可视为高效的绝缘体。它使神经的传导呈跳跃式,这取决于郎飞(Ranvier)结处的离子流和离子的交换。在结的附近区域有对阳离子(包括对局麻药的阳离子)高特异性的受体。A 型纤维依其轴径的递减又分为 α、β、γ 和 δ 四个亚型,Aα 型纤维传导迅速与运动和本体感觉传导有关,与锐痛有关的为 Aδ 纤维,而慢疼痛则与 C 纤维相关。

表 2-1　外周神经纤维的解剖与生理学的特性

纤维类型	亚型	髓鞘	轴径(μm)	传导速率(m/s)	部　　位	功　　能
A	α	＋	6～22	30～120	从肌肉、光洁的传入和传出	本体感觉,运动
	β	＋	6～22	30～120	从肌肉、光洁的传入和传出	本体感觉,运动
	γ	＋	3～6	15～35	传出至肌梭	肌张力
	δ	＋	1～4	5～25	传入感觉神经	疼痛、温度觉、触觉
B		＋	<3	3～15	节前交感神经	多种自主神经功能
C	sC	－	0.3～1.3	0.7～1.3	节后交感神经	多种自主神经功能
	drC	－	0.4～1.2	0.1～2.0	传入感觉神经	多种自主神经功能,疼痛、温度觉、触觉

从功能学的角度来看,一个神经元一般可分为四个重要的功能部位:① 胞体或树突膜上的受体部位:此部位的细胞膜能够特异结合某些化学物质,并导致此处细胞膜产生局部兴奋或抑制;② 产生动作电位的起始部位:如脊髓运动神经元的始段,或皮肤感觉神经元的起始郎飞结,受体接受化学物质刺激时只能产生局部电反应,并以电紧张性的方式进行扩布,只有当扩布到达该部位时才能引起或阻滞向远处传播的动作电位;③ 传导神经冲动的部位:轴突能够传导神经冲动,通过轴突,神经冲动在胞体和末梢之间传导;④ 引起递质释放的部位:当动作电位传至神经末梢时能引起末梢释放递质。

二、神经细胞膜

细胞膜是神经细胞参与电传导的一部分。尽管我们目前还没有一种能够直接观察膜的分子结构的较方便的技术和方法,但根据对生物膜以及一些人工模拟膜特性的分析研究,提出了各种有关膜的分子结构的假说,其中得到较多实验室支持而为大多数人所接受的是 20 世纪 70 年代初期由 Singer 和 Nicholson 提出的流体镶嵌模型(fluid mosaic model)。这一假想模型的基本结构内容是:膜的共同结构特点是以液态的脂质双分子层为基架,其中镶嵌着具有不同分子结构、因而也具有不同生理功能的蛋白质,后者主要以α-螺旋或球形蛋白质的形式存在。

脂质是以双分子的形式包被在膜表面。脂质分子在膜表面定向而整齐的排列,是由脂质分子本身的理化特性和热力学定律决定的。所有的膜脂质都是双嗜性(amphilic molecule)的。以磷脂为例,它的一端的磷酸和碱基是亲水性极性基团,朝向轴浆和细胞外液排列;另一端的长烃链则为疏水性非极性基团,面向细胞膜的内侧排列。绝大多数的神经,尽管其亲水的外层都覆盖有一层髓鞘,但其亲水层仍能和细胞外液相互作用。髓鞘是脂蛋白,是施万细胞的合成产物,它还起到一种保护作用,提供代谢和合成所需要的物质。施万细胞在轴突上并不是连续的,其间隙即形成郎飞结。

在细胞膜的内侧分散镶嵌着α-螺旋或球形蛋白质分子。膜中蛋白质的存在形式,决定了它们不同的功能。它们形成离子通道与轴浆和膜表面相互联系。活跃于可兴奋细胞膜上的离子主要有 K^+、Na^+ 和 Ca^{2+}。Na^+ 通道有开或闭两种状态,由所在膜两侧电压变化决定其状态,即电压门控通道。Na^+ 通道蛋白特殊的形态学是和其各种不同的神经功能相对应的。虽然在大多数情况下 K^+ 都可自由地通过 K^+ 通道,但 Na^+ 只有在 Na^+ 通道开放的情况下才能通过。细胞膜对蛋白质和有机阴离子其实是不通透的,因此神经细胞膜是一种半通透膜,它允许 K^+ 自由通透,在轴浆内聚集,而限制 Na^+ 通透。Na^+ 和 K^+ 在细胞膜两侧的不均衡分布和保持这种不均衡分布的能量依赖酶系统分解 ATP 完成,这一酶系统和离子不均衡性是神经传导的基础和可兴奋细胞的主要功能。

三、静息膜电位

在静息状态下,细胞膜主要对 K^+ 有通透性,而限制 Na^+ 通透,神经细胞所处的环境是细胞内 K^+ 浓度总是超过细胞外 K^+ 浓度很多倍,而细胞外 Na^+ 浓度总是超过细胞内 Na^+ 浓度很多倍。巨大的离子浓度差决定了轴突的膜电位。由于电压主要是由 K^+ 的自由通透产生的,因此如果只有 K^+ 参与的话,膜的静息电位应该与 K^+ 平衡电位相当。在静息状态下,神经细胞内静息电位与细胞外液相比为负电位(-70~-90 mV)。离子浓度差产生了膜电位,膜也就处于极化状态。当化学能与产生的电势能平衡时,就产生平衡状态,此时的电位即为平衡电位。

四、动作电位

神经内的传导是指机械、化学或电刺激所产生的冲动,由神经细胞产生的一端传递扩布至神经另一端。对环境刺激所产生的反应,生物膜产生"全或无"的电信号,即动作电位。动作电位由膜去极化超过阈电位时所激发。动作电位也可称为冲动,如神经冲动。

当一个足够强度的刺激到达神经纤维轴突暴露部分时,局部电压的改变导致 Na^+ 通道开放，Na^+顺浓度差进入细胞内，神经细胞内负电位减少，产生去极化。去极化进一步加剧 Na^+的内流，直至膜内电位达到 +15 mV，此时 Na^+内流达到高峰。整个膜内外电位变化幅度达到 110 mV，从 -70 mV 到 +40 mV。这个过程很快由 K^+顺浓度差外流所逆转。这个过程总的平均时间持续约 1 ms。Na^+通道的活化激发了 K^+沿 K^+通道向相反的方向运动，从而最终逆转去极化。随后，能量依赖的 Na^+-K^+ ATP 酶将 Na^+主动转运出细胞，并将 K^+主动转运入细胞，使得细胞恢复基础状态，并为接收下一个信号做好准备。这种能量依赖的 ATP 酶蛋白质每消耗一个 ATP，可以使 3 个 Na^+转运出膜外，同时有 2 个 K^+转运入膜内。

在一个神经结内发生的去极化，导致邻近区域的电压变化，从而启动与上一个神经结内同样的过程，这就是动作电位的扩布。当信号扩布发生在整个神经内时，就产生神经传导。

外周神经的传导速率在 45～60 m/s，髓鞘提高了传导速度。无髓鞘纤维是传导速度最慢的纤维（0.7 m/s）。传导速度随着压力、K^+浓度和细胞外液离子状态的变化而改变。增加压力，能部分地逆转传导阻滞。同时，这些因素也能改变神经细胞膜的形态，从而影响神经传导和传导阻滞。

五、Na^+通道的结构

神经细胞膜上对神经信号的扩布起主要作用的是 Na^+通道。Na^+通道是镶嵌于神经细胞膜脂质双螺旋体上的脂蛋白。实验表明 Na^+通道是不对称的，在细胞内侧和细胞外侧，要改变其功能，需要不同的化学物质。Na^+通道对 Na^+的通透是高选择性的，对 K^+的通透只有 Na^+的 8%，对其他阳离子的通透更少。Na^+通道不是单一的，不同的神经纤维，其 Na^+通道亚型也不同。由于 Na^+通道是传导和传导阻滞作用的部位，因此 Na^+通道的解剖引起了研究者极大的兴趣。尽管在电生理学上有别于 K^+和 Ca^{2+}通道，但其蛋白质结构生理学上的相似性表明了相同的基因起源和相似的解剖学结构。

Na^+通过特殊的通道通透。这种离子的选择性通透是由电压门控的 Na^+通道开闭决定的，去极化时，就启动 Na^+通道的开放。Na^+的透入发生在 Na^+通道的轴浆侧，门控也发生在 Na^+通道的轴浆侧，处于一种亲水的环境中。Na^+通道的开放表明通道内酸度和亲水性的增加。Na^+通道对 Na^+的通透是 K^+的 100 倍。相反，几乎没有 Na^+能通过 K^+通道，因为其通道的大小足够 K^+通过，Na^+却不能通过。尽管 Na 要比 K 原子量小，但 Na^+是高度带电的，上面粘附有更多的水分子，因此 Na^+太大而不能通过 K^+通道。

Na^+通道的开放和关闭是由其结构蛋白的形态变化决定的。结构蛋白的形态变化能够改变通道内的离子环境。细胞膜的电活动能引起 Na^+通道蛋白的形态变化，继而引起 Na^+通道活化。大多数 K^+通过通道的活动是被动的，这是由电化学势能决定的，但有一小部分是能量依赖的主动转运,这与兴奋时增加 Ca^{2+} 活动相关。

第二节　神经传导阻滞

要理解传导阻滞的概念,应建立在神经细胞的生理和局麻药的药理学的基础上。本节主要介绍神经传导阻滞及其他的几个特征和局麻药是如何影响神经传导阻滞的。

一、传导阻滞的定义

神经传导阻滞是在足够数量的局麻药分子进入 Na^+ 通道,干扰 Na^+ 通道的活性而产生的。神经细胞膜的兴奋性和 Na^+ 通道的活化与大量的 Na^+ 快速进入神经细胞产生 Na^+ 电流相关。每个细胞膜都有峰电流,其值是需要产生可扩布动作电位的 5～6 倍。离体实验证实,要阻滞冲动扩布,需要使 75% 的 Na^+ 通道失活。Na^+ 通道活化是传导的必要条件,局麻药就是作用于这个必要条件,当活化的 Na^+ 通道为零时,传导就无法进行了。

局麻药分子和通道的结合是可逆的、半选择性的。当 Na^+ 通道开放或活化时,Na^+ 电流引起冲动的扩布。局麻药占领 Na^+ 通道使其失活,从而产生传导阻滞。局麻药进入和离开 Na^+ 通道的速度是因药物而异的,作用时间短暂的药物(如利多卡因,普鲁卡因等)是"快进"和"快出"的。作用时间长的药物(如布比卡因)是"快进"和"慢出"的。局麻药和通道的结合是半特异性的,目前并没有分离到直接的受体。当 Na^+ 通道关闭时,它们之间的结合是微弱的;当 Na^+ 通道开放时,它们的结合则是紧密和非常迅速的。这就产生了位相性阻滞的概念。由于刺激的频率增加,局麻药和 Na^+ 通道的结合就更紧密,因此随着刺激水平的增高,阻滞的强度也就增加。去极化时 Na^+ 通道处于开放(活化)状态,复极化时则处于关闭(失活)状态。所有的局麻药对活化状态 Na^+ 通道的结合力都比关闭状态时强。某根神经所受到的刺激越频繁,其 Na^+ 通道活化的比例就越高,因此也更易产生传导阻滞。当活化的 Na^+ 通道被阻滞时,Na^+ 通道复活的比例降低,即可解释位相性阻滞,因为 Na^+ 通道被阻滞的越多,其产生的抑制也越深。局麻药可引起 Na^+ 通道结构物理形态的变化,使 Na^+ 通道更易或不易被阻滞,也可解释位相性阻滞。

和传导阻滞相关的另一个重要的概念是冲动受阻。冲动受阻是指在一根神经的既定区域,一个冲动到达时消失的情况。冲动受阻和局麻药注射部位的剂量与浓度有关。同时也和这根神经与局麻药接触的长度及有无髓鞘有关。髓鞘能够减少神经需要和局麻药接触的长度,因为只需要有髓神经的郎飞结和局麻药接触即可产生阻滞。如果一个郎飞结和局麻药接触,传导时间减少 30%。两个相邻的郎飞结和局麻药接触,传导时间减少至 70%。如果连续三个相邻的郎飞结和局麻药接触,传导时间将减少至零,传导即被完全阻滞(图 2 - 1)。

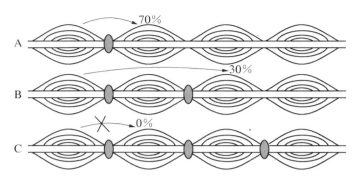

图 2-1　神经冲动传导阻滞

　　在低于麻醉浓度的局麻药作用下,神经冲动受到破坏,这可以部分解释传导阻滞开始和消退时出现的分离性阻滞的现象。随着神经纤维的增粗,相邻郎飞结间的距离也相应增加,这就是为什么细而有髓纤维比粗而无髓的纤维容易受到阻滞的原因。无髓神经纤维必须完全被局麻药浸润,才能产生阻滞。冲动受阻的其他决定因素还包括与纤维类型和部位相关的刺激频率。刺激频率越高,越易产生冲动受阻。

　　还有一个和传导阻滞相关的概念是起效时间。起效时间是指从注药开始,不同类型的纤维被阻滞所间隔的时间。起效时间和纤维粗细,神经纤维在神经中所处的空间位置和局麻药的浓度有关。例如在脊麻模型中,交感阻滞比感觉阻滞起效快且阻滞程度深,而感觉阻滞比运动阻滞起效快且阻滞程度深。纤维类型由于其纤维粗细的不同,是决定起效时间的一个因素。纤维越粗,阻滞起效越慢,达到冲动受阻所需的局麻药的浓度越高。在脊麻中,当 B 纤维被阻滞时,交感阻滞就产生了,因为它是椎管内最细的纤维,最易获得阻滞。运动阻滞则相反,需要 Aα 纤维被阻滞,它是身体中最粗的纤维。另一个临床模型是臂丛阻滞,外周神经纤维呈径向有序排列,支配近端肢体的排列在最表层,支配最远端的排列在中央核心部。在同一根神经,支配近端的比支配远端的阻滞起效要快。

二、传导阻滞的生理

　　实验证实,尽管局麻药对神经许多部位产生作用,只有 Na^+ 通道失活能解释可逆性的传导阻滞。局麻药也干扰轴突运输和暂时影响微管功能,但这些不会产生传导阻滞,仅能够延长神经阻滞时效。抑制轴突运输是局麻药在细胞内聚集的自然结果。

　　尽管局麻药可作用于 K^+ 通道、Ca^{2+} 通道、膜蛋白和神经递质,只有单一的局麻药分子作用于 Na^+ 通道可解释传导阻滞。在离体情况下,低 Ca^{2+} 只可增强利多卡因传导阻滞的效能。

　　Na^+ 通道在神经细胞膜两侧都有开口,但只有轴浆侧呈可逆性结合。神经毒阻断剂,如河豚毒素,能与细胞外侧的 Na^+ 通道结合。它们的结合是紧密和持久的,且是不可逆和具有细胞毒性的。

　　神经在受到刺激时,局麻药和 Na^+ 通道结合的效能增加。这也表明局麻药作用的位点和膜细胞内侧的与构型变化相关的 Na^+ 通道相临近。由于局麻药不能从细胞外侧进入 Na^+ 通道,因此,传导阻滞需要局麻药分子从细胞外侧通过神经膜到达轴浆侧的 Na^+ 通道。

　　局麻药中的阳离子和碱基各有特性,但彼此间又是相互补充和平衡的。例如只有阳离子才能与阴离子膜的受体结合,以堵塞 Na^+ 通道,使神经冲动受阻。碱基是具有脂溶性的,可以通过弥散进入神经细胞膜。阻滞开始时,细胞外侧局麻药的浓度很高,细胞内侧则还没有局麻药,这有助于局麻药弥散进细胞。由于碱基和阳离子之间是平衡的,细胞内侧越酸,轴浆侧阳离子越多,越有助于碱基顺浓度梯度进入细胞内侧。适度的脂溶性最有利于碱基弥散通过神经细胞膜,脂溶性太高或太低都不利于碱基进入神经细胞内(图 2 - 2)。

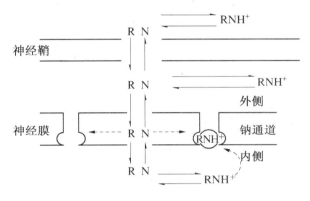

图 2 - 2　局麻药通过细胞膜的过程

　　一旦进入细胞,阳离子对 Na^+ 通道的结合力最强,这也需要碱基的质子化,细胞内 pH 值越低越有利于碱基的质子化。碱基对 Na^+ 通道受体也有一定的结合力,但其结合力与阳离子相比要弱得多。阳离子对处于开放状态的 Na^+ 通道结合力比失活状态的 Na^+ 通道要高得多。非离子形式的局麻药对 Na^+ 通道的结合力较低,产生静息阻滞,而对位相性阻滞不起作用。这与苯佐卡因的临床作用一致,苯佐卡因是不带电荷的药物,产生静息阻滞和很少的位相性阻滞。物理特性也可干扰 Na^+ 通道活动,去极化导致 Na^+ 通道构型变化,也许就是神经细胞膜结构的改变阻滞了 Na^+ 的运动。一个局麻药分子占领 Na^+ 通道阻止 Na^+ 的运动,Na^+ 通道被阻断,继而去极化对 Na^+ 通道就不产生作用了。当一个神经细胞的某个部位足够多的 Na^+ 通道被阻断时,这个冲动的扩布在这个部位就不传导了。在此之前,神经细胞的电活动已被改变了,传递被延搁,进而动作电位的幅度降低,直至信号传递消失。局麻药的作用强度和能够抑制 Na^+ 电流的药物浓度成反比。

　　神经的物理特性也可影响离子进入细胞的过程。在有髓神经,由去极化导致的信号扩布是在相邻的朗飞氏结之间跳跃性进行的。神经细胞膜上一个部位的离子流的变化可引起相邻膜发生同样的离子流变化。由于神经阻滞是在这些朗飞结之间发生的,相同轴径的有髓纤维比无髓纤维更易受到阻滞。神经纤维越粗,朗飞结之间的距离越长,神经上需要局麻药浸润以获得传导阻滞的区域也就越大。在既定的有髓神经,如果一个结区的 Na^+ 通道被阻滞,冲动可以跳过这个区域继续扩布。如果相邻的两个结都被阻滞,冲动不能跨越的可能性增加了。如果 3 个或 3 个以上相邻的结被阻滞,那么就一定会发生冲动传递消失。相邻朗飞结之间的距离随着纤维轴径的增加而增加。要阻断连续三个朗飞结产生冲动消失,$A\alpha$ 的 3 个结之间的距离是 $A\delta$ 的两倍。在无髓纤维,冲动消失的可能性随着纤维与局麻药接触的长度的增加而增加。只有与局麻药接触的无髓纤维达到足够的长度才可能产生传导阻滞(图 2-3)。

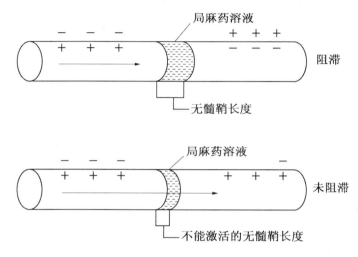

图 2-3　无髓纤维长度与局麻药传导阻滞的关系

　　尽管实验室的研究表明局麻药和冲动受阻之间的关系是恒定单一的,但临床神经阻滞实践表明它们之间并不是想象的那样。一般的外周神经是多种神经纤维、结缔组织和脂肪的混合体。神经纤维被包裹在神经管内,这些管道组成横带。所有这些结构成分都成为局麻药作用的障碍。在临床条件下,局麻药被注射到神经结构周围,通过弥散和神经接触,这和实验室下的条件是完全不同的。在实验室条件下,局麻药是直接注射到包裹神经的组织周围的。在临床实践中,还有其他许多影响局麻药效能的因素,包括细胞外液的稀释、物理分散、血液吸收、代谢和非神经组织的吸收。相反,如果神经被放置在离体低糖的环境中,低浓度的利多卡因还可以通过增加钾传导来维持神经的兴奋性。

三、传导阻滞的特性

　　临床应用局麻药实施传导阻滞有几个特征,包括强度、作用时间、起效速度和分离性神经阻滞。

（一）强度

局麻药的作用强度和其脂溶性直接相关。局麻药通过神经膜的能力和药物的脂溶性有关,可用传统的描述脂溶性的方法表示,即油/水分配系数。改变局麻药分子,增加其脂溶性,也就可以增强其作用强度。例如丁卡因就是在普鲁卡因上增加了一个四碳脂肪链,布比卡因就是在甲哌卡因第 3 个氨基的甲基上增加了 3 个碳原子。在药物起效时,能增加药物非离子形态比例的因素也可以增强药物的相对强度。在注射药物前碱化局麻药,可以增加起效时非离子形态的药物数量。注射药物前冷冻药物也可增强其强度,这跟降低温度本身可阻断神经传导有部分关系。利多卡因冷冻后可增加其 pKa,因此在低温条件下,离子形态和质子化形态的药物对 Na^+ 通道的亲和力增加。0.5% 的布比卡因加热后,由于非离子形态存在的药物增加了,能提高药物进入神经纤维内的速度,也增快蛛网膜下腔阻滞的速度。Mg^{2+} 浓度增加也可增强传导阻滞。

此外,局麻药不良反应的强度如中枢神经系统(CNS)毒性,也和其脂溶性有关。在局麻药注射后决定局麻药作用强度的因素,通过吸收到达 CNS,同样适用于在 CNS 起作用。局麻药血浆浓度对神经阻滞和 CNS 具有相同的特性。当药物的脂溶性增加时,临床作用和 CNS 毒性间的安全范围就降低了。药物的安全范围受药物代谢的影响,脂溶性的酰胺类药物比酯类毒性更强,因为酯类药物酯键能被血浆胆碱酯酶迅速水解。

（二）作用时间

局麻药作用持续时间和药物与 Na^+ 通道配对的长度有关。尽管药物的阻断作用和药物的离子化和分子的亲水侧有关,但作用持续时间却与其脂溶性和蛋白结合能力有关。传导阻滞作用持续时间和神经细胞膜中含脂比例直接相关。持续时间和蛋白结合间的关系,与神经膜中 Na^+ 通道的蛋白成分有关。

许多理论解释可在临床实践中得到证实。亲脂性最强的药物,布比卡因和丁卡因,作用持续时间最长。蛋白结合最弱的药物,如普鲁卡因,作用持续时间最短。要将中效药物排序是比较困难的,因为彼此之间存在许多增加蛋白结合和脂溶性的化学特性差异。

（三）起效速度

临床环境中,局麻药的起效速度和传导阻滞的方法及药物的药理学有关。当区域麻醉操作适当时,局麻药是被注射到神经细胞周围,而不是神经细胞内。正确的区域麻醉操作要求没有弥散屏障。鞘内注射要避免神经损伤。药物必须穿过神经膜向神经细胞弥散,与足够数量的 Na^+ 通道结合以干扰其活性,达到阻断神经冲动的目的。能够影响整个过程中某个或某些步骤的,就可以改变药物的起效速度。

局麻药分子都是弱碱,它们一般作为盐类处于酸性环境中,以保留其功能和抑制细菌生长。在这样的环境中,大多数的药物都是以离子形态存在的。在药物向神经细胞内弥散的过程中,细胞外液对注射的局麻药进行生理性缓冲,调整其 pH,增加碱基的比例。药物的 pKa 越高,细胞外液的缓冲必然也就越大,碱基形成的速度也就越慢。因此,pKa 增加,药物的起效速度就越慢。这也是碳酸化和碱化局麻药可以增加其起效速度的理论基础。

快速减敏也和 pH 有关。局部组织的 pH 变化可以引起离子化和非离子化局麻药分子的比例的变化,从而减慢起效速度和降低作用强度,而和药物的分布和清除无关。急性感染时出现的局麻药耐药性也和 pH 有关,因为组织的酸性代谢产物降低了非离子形态药物的浓度,导致神经细胞膜的形态发生变化和阻止邻近组织对药物的摄取。

局麻药起效速度的临床实践都遵循上面的定律,但有一个例外。2-氯普鲁卡因的 pKa 为 9.3,是目前临床所有局麻药中 pKa 最高的一个,但在临床上起效却最快。在临床等效剂量的情况下,这个药物的起效速度是最慢的;但是,这个药物的代谢非常迅速,且毒性非常低,它可以用到其他药物等效剂量的十倍。表面上看它推翻了 pKa 效应,但在离体实验中,当 2-氯普鲁卡因和其他药物在等效剂量的情况下,它还是遵循 pKa 效应的。

(四)分离性阻滞

上面所讨论的神经阻滞好像都是"全或无"的现象。事实上在实施区域阻滞时会发现在阻滞区域有的部位被阻滞,而有的部位则没有阻滞的现象。理想的临床阻滞应该是在注药后身体的既定部位的所有神经活动都立刻被完全阻滞。然而这在患者身上并不能得到体现。这些现象包括阻滞起效速度、深度和完全性,这些差异可以用分离性阻滞的概念来解释。区域阻滞本身的生理特点是产生分离性阻滞的原因。局麻药是注射到神经结构周围而不是神经结构内,药物需要通过弥散到神经来达到阻滞的目的,这个弥散是有序的,由外到内,向着神经的中轴进行的。这些步骤可以部分解释神经阻滞起效时出现的分离性阻滞。

局麻药在从注射部位向神经弥散的过程中浓度逐渐降低。尽管局麻药在注射部位的浓度是显著高于阻断大多数神经纤维的最低有效浓度的,但局麻药在弥散的过程中,有效浓度比注射部位降低了。这也就降低了神经阻滞的速度和能力。以脊麻开始起效为例,痛觉和温度觉先于本体感觉和运动被阻滞。纤维越粗(运动)朗飞结间的距离越长,因此,需要完全阻断 3 个或 3 个以上相邻的结上的 Na^+ 通道的最低有效浓度就增加了。这个效应在硬膜外阻滞中更明显,因为局麻药仅仅能和几毫米的神经组织直接接触。

由于有分离性阻滞的特性,布比卡因在低浓度时就能够实现镇痛(C-纤维)而保留运动功能(A-纤维)。同样,分离性阻滞可以在离体实验中得到证实。相同浓度的局麻药,我们可以发现 C-纤维先于 A-纤维被阻断。这也可以解释为什么脊麻时感觉平面要高于运动平面。在注药后,随着药物向头侧弥散,阻滞平面升高,脑脊液的稀释和血管的吸收降低了局麻药的有效浓度;在某些节段,运动阻滞消失,而感觉阻滞仍然可以实现。有髓神经比无髓神经阻滞来得快,且所需局麻药浓度也更低。

由于区域阻滞的方法不同,局麻药向神经结构的弥散也是不同的。硬膜外和脊麻作用部位都是从脊髓发出的大的神经根,外周神经则是共同包裹于一个神经管内的,管内有成千上万的不同功能的神经纤维。它们都是有序排列的:负责越近部位的纤维排列在越表面,负责越远部位的越靠近中央。随着局麻药从表面向中央扩散的过程中,不同部位的神经结构有不同浓度的药物,导致有可能出现近端运动纤维先于远端感觉纤维阻滞的情况。

在脊麻消退的过程中,电刺激可以证实分离性阻滞现象。通过电刺激发现,其恢复速率是纤维特异性的。分离性阻滞可在脊麻消退时通过感觉诱发电位证实。但在离体实验中,纤维轴径和局麻药分离性阻滞的敏感度并不明确,其他在体研究发现的和分离性阻滞相关的特征还是存在的。神经纤维传导速度也可能是其中的一个因素,有证据表明利多卡因分离性阻滞的敏感度随着传导速度的增加而增加。神经纤维和局麻药接触的长度则是其中一个不确定的因素。

硬膜外阻滞是获得分离性阻滞的理想模型,因为局麻药浸润的是长度很短的神经根,能被低浓度的局麻药浸润即可获得满意镇痛和极少的运动阻滞。另外一个极端的例子也可证实分离性阻滞。最难阻滞的很粗的神经根,由于扩散的距离很长,也可出现序贯的分离性阻滞。这同样与临床实践相一致,硬膜外阻滞最难获得阻滞的就是最粗大的 L5 和 S1。分离性阻滞的临床实践也可在离体实验中得到证实。对无髓纤维的阻滞,布比卡因优于利多卡因,而利多卡因更适合阻滞粗大的有髓纤维,这也可部分解释低浓度的布比卡因可实现运动和感觉分离的现象。两种局麻药由于离子化或脂溶性的不同,在同一种神经纤维中的扩散差异也可解释它们不同的阻滞效应。A-纤维和C-纤维对布比卡因敏感性的差异在利多卡因中没有得到证实。

局麻药沿着神经结构的中轴扩散也可解释分离性阻滞。在蛛网膜下腔,药物沿着马尾神经丛的中轴扩散,浓度逐渐降低,首先消失的是运动阻滞,接下来是感觉阻滞,最后才是阻滞平面最高的本体感觉和交感阻滞。

(五)影响传导阻滞的因素

选择何种局麻药对传导阻滞的结果有很大的影响。临床上可以控制的很多因素都可以影响传导阻滞的结果,包括药物总的剂量、药物的浓度、血管活性药物的添加、所注药物的 pH 或 PCO_2 和注药部位。

1. 剂量　所注局麻药总的剂量对神经阻滞结果的影响有几个途径。剂量越大,所注药物的容量越大,这就可以抵消扩散和稀释的影响,可以阻断更多的神经结构上 3 个或 3 个以上朗飞结上的 Na^+ 通道。容量越大,在密闭空间里就可以进行大量的扩散,较远距离的神经结构也可以获得足够的药物从而获得传导阻滞。这也是在臂丛鞘的远端加压使药物在臂丛鞘的近端更充分扩散以获得完善阻滞的药理学基础。

2. 药物浓度　对任何神经纤维,增加药物浓度都可以获得更完善的神经阻滞。随着药物浓度的增加,最粗的纤维被阻断的比例也就增加了。这对临床选用高浓度或低浓度药物有提示作用。随着药物浓度的降低,运动阻滞消失,而感觉纤维仍被阻断。这样在术后镇痛时,我们就可以选择低浓度的局麻药以保留患者的运动功能。浓度增加可以获得更好的运动阻滞,但神经阻滞也需要一定的药物容量,这样总的剂量也就增加,产生的全身毒性和直接的神经毒性限定了高浓度局麻药在临床中的应用。

3. 血管活性药 在局麻药溶液中添加缩血管药物(肾上腺素、去甲肾上腺素或麻黄素)对神经阻滞的质量是有一定的影响的,这还依赖于局麻药本身的生化特性和交感神经作用。添加缩血管药物的主要目的是:① 减慢局麻药的吸收速率;② 降低血浆内局麻药浓度;③ 完善对神经深层的阻滞;④ 延长局麻或阻滞的时效;⑤ 减少 CNS 毒性等全身性的不良反应。但加用缩血管药物的效应因不同的药物而异,如利多卡因加用缩血管药可延缓吸收33%,甲哌卡因为 22%,丙胺卡因就更差一些。血管活性药物对长效脂溶性的局麻药(如布比卡因和依替卡因)的影响甚微,或因高度组织结合力,以及药物本身有较强的血管舒张作用,从而抵消了血管收缩药的作用。本身就有缩血管作用的局麻药,加用缩血管药物更无益处,如可卡因。

4. 溶液的 pH 和 PCO_2 由于离子形态的局麻药即阳离子与碱基的比例对传导阻滞的起效潜伏期具有影响,许多化学干预措施已经被应用于加快局麻药的起效速度和提高阻滞质量。这些措施包括添加右旋糖酐,用碳酸盐取代盐酸盐和用碳酸氢钠调整局麻药液 pH 至生理性的范围。

有研究提出在利多卡因和甲哌卡因中添加右旋糖酐可以加快药物的起效。但后来的实验并不能重复以前的发现,其分歧可能和右旋糖酐溶液的 pH 有关。如果右旋糖酐溶液 pH 是碱性的,可以加速起效,但对神经的 pH 没有影响;而如果溶液是酸性的,则减慢了起效速度。当这个信息和局麻药的 pH 与影响药物起效的分子机制联系起来时,添加右旋糖酐的方法就被摒弃了,调整局麻药的酸碱度则成为研究的热点。

碳酸盐局麻药使溶液的 PCO_2 提高,而调整 pH 的目标就是使药物成为弱碱可以增强局麻药的活性。局麻药碳酸化后所释放出的 CO_2 能迅速通过神经膜,使轴浆内 pH 下降,引起已进入膜内的碱基能释放出更多的阳离子,不仅可缩短局麻药的起效时间,且能加强对神经冲动的阻滞。局麻药注射后,注射部位的细胞外液会对局麻药进行缓冲。因为细胞外液的缓冲液主要是 CO_2 系统,在药物注射前即预先进行缓冲是符合逻辑的。这样在临床中,就可将局麻药溶液用碳酸氢钠向生理范围碱化。但这个方法也有它的局限性,脂溶性的药物在碱化的过程中容易出现沉淀,对布比卡因碱化 pH 超过 6.5 就无法进行了。对于盐酸普鲁卡因、利多卡因和甲哌卡因,pH 调整到 7.3 或 7.4 都是可能的。许多研究也表明盐酸普鲁卡因、利多卡因和甲哌卡因碱化后,降低了药物的起效潜伏期,传导阻滞也更完善,如运动阻滞,粗的神经根的阻滞和减少止血带痛等都有改善。

5. 注射部位　局麻药注射部位的生理状态对药物的神经阻滞的效能也有影响。这些因素包括扩散屏障,血液灌注和与非神经组织的结合。在人体发生组织感染或脓肿周围注射局麻药,因该部位堆积着较多的乳酸和其他酸性物质,使 pH 下降而影响到局麻药碱基的产生,导致麻醉效能削弱,甚至失败。不同部位的神经阻滞的局麻药吸收速率也不相同,特别是该部位结合有丰富的血管,使吸收的速率和程度都较快较多。通过如下途径的利多卡因给药,发现以肋间神经阻滞时血药浓度最高,即:肋间神经阻滞＞骶管阻滞＞硬膜外阻滞＞臂丛神经阻滞＞坐骨-股神经阻滞。局麻药吸收的快慢与该部位的血液灌注直接相关。在决定所注局麻药的最大剂量时要考虑到注射部位的血液灌注情况,以避免毒性症状。

第三节　局麻药的作用机制

局麻药溶液只有同时存在有不带电荷的碱基和带电荷的阳离子时,才能发挥较好的麻醉效能。阳离子是不能透过神经膜的;当不带电荷的脂溶性碱基透过神经膜之后,处于水相状态又可离解,使阳离子能迅速与轴膜 Na^+ 通道结合而阻滞神经的传导,所以认为它是发生麻醉效能的主要因素。随着局麻药浓度的增加,将降低神经去极化速率和程度,又随着时间的迁移而增加对去极化的抑制。同时也由于降低复极化的速率和传导速率,使不应期延长,以致在单位时间内所能输送的动作电位的频数锐减,直至去极化无法达到阈电位而呈完全阻滞状态。

目前认为,局麻药对细胞膜通道的阻滞,使钠通道失活,可能是通过三方面的机制来实现的:① 局麻药减少活化的通道数量,即增加“失活”通道的比例;② 局麻药可能部分或完全抑制构型的进程(comformation steps),直接干扰通道活化,即抑制通道从静息转化为开放;③ 局麻药可能减少通过各开放通道的离子流。

由于钠通道处于不同的位相(包括静息、关闭、开放和失活),故局麻药对它的阻滞也有着不同的机制:① 阻滞开放的通道,当局麻药与受体结合后形成一种复合物,随之可逆性离解,即所谓闪烁的阻滞(flicking block)反应,也可加速失活(失传导性);② 静息和失活的通道,有选择性地和局麻药结合,促其长期持续失活,亦偶可缩短其开放时间;③ 局麻药结合于活化关闭中期的通道,可破坏其活化进程,降低门控离子流和通道开放的数量(抑制活化)。局麻药进入钠通道的途径如图 2-4 所示。

无论叔胺和季胺类,还是中性局麻药均通过两种不同的模式来抑制离子流:① 在低频刺激(＜0.5)过程,出现的张力性抑制(tonicinhibition)反映局麻药结合受体的均衡;② 当去极化频率增加时,出现位相抑制(phasic inhibition),是内在一时性进程,取决于去极化脉冲进程局麻药结合增多以及与两次脉冲间局麻药从结合受体解离之间相互的影响。这两

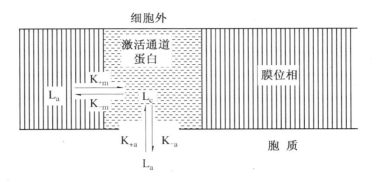

图 2-4　局麻药进入钠通道的途径

种不同的抑制,可能是局麻药对单一结合部位的动力学不同,或是不同的结合部位对钠通道的不同作用。可用电压钳技术来直接测试神经冲动的 Na^+ 离子流及局麻药的抑制作用。应用亚临床剂量的利多卡因(0.2 mmol/L)时,于去极化之始 Na^+ 离子流即呈减少,改用临床剂量利多卡因(相当 40 mmol/L)时,则 Na^+ 离子流完全停止。如果实验性去极化反复进行,且频率＞5 Hz,则随着脉冲增加而使 Na^+ 离子流进一步减少(张力性抑制),直至达到一个新的抑制稳定水平。当刺激减慢或停止,则可恢复至张力性抑制前的水平。这种随着频率而发生的抑制,也称为位相性抑制。局麻药产生的张力性抑制和位相性抑制的效能相似,依赖于其结构、疏水性和 pKa。静息状态局麻药对 Na^+ 通道呈单一结合位,依赖于其张力性亲和力,但随着去极化作用而提高了位相性亲和力。不管何种状态的通道结合药物,结合越多的局麻药则使该状态更为稳定。当活化时有更多的通道与药物结合,增加位相性阻滞则出现活性的降低。活化的通道之所以增加局麻药的结合,其一是由于活化时使能接近更多的结合位;其二是药物从活化通道离解要慢于静息的通道。

随着去极化膜的钠通道开放,钠的通过增加。但钠通道的开放和门控是受钙所制约的,钙离子的增加势必阻止钠的通过。欲使钠通道开放,则必须使钙离子从该处移开,因此也有认为局麻药与钙离子竞争门控处地位,以抑制或阻滞钠离子的通过。

有关局麻药产生神经阻滞的确切原理仍需进一步探讨,但受到重视的有如下 3 种学说:

一、受体部位学说

局麻药对钠通道发生阻滞的部位,可以是通道的外侧和内部。外侧受体可被不能穿过脂膜的带电荷的亲水性河豚毒素和石房蛤毒素所阻滞。它从表面堵塞通道,阻滞钠离子进入。换句话说,钠离子内流可抑制局麻药与受体的结合。但钠通道内受体是被带电荷形式的局麻药所结合(阻滞)。局麻药与钠离子竞争受体而出现的拮抗说明:① 局麻药的受体是位于钠通道的含水带;或② 局麻药可能与钠离子通过两个不同的相互作用的部位,而发生变构拮抗(allosteric antagonisms)。

二、表面电荷学说

假设局麻药分子的亲脂部分与轴膜脂质发生普遍非特异性结合,而在膜的外侧仍保留着已经质子化的带阳电荷的胺。一旦膜外侧所累积的阳电荷足以中和膜外原来的相对负电位时,则可在不改变细胞内静息电位情况下,提高跨膜电位,从而抑制来自邻近非麻醉区域的膜电流使麻醉区去极化,使其不能达到阈电位,终致传导阻滞。但这种学说只限于解释带电荷形式的局麻药的作用机制,却无法阐明中性局麻药苯佐卡因(benzocaine)的作用,因为它不存在有带电荷的形式。

三、膜膨胀学说

由于相对疏水性局麻药分子与脂膜相互作用,引起膜脂质结构形态的改变,膜膨胀使钠通道变窄,阻止钠的传导和抑制去极化。实验表明,通过增高周围的压力可逆转无电荷局麻药分子的局麻作用,而带电荷的局麻药如利多卡因的季胺衍生物能抵御这种压力的逆转作用。因此,这一学说只限于解释中性局麻药苯佐卡因的作用机制。

第四节　局麻药最低麻醉浓度

凡能在合理的标准时间内阻滞神经纤维冲动所需的局麻药最低浓度,称为最低麻醉浓度(Cm)。若对标准的神经纤维和时间进行系列局麻药的 Cm 研究,便可反映出不同局麻药的相对效能。Cm 不仅受电解质浓度的影响,而且还受如下诸因素所影响:① 神经纤维轴径的粗细:对粗轴径纤维的阻滞,需要较高的局麻药浓度,因此 Cm 相对也高。② pH:某些局麻药在高的 pH 条件下所需的 Cm,要比低 pH 的为低;如 pH 7.0 时,利多卡因对有髓鞘神经纤维的阻滞所需的 Cm,只需 pH 5.0 时的 1/100。③ 钙浓度:局麻药的效能与抑制钙和磷脂的结合相关,大多数局麻药作用与实验液的钙浓度成反比。④ 神经兴奋的频率:在离体实验中,个别局麻药能与神经兴奋频率成正比。因此,所谓 Cm 即指该浓度下的局麻药能在最短的时间内以最短的距离阻滞 3 个以上的郎飞神经结。

（陶　勇　俞卫锋）

参 考 文 献

1　Vinckier F. What is the cause of failure of local anesthesia? Rev Belge Med Dent,2000,55:41～50.

2　Yanaqidate F,Strichartz GR. Bupivacaine inhibits activation of neuronal spinal extracellular receptor-activated kinase through selective effects on ionotropic receptors. Anesthesiology,2006,104:805～814.

3　Wang GK,Edrich T,Wang SY. Time-dependent block and resurgent tail currents induced by mouse beta4 peptide in cardiac Na$^+$ channels. J Gen Physiol,2006 Mar,127:277～289.

4　Beekwilder JP，van Kempen GT，van den Berq RJ，et al. The local anesthetics butamben inhibits and accelerates low-voltage activated T-type currents in small sensory neurons. Anesth Analg，2006，102：141～145.

5　Hung YC，Kau YC，Zizza AM，et al. Ephedrine blocks rat sciatic nerve in vivo and sodium channels in vitro. Anesthesiology，2005，103：1246～1252.

6　Lu BX，Liu LY，Liao L，et al. Inhibition of Na^+ channel currents in rat myoblasts by 4-aminopyridine. Toxicol Appl Pharmaco，2005 Sep，207：275～282.

7　Fozzard HA，Lee PJ，Lipkind GM. Mechanism of local anesthetic drug action on voltage-gated sodium channels. Curr Pharm Des，2005，11：2671～2686.

8　Liu S，Kopacz DJ，Carpenter RL. Quantitaive assessant of differential sensory nerve block after lidocaine spinal anesthesia. Anesthesiology，1995，82：60～63.

9　Jaffe RA，Rowe MA. Differential nerve block. Direct measurement on individual myelinated and unmyelinated dorsal root axons. Anesthesiology，1996，84：1455～1464.

第 3 章　局部麻醉药的理化性质和构效关系

　　局麻药分子是弱碱性的叔胺,制剂被制成盐酸盐。其分子具有亲水性和亲脂性,分子的功能和药理学效应可以用分子的结构来解释。每一个局麻药分子都有一个亲脂端、一个亲水的离子端和一个中间连接链。中间链的成分将局麻药分为酯类和酰胺类。中间链也决定了这两类分子的代谢途径。中间链的长短是有弹性的,可以在神经细胞内对亲水性的叔胺与钠通道的结合进行合适的调整。而疏水性的亲脂基团则是局麻药穿透神经细胞膜的决定因素,并且还产生分子内极性排斥力,这种排斥力有助于亲水性的叔胺与钠离子通道结合。改变局麻药分子的这些结构,可以使局麻药分子的阻滞传导的功能发生改变,如起效时间、作用时间、强度、毒性和过敏性等。

第一节　局麻药分子结构

　　所有的局麻药分子都是由两个不同的化学基团相连接而成,如图 3-1。

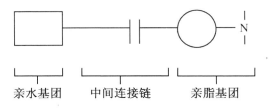

图 3-1　局麻药分子结构示意图

　　由两个不同的化学基团组成的分子称之为双亲性分子。分子的一端是亲脂性基团,另一端是亲水性基团,中间为连接链。这些基团分子结构的不同,导致了同一类的局麻药分子化学特性不同。局麻药分子的不同基团是局麻药分子阻断神经传导功能效能和时效的决定因素。

　　中间链内的基团为酯类或酰胺类基团,这也是这两类药物代谢方面不同的决定因素。局麻药分子按照中间链的不同分为两类:酯类或酰胺类,也称氨基酯类和氨基酰胺类。利多卡因和普鲁卡因分别是这两类的原型。普鲁卡因于 1904 年合成,利多卡因于 1943 年合成。其结构见图 3-2。

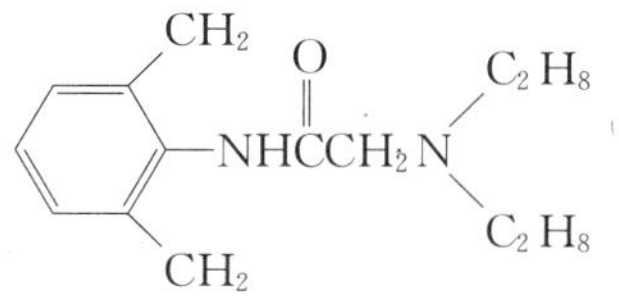

利多卡因 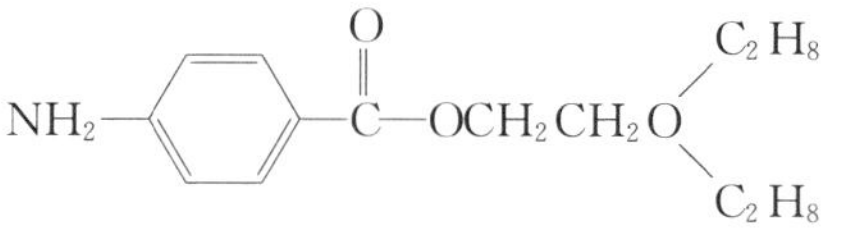   普鲁卡因

图 3-2 利多卡因和普鲁卡因的分子结构

酯类或酰胺类局麻药的苯羰基的基础结构是基本相同的。不同的氨基甲酸基团决定了局麻药的特性,结合了氨基甲酸基团后局麻药变得更稳定。将氨基甲酸基团结合在局麻药的苯羰基结构上是由 Fromhertz 在 1914 年发明的,他认为在乌拉坦、甲丙氨酯(眠尔通)上存在此类结构,如果将这种结构结合至局麻药上去,就可以减轻局麻药对中枢神经的刺激以及可以减轻不良反应。尽管随后的研究发现并不完全是这样,但是这种方法为现代局麻药的发展提供了一个安全有效的途径。

能可逆性阻断神经传导功能的局麻药分子的主要部分基本上是相似的。分子结构的特点可以解释局麻药分子的相关理化特性、临床药理特性以及其他方面特性的不同,如过敏性及毒性。

从古柯豆中分离出的可卡因是合成局麻药的基础成分。通过系统性一步一步地改变其化学合成物的分子结构,来检测合成的局麻药的药理活性,直到筛选出理想的合成物。由于氨基酯类局麻药具有过敏性以及化学性质不稳定,从 1955 年后就再也没有对这类局麻药进行开发了。

一、亲水基团

氨基基团是局麻药的亲水基团。局麻药分子的主要部分之一是叔胺,由氨衍生而来。由不同的基团取代叔胺中的氢原子构成了不同的局麻药分子。因为叔胺基团以离子化状态存在,因此局麻药分子处于弱碱状态。叔胺的水溶性很弱,因此通常把局麻药制成可溶性的盐酸盐。这样局麻药混合物中很容易地分离成互相平衡的两种成分:中性成分称为碱基,带电荷成分称为离子,它们的比例取决于溶液的酸碱情况。两种形态的成分都有各自的功能,对脂质细胞膜的渗透能力取决于碱基,而离子成分则与钠离子通道结合,发挥神经传导的阻滞作用。

分子亲水基团的功能与钠离子通道的离子化状态特性相关。通过可逆性阻断钠离子通道来阻断神经传导的活动。局麻药分子阻断钠离子通道的能力取决于其亲水基团与钠离子通道的亲和力。通过改变细胞内和细胞外 pH 的实验证实,离子状态的局麻药可以增强对钠离子通道的结合。

尽管氨基基团决定分子的亲水性,但是增加替代基团烃基的碳原子数量,会增加分子的亲脂性。增加叔胺亲脂性的能力也能改变分子的亲脂性能力。苯佐卡因只是用于局部表面麻醉,但是它的仲胺离子化程度非常高,因而导致它对脂质膜的渗透能力非常有限,通过增加其叔胺的烃基替代基团长度,使其亲脂性增加。

通过改变叔胺也可能增加分子的亲脂性能力,用这种改变方法的一个例子就是甲哌卡因(甲基)转化为布比卡因(丁基)(见图 3-3)。这样导致布比卡因的效能和毒性都比甲哌卡因大。甲哌卡因、罗哌卡因、布比卡因只是连接于基础基团上 R 基不同,随着 R 基上碳原子数量的增加,其麻醉强度、脂溶性和蛋白结合力都有所增加。

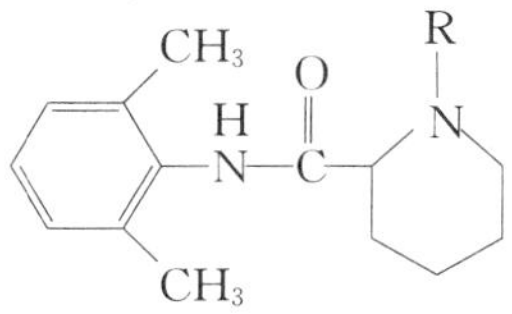

R	甲哌卡因 CH₃	罗哌卡因 C₃H₆	布比卡因 C₄H₉
	CH_3	C_3H_6	C_4H_9
等效性	1	0.37	0.25
脂溶性	0.8	2.8	27.5
蛋白结合力(%)	77.5	94	95.6

图 3-3　酰胺类局麻药的结构变化

二、亲脂基团

局麻药的亲脂基团是其芳香族基团,由中间连接链与氨基基团相连接。局麻药分子的亲脂基团由不同的种类发展而来,对于酯类局麻药,其母体是苯甲酸,而酰胺类局麻药的母体是苯胺。局麻药分子的作用靶目标是神经细胞膜钠通道的轴质端(膜内侧端)。亲脂基团使得局麻药分子容易被摄取并通过神经细胞膜,而且局麻药的强度与脂溶性相关。

体外实验证实局麻药分子的油/水分配系数直接与药物的 CM₅₀ 成比例。在动物模型上进行的体内实验也证实局麻药的强度与其油/水分配系数相关。

尽管芳香族基团并不是局麻药的主要结构,并且可以被环己基甚至是脂肪族烃基所替换,却仍具有局部麻醉作用,且组织渗透性保持良好,但是芳香族基团(尤其是苯环结构部分替换后)是决定局麻药生物效应的最主要部分。对于这部分的研究包括了进行各种类型(单次、二次、三次替代)及位置(正位、邻位、间位、平行位)替代,以及使用不同替代基团(烃基、烷氧基、卤素)的研究。用烃基替代苯环上的部分结构最常见,替代后药物分配系数值上升,并且使苯环向氨基甲酸基团的电子转移被中断,而这一电子转移的中断是构象对药效最强烈的影响。在正位进行替代物置换后的衍生物变得更易溶于水,这个位置上的替代,也是决定局麻药的药效与毒性最大比值的因素。烃基的长度(脂肪链的碳原子数目)与局麻药的脂溶性有关。

局麻药分子的其他基团同样存在脂溶性增加而使作用强度增加的关系。无论是在中间连接链还是在叔胺增加脂肪族基团后,局麻药的脂溶性和作用强度都增加。这样的例子有在普鲁卡因的芳香族基团增加一个 4 碳原子的烃基后,生成脂溶性和麻醉强度都更大的丁卡因(图 3-4)。

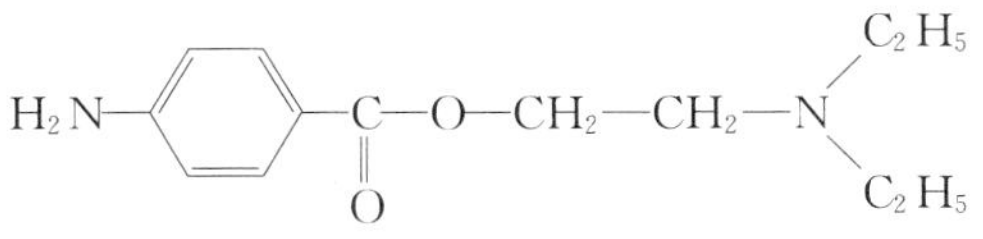

普鲁卡因

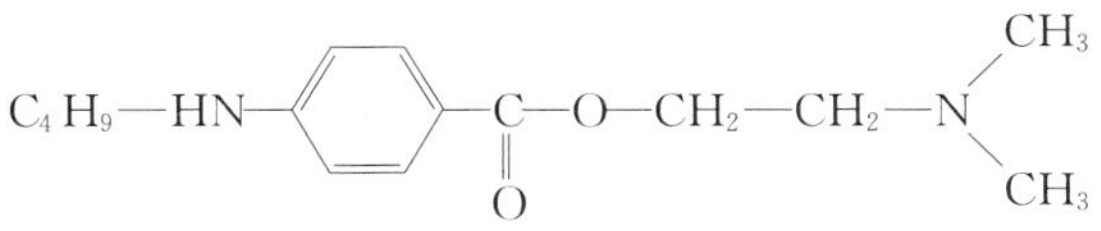

丁卡因

图 3-4 普鲁卡因和丁卡因的分子结构

另一个例子是在利多卡因的中间链和叔胺增加脂肪族基团后,生成依替卡因,后者的脂溶性和麻醉强度同样增加(图 3-5)。

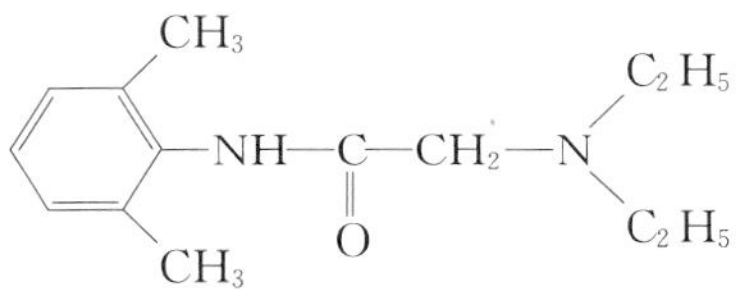

利多卡因

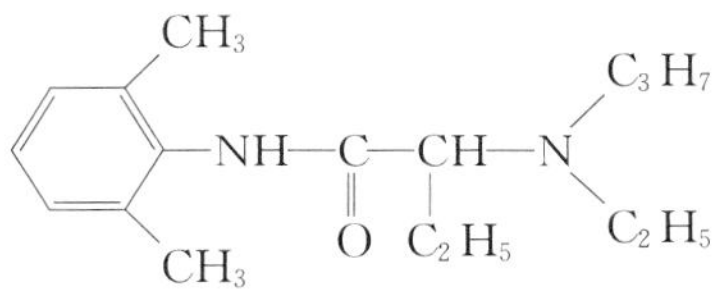

依替卡因

图 3-5 利多卡因和依替卡因的分子结构

在胺基部分增加大的基团也会使局麻药的蛋白结合能力和作用时间增加。尽管疏水性有助于局麻药分子从钠通道中脱离出来,但是脂溶性非常强的局麻药(如布比卡因、依替卡因)可以抵抗这种作用,从而使作用时间极大延长。在局麻药分子上增加其他基团而使脂溶性增加,同时局麻药分子的分子量也在增加,而且其分子直径也在增加,这将使局麻药分子在组织液中的弥散速度减低。

三、中间连接链

中间连接链连接局麻药的亲水基团和亲脂基团,中间链的长短对于局麻药分子来说也是至关重要的。实验室的研究结果显示,中间连接链碳原子的长度为 3~7 个碳原子或者 6~7 nm 最为合适。如果连接链的碳原子低于 3 个,那么局麻药分子没有药理活性。但是随着连接链的延长,当超过上述的长度后,局麻药的作用强度就会迅速减低,尽管中间链的长度大于 7 个碳原子后局麻药仍然还有部分效力,但是此后每增加一个碳原子都会减低一定量的效力,直到达到 9 个碳原子,局麻药完全丧失效力。

受亲脂基团极性排斥作用的影响,中间链的长度与调整氨基基团定位有至关重要的关系。在局麻药分子的亲脂基团与脂质细胞膜结合时,叔胺的位置应该处于可以与钠通道自由结合的距离内。中间链的功能就像一条皮带一样,能够使亲水的氨基基团与钠通道结合,同时又能够允许亲脂基团停留于神经细胞膜内。

对局麻药的分子结构进行改造后,也有可能将局麻药制成没有中间链的两性分子,但是将两个极性不同的化学成分连接起来是困难的。由于这些相关的原因,这种分子的代谢也是同样的困难,因为中间链部分通常是最先进行生物转化的部位。由于这种类型的分子代谢慢,因此细胞毒性也相应增大;并且这样的分子也不会达到可逆性阻断神经传导的作用。

中间链是局麻药分子代谢快慢的决定因素。氨基酯类基团由苯甲酸衍生而来,而中间连接链主要在血浆胆碱酯酶下迅速水解。因此,氨基酯类基团的血浆半衰期是短暂的。氨基酰胺类基团由苯胺类衍生而来,生物转化与结合在肝脏内完成,因此氨基酰胺基团的血浆半衰期比氨基酯类基团长得多。但是临床应用局麻药的时效只是部分与代谢快慢有关,在被消除之前其效力和毒性常常是由局麻药的再分布决定的。

第二节　局麻药的构效关系

构效关系指的是药物或其生物活性物质的化学结构与其生物活性之间的关系,是药物化学的主要研究内容之一。广义的构效关系研究的对象是一切具有生物活性的化学物质,包括药物、农药、化学毒剂等,而狭义的构效关系研究的对象是药物。

局麻药分子的功能完全依赖于其基团,叔胺与钠通道结合阻滞神经动作电位的产生和传导,亲水基团与疏水基团之间的排斥力对叔胺与钠通道的结合进行调节。中间连接链的长短也对叔胺与钠通道的结合有调整作用,如果疏水基团和亲水基团太近或太远就不会有调整作用。

与神经细胞膜钠通道的结合部位在轴质端(细胞内端),局麻药在发挥作用之前,必须渗透进入细胞膜。因为神经细胞膜是脂质性的,局麻药分子起效时间与其对脂质细胞膜的弥散能力相关。血浆药物浓度的高低也与局麻药分子的脂溶性相关,高亲脂性的局麻药分子进入脂性组织很快,而体内所有的细胞膜均为脂质结构,所以药物很容易离开血浆,高剂量局麻药引起的血浆药物水平以非线性方式升高。

目前在临床使用的最新的局麻药是罗哌卡因和左旋布比卡因,这说明了对局麻药的研究出现这样一个趋势,即从已有局麻药的消旋体混合液提纯单一的对映体,制成更安全的局麻药。简而言之,分子中有一个不对称碳原子就存在镜像结构即对映体,就像一双手掌一样,所以也称药物的手性特征,它们彼此的三维立体结构的旋光性不同。罗哌卡因和左旋布比卡因是S-型对映体(见图3-6)。与R-型对映体相比,局麻药的S-型对映体毒性更低、效力更强,持续时间更长(表3-1)。

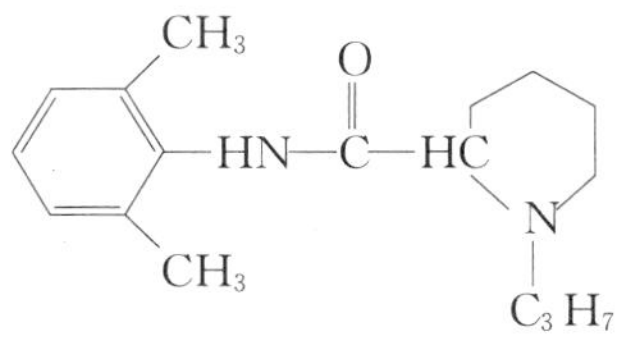

S-型罗哌卡因 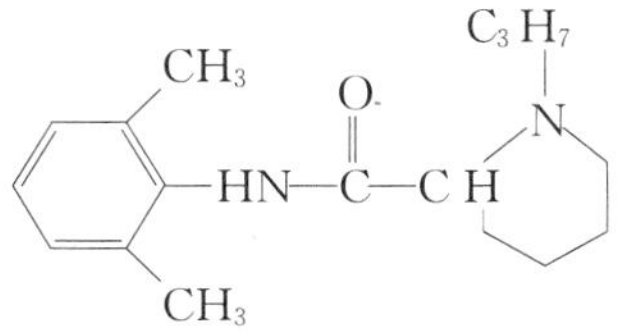 R-型罗哌卡因

图3-6 罗哌卡因的S-和R-型同分异构体

表3-1 局麻药的同分异构体的作用时间与毒性对比

药　物	药物作用时间	毒　性
依替卡因	S＝R	S＝R
甲哌卡因	S＞R	S＝R
布比卡因	S＞R	S＜R
罗哌卡因	S＞R	S＜R

第三节　局麻药的理化性质

一、局麻药分子的酸碱状态

典型的局麻药分子是由叔胺和一个弱的碱基组成,微溶于水。由于有脂溶性,弱碱可以通过表皮或细胞膜屏障。如果与盐酸之类的强酸结合,碱基转变成水溶性盐,不能通过膜屏障。这种盐的状态在pH值低于6.0时是稳定的。这种酸性制剂的另一个好处就是具有抗菌能力。然而这种酸性的局麻药在体内会抑制白细胞,其抑制白细胞抗菌活性与局麻药的强度成比例,并且通常还会抑制动物的免疫反应。绝大部分局麻药制成盐酸盐,部分制备成枸橼酸盐。

在水溶液中,局麻药在中性盐(碱基)和离子化状态(离子)两种状态之间达到平衡,这种情况是由于离子化的叔胺和酸性阴离子之间的结合或解离产生的。溶液的pH值和局麻药的pKa值决定了溶液中碱基(中性盐)与离子的比例。pKa值是溶液中性碱基成分与离子化状态各为50%时的pH值。局麻药都是弱碱,其pKa值在7～9之间。

局麻药商业制剂的pH值在不同的制剂和厂家之间有所不同,通常情况下制剂的pH值低于6.0,因为局麻药都是强酸性盐。如果在局麻药中加入肾上腺素,溶液pH值低于3.0时,可以阻止肾上腺素的自发性水解。

局麻药的离子状态是最易溶于水的,而中性状态则脂溶性更强。对于一般 pKa 值的局麻药来说,pH 值在 5.5～6.0 时离子状态是主要的成分,在含有肾上腺素的液体更是如此。pH 值的单位是以对数进行表达的,溶液中含有 60%～80% 离子化状态的局麻药分子,在加入肾上腺素的溶液后,更加增加离子化状态的局麻药的比例。例如利多卡因的 pKa 值为 7.7,布比卡因为 8.1。在正常组织的 pH 值条件下,利多卡因的离子化状态是 65%,而布比卡因的离子化状态是 80%。如果降低组织的 pH 值,例如机体酸中毒或者局部组织因感染而酸中毒,离子化状态局麻药的比例就会更高,局麻药的渗透或扩散能力下降。降低组织的温度使局麻药分子的 pKa 值升高,也会增加离子化局麻药分子的浓度,这可以解释局麻药药效在组织温度降低时增加,但起效减慢。将局麻药相互混合可能会影响混合液中的 pH 值,例如将 2-氯普鲁卡因加入其他的局麻药,能减低溶液中的 pH 值,也会影响局麻药分子和离子的比例,从而影响起效和效价。

因为细胞内的 pH 值比细胞外更低,局麻药在被神经细胞摄取后,由于 pH 值的减低,而使局麻药解离成离子状态的比例增加,对神经传导阻滞的活性也增加,而且,离子化状态的局麻药不容易从细胞内透过细胞膜重新反向扩散到细胞外,所以更有利于药效的维持。细胞内酸化可以使局麻药在细胞内的效能增强,其阻滞神经传导的作用时间或者中枢神经系统的毒性都增加。

局麻药分子在血液中的活性也与溶液 pH 值相关,随着 pH 值的减低,蛋白与局麻药分子的结合也降低,而使游离成分增加,毒性也增加。组织酸化后因为蛋白结合率减低,利多卡因在组织的扩散增强 3～5 倍。

改变局麻药分子也许可以直接使其作用时间延长。使用高分子材料将局麻药分子包裹起来的缓释技术,也许可以在不增加局麻药毒性的情况下延长局麻药的作用时间。

二、比重

局麻药溶液的主要成分是比较简单的,其比重非常接近于水。通过混合葡萄糖来增加溶液比重,可以在脊麻中使用。局麻药溶液在注射后由于被加温到体温高度,其比重甚至会变得更低,并且与脑脊液相比,它们是低比重的。随着被加热,在蛛网膜下腔可进一步扩散。

（王新华　钱滔来）

参 考 文 献

1　Beardsworth D, Lambert DH. Warming 0.5% bupivacaine to 37 degrees C increases duration of spinal anesthesia. Reg Anesth,1989,14:199～202.

2　Bokesh PM, Post C, Strichartz GR. Structure-activity relationship of lidocaine homolog on tonic and frequency-dependent impulse blockade in nerve. J Pharmacol Exp Ther,1986,237:773～781.

3 Butterworth JF，Strichartz GR. Molecular mechanisms of local anesthesia：a review. Anesthesiology，
   1990，72：711～734.

4 Langerman L，Bansinath M，Grant G. The partition coefficient as a predictor of local anesthetic potency
   for spinal anesthesia：evaluation of five local anesthetics in a mouse model. Anesth Analg，1994，79：
   490～494.

5 Najjar TA. Why can't you achieve adequate regional anesthesia in the presence of infection? Oral Surg，
   1997，44：7～13.

6 Stienstra R，van Poorten JF. The temperature of bupivacaine 0.5% affects the sensory level of spinal
   anesthesia. Anesth Analg，1988，67：272～276.

7 Stricartz GR，Sanchez V，Arthur GR，et al. Fundamental properties of local anesthetics Ⅱ. Measured
   ocatanol：buffer partition coefficients and pKa values of clinically used drugs. Anesth Analg，1990，71：
   58～70.

第4章 局部麻醉药的药代动力学

第一节 药代动力学的基本原理

药代动力学(pharmacokinetics)简称药代学,是药理学的重要组成部分。从广义上讲,泛指研究药物的体内过程即机体对药物的吸收、分布、生物转化和排泄过程及其量变规律。狭义的药代学则是指以数学模型和公式,研究体内药物随时间的量变规律。

一、房室模型

房室(compartment)是由具有相近的药物转运速率的器官、组织组合而成。同一房室内各部分的药物处于动态平衡。房室仅是按药物转运动力学特征划分的抽象模型,并不代表解剖或生理上的固定结构或成分。同一房室可由不同的器官或组织组成,而同一器官的不同结构或组织,可能分属不同的房室。此外,不同的药物,其房室模型及组成均可不同。运用房室模型,可将机体视为由一个或多个房室组成的系统,从而将复杂的分布过程模型化。

当某药物在体内各部位间均有较高及相近的转运速率时,可在体内迅速达到分布平衡,则该药物属单房室模型。属于单房室模型的药物,在体内达分布平衡后,其血药浓度只受吸收和消除的影响。当某药物在体内不同部位间转运速率存在较大差异时,则将血液及其他血液供应丰富并具有较高转运速率的部分,称为中央室,而把其余部分划归周边室,并可依次再分为第一周边室、第二周边室等,此即多室模型。根据划分的房室数,相应称为二室模型、三室模型等。属于多室模型的药物,其首先在中央室范围内达分布平衡,然后再与周边室间达到分布平衡,因此其血药浓度除受吸收和消除的影响外,在室间未达分布平衡前,还受分布的影响。

二、消除动力学模型

消除动力学(elimination kinetics)是研究体内药物浓度变化速率的规律,可用下列微分方程表示：

$$dC/dt = -kC^n$$

式中 C 为药物浓度，t 为时间，k 为消除速率常数，n 代表消除动力学级数。当 n＝1 时即为一级消除动力学，n＝0 时则为零级消除动力学。药物消除动力学模型即指这两种。

1. 一级消除动力学　一级消除动力学(first order elimination kinetics)的表达式为：

$dC/dt = -kC$　积分得 $C_t = C_0 e^{-kt}$

由上指数方程可知，一级消除动力学的最主要特点是药物浓度按恒定的比值减少，即恒比消除。

2. 零级消除动力学　零级消除动力学(zero order elimination kinetics)时，由于 n＝0，因此其微分表达式为：

$dC/dt = -k$　积分得 $C_t = C_0 - kt$

由此可知，零级消除动力学的最基本特点为药物浓度按恒量衰减，即恒量消除。

必须指出，某药物并不是固定按一级或零级动力学消除。任何药物当其在体内量较少，未达到机体最大消除能力时(主要是未超出催化生物转化的酶的饱和限时)，都将按一级动力学方式消除；而当其量超过机体最大消除能力时，将只能按最大消除能力这一恒量进行消除，变为零级消除动力学方式，即出现消除动力学模型转换。苯妥英钠、阿司匹林、氨茶碱等常用药，在治疗血药浓度范围内就存在这种消除动力学模型转移。

三、药代动力学参数

（一）药-时关系表达式

当血药浓度以对数表示时，与时间 t 的关系为简单的直线关系。因此，在静脉注射药物后不同时间取血，测定血药浓度。根据血药浓度对数值及相应时间，以图解法或线性回归法(最小二乘方法)，即可求得直线方程。$\lg C = a - bt$ 此直线方程与纵轴的截距 $a = \lg C_0$，故 $C_0 = \lg^{-1} a$；而斜率 $b = k/2.303$，可计算出消除速率常数：$k = 2.303b$。

（二）消除速率常数

消除速率常数(elimination rate constant,k)表示单位时间内机体能消除药物的固定分数或百分比，单位为时间的倒数。如某药的 $k = 0.2\ h^{-1}$，表示机体每小时可消除该小时起点时体内药量的 20%，即一级消除动力学的恒比消除特点。此时虽然单位时间消除的百分比不变，但随着时间的推移，体内药量逐渐减少，单位时间内消除的药量也逐渐减少，而不是恒定不变的。消除速率常数是反映体内药物消除快慢的一个重要参数。必须指出，一个药物的消除速率常数在不同的个体间存在差异，但对同一个体来说，若无明显的影响药物体内过程的生理性、病理性变化，则是恒定的，并与该药的剂型、给药途径、剂量(只要在一级动力学范围内)无关。

（三）半衰期

药代学中的半衰期（half life, $t_{1/2}$）通常是指血浆消除半衰期，即血浆中药物浓度下降一半所需要的时间。根据这一定义，当 $t=t_{1/2}$ 时，$C_0=2C$，可得：$t_{1/2}=0.693/k$

可看出，由于一级消除动力学时，k 为一常数，半衰期亦为一常数。半衰期恒定不变，是一级消除动力学的又一特征。与消除速率常数一样，半衰期也是衡量药物消除快慢的又一临床常用参数。在药物的临床药代学参数资料中，常告知半衰期，只要知道半衰期，即可求得消除速率常数 k 值。半衰期在指导制定用药方案中有较大意义。

（四）表观分布容积

表观分布容积（apparent volume of distribution, V）是为了用血药浓度计算体内药量而引入的比例常数，表示假设体内药物按血药浓度均匀分布所需要的容积。前已谈到药物在体内分布可达动态平衡，但并非均匀一致，因此表观分布容积仅是一理论容积，并不代表真实的解剖或生理空间。但只要知道某药的表观分布容积 V，应用测定的血药浓度，即可根据 $X_t=C_t \cdot V$，计算得到实际工作中无法测定的任一时刻体内的药量，并可按上式计算出欲达某一血药浓度 C 所需使用的剂量 $X=CV$。此外，表观分布容积还可用于评估药物在体内的分布特点。人的总体液量约 0.6 L/kg 体重，若某药的 V 远远大于 0.6 L/kg 体重，提示该药主要分布于细胞内，被某组织、脏器主动摄取或对某些组织成分有特殊亲和力，致使包括血浆在内的细胞外液中浓度低。大多数弱碱性药由于细胞内液比细胞外液偏酸而存在这一情况，如奎尼丁的表观分布容积可超出 2 L/kg 体重。反之，若某药表观分布容积远远低于 0.6 L/kg 体重，则其主要分布于血浆等细胞外液中。多数弱酸性药便是如此，如水杨酸的表观分布容积仅 0.2 L/kg 体重。同前述药代学参数一样，V 也是仅取决于药物本身的理化性质、体内分布特点，而与该药剂型、用药方式、并在一级消除动力学范围内与剂量都无关。在所有药代学参数中，V 和 k 是两个最基本的参数。

（五）清除率

药物清除率（clearance, CL）是指单位时间内机体从血浆中消除某种药物的总能力，其数值即等于该时间内机体能将多少体积血浆中的该药完全消除。与 k 和 $t_{1/2}$ 相同，CL 也是衡量体内药物消除快慢的一个药代学参数，但与 k 和 $t_{1/2}$ 不同，Cl 以具体的解剖生理学概念来表示，可更直观形象地反映机体对药物的消除能力。由于药物在体内按血浆浓度分布的总体积为 V，而 k 表示单位时间内药物被消除的分数，故代表单位时间内机体能消除多少体积血浆药物的清除率可按 $CL=Vk$ 计算，单位为体积单位/时间单位。

（六）曲线下面积

血药浓度-时间曲线与纵轴和横轴间围成的范围面积即曲线下面积（area under the $C-t$ curve, AUC），单位为浓度单位×时间单位。由于任何药物不论以何种剂型或途径用药，进入体内后，只要是同一种药物分子，其消除均相同。因此，AUC 是评估进入体内药量多少的一个客观指标,在生物利用度的计算,以及近年建立的非模式消除动力学分析矩量法(statistical moment theory)中,均有重要意义。

药代学中积分法求算的 AUC,均表示曲线随时间无限外延,直至体内药量完全消除时的面积。

在消除动力学模型中已介绍,当体内药量(血药浓度)超过机体最大消除能力时,将为恒量消除的零级动力学,而药量(血药浓度)降至最大消除能力以下,将转化为恒比消除的一级动力学。在这种存在动力学转换的情况下,药物的消除不能用一种统一简单的线性过程描述,故称非线性动力学(nonlinear pharmacokinetics)消除。若某药物使用的剂量能使其在体内的消除由一级动力学转为零级,继续使用该剂量,血药浓度将会出现持续上升,而不能达到稳态浓度。对于安全范围狭窄的药物出现这种情况,是十分危险的。

第二节 局麻药的药代动力学

局麻药属于芳香基-中间链-胺基结构的化合物。中间链为羰基,又可分为酯链和酰胺链;酯类和酰胺类局麻药,除了在起效时间和时效有明显不同外,前者的代谢是在血浆内被水解或被胆碱酯酶所分解,酰胺类则在肝内被酰胺酶所分解。一般认为,酯类局麻药所含的对氨基化合物可形成半抗原,以致引起变态反应;酰胺类则不能形成半抗原,故引起变态反应者极为罕见。属于酯类的局麻药有:普鲁卡因,氯普鲁卡因,丁卡因,可卡因。酰胺类药物有:利多卡因,甲哌卡因,布比卡因,依替卡因,丙胺卡因,罗哌卡因。

凡属于相同系列的化合物,其化学结构的改变,只引起不同生物学特性如麻醉效能、时效和代谢速率的量变;属于不同系列的化合物则具有不同的质,如代谢方式和途径的不同。

局麻药进入体内中央室的速率与给药方式直接有关。如部位麻醉时的吸收速率主要取决于该部位的血液灌流状态,一般需经 15～30 min 血内才达到峰值,若行静脉内注射,则血内即时就可达到峰值。各个局麻药的分布形式大体上相似,但人体对不同药物的处置速率并不相同,与各个药物的理化性质相关。

一、吸收

局麻药从注射部位吸收至血液内,受注射部位、剂量、局部组织血液灌流、药物-组织结合,以及有否加用血管收缩药等因素的影响。

(一)剂量

血药峰值浓度(Cmax)与一次注药的剂量成正比,为了避免 Cmax 过高而引起药物中毒,对每一局麻药都规定了一次用药的限量,例如普鲁卡因成人一次限量为不多于 1 g。如应用大容量的稀释局麻药液,其血内浓度将比应用等剂量小容量的药液为高。高浓度的局麻药,虽其所形成的浓度梯度有利于药物弥散,但因浓度高、容量小,与组织接触界面也小。因此,在相同剂量下,1%与2%溶液在血内浓度相似,毒性也相似。但是甲哌卡因应视为例外,2%溶液吸收远比1%为快,前者血内浓度也比后者为高。从而提示,1%甲哌卡因与组织结合已接近饱和,再高的浓度只能使血内非结合(游离)状态的局麻药剧增,毒性也随之增加。

(二) 注射部位

不同部位神经阻滞局麻药的吸收速率也不相同,特别是该部位含有丰富的血管,使吸收的速率和程度都较快较多。利多卡因通过下述不同途径给药,发现血药浓度以肋间神经阻滞为最高,依次为:肋间神经阻滞>骶管阻滞>硬膜外阻滞>臂丛神经阻滞>坐骨-股神经阻滞。如应用利多卡因 400 mg 进行肋间神经阻滞时,其静脉内血药浓度平均峰值达7 μg/mL,如此高的峰浓度就足以使部分患者发生中枢神经系统症状。反之,用相同剂量的利多卡因进行臂丛神经阻滞,则血内平均浓度仅达 3 μg/mL,很少有患者发生毒性症状。应强调指出,宫颈旁阻滞即局麻药在宫颈旁侧至阔韧带间进行广泛的浸润,因临产妇的子宫周围血管丛异常充盈,有可能加速对局麻药的吸收,以致引起胎儿的毒性反应。

表面麻醉的局麻药从皮肤、黏膜和接近肌肉的浅表吸收。① 眼:常用的局麻药为丁卡因。由于局部黏膜对局麻药 pH 的缓冲能力有限,以致离解出的阳离子比率过大而影响到麻醉效能,所以要用比其他神经阻滞所需的浓度高数倍,方能有效。② 咽喉与气管:可卡因不仅吸收快,且有血管收缩作用,收敛肿胀而有利于手术的操作。若在咽喉梨状窝处应用,则在 5 min 内血内浓度就能达静脉内注射量的 1/3~1/2。气管黏膜的吸收较慢,以 4%利多卡因喷雾为例,约在 8 min 内达到峰值水平。气管内表面麻醉,其局麻药吸收速率除了与气管表面积有关外,更重要的是与是否到达肺泡内有关,后者有更广泛的吸收表面积,从而加速吸收的速率,其吸收速度接近于静脉注射。③ 膀胱:完整黏膜仅能吸收极少量的局麻药,如果黏膜炎症或损伤,则将加速局麻药的吸收。

(三) 部位的血液灌流

局麻药吸收的快慢与该部位的血液灌流充足与否直接相关。曾报道当犬的血容量降低 15%时,可使硬膜外腔吸收利多卡因的速率降低 30%。临床上,在局麻药溶液中加用肾上腺素,以期达到如下的目的:① 减慢局麻药的吸收速率;② 降低血内局麻药浓度;③ 完善对神经深层的阻滞;④ 延长局麻或阻滞的时效;⑤ 减少全身性的不良反应。但加用肾上腺素延缓局麻药在硬膜外间隙的吸收,因不同的药物而异。如利多卡因可延缓 33%,甲哌卡因为 22%,丙胺卡因就更差一些。血管收缩药对长效脂溶性局麻药(如布比卡因和依替卡因)的影响甚微,或因高度组织结合力,以及有较强的血管舒张作用,从而抵消了血管收缩药的作用。

肾上腺素与局麻药溶液的浓度比率,以 $1:200\,000$ 为宜,相当于每毫升局麻药溶液含肾上腺素 $5\,\mu g$。若增加肾上腺素的比率为 $1:80\,000$,不仅不会增加其效果,甚至可出现拟交感样反应,如恐惧、心动过速、出汗等症状。此外,还可用纯肾上腺受体激动药——去氧肾上腺素。血管收缩药不适用于患心血管疾病或甲状腺机能亢进的患者。对手指、足趾或阴茎行局部阻滞时,也禁用肾上腺素。

（四）与组织的结合

主要涉及局麻药的脂溶性及与组织的结合力两方面。① 脂溶性:神经膜含有丰富的脂质和蛋白质,因此局麻药的脂溶性可作为衡量与神经亲和力的尺度。长效局麻药(丁卡因、布比卡因、依替卡因)比短、中效的利多卡因和甲哌卡因更具有脂溶性,也易于与注射部位的组织结合,只有相对小量的局麻药被摄入中央室。同时,大多数器官对局麻药的亲和力远较血浆蛋白为大,可视为一个有效的贮存库而缓冲了局麻药在血内的浓度。② 组织的结合力:多以组织/血浆分配系数来表示,对局麻药用于治疗心率失常意义较大,期望能有更多的利多卡因分子与心肌结合。③ 组织屏障:从局麻药离解出来的带电荷的季铵基不能通过血脑屏障。至于高 pKa 药物(如利多卡因)更易于通过血脑屏障,目前不能肯定。通过标记的利多卡因、甲哌卡因和丁卡因试验表明,这些药物通过血脑屏障没有什么障碍,其分布密度与血运丰富的心、肝脏很相似。大脑皮质摄取甲哌卡因略比蛋白质容易。

（五）与血浆蛋白的结合

吸收至血内的部分局麻药将与血浆蛋白结合,被结合的药物将暂时失去药理活性。结合与非结合形式的药物间是可逆又是相互平衡的。主要是与血浆中 α_1-酸性糖蛋白结合,与白蛋白有较大的亲和力。局麻药分子很少与血红蛋白结合。与血浆蛋白结合的多寡,除了与亲和力有关外,还受药物浓度和血浆蛋白含量的影响。与血浆蛋白的结合率与血内局麻药浓度成反比,一旦其结合已达饱和,则血内将出现更多非结合(游离)形式的药物。各种局麻药与血浆蛋白的结合率见表 4-1。

因胎儿缺少 α_1-酸性糖蛋白,故其血浆与局麻药亲和力仅及母体的 1/2。

表 4-1　局麻药与血浆蛋白结合率

局麻药	与血浆蛋白结合率(%)
丙胺卡因	55
利多卡因	51～64
甲哌卡因	65～77
丁卡因	75
布比卡因	84～85
依替卡因	94
罗哌卡因	94

如脐静脉与母体静脉血药浓度之比,丁卡因为 $0.2\sim0.4$,利多卡因为 $0.5\sim0.6$,甲哌卡因为 $0.6\sim0.7$,布比卡因为 $0.3\sim0.44$,丙胺卡因为 $1.0\sim1.18$。丙胺卡因通过胎盘远较利多卡因容易,在硬膜外间隙给药后 10 min,母体与胎儿间的血药浓度几乎相等,随后胎儿又比母体略高,故丙胺卡因不适用于临产妇。

（六）理化因素

1. pH 的影响　在酸性溶液中,同量的局麻药复合盐只离解出较少的碱基。欲产生相当麻醉量的碱基,势必要提高每单位容量局麻药复合盐的密度,也就是必须增加局麻药的浓度,才能达到在较高 pH 下用较低浓度局麻药所能达到的阻滞效果。

2. 感染　在人体发生组织感染或脓肿周围注射局麻药,因该部位堆积着较多的乳酸和其他酸性物质,使 pH 下降而影响到局麻药碱基的产生,导致局麻效能的削弱,甚至失败。为此,必须应用较高浓度局麻药或在局麻药溶液中加入缓冲剂,以求 pH 接近于生理范围。

3. 附加的药物　在局麻药溶液中加入其他药物如肾上腺素,亦将影响其离解度和麻醉效能。

二、分布

局麻药从注射部位经毛细血管吸收分布至各器官系统。首先承受药物负荷的是血液灌流好的器官,如心、脑、肝和肾脏,随后以较慢的速率再分布到灌流较差的肌肉、脂肪和皮肤;终经生物转化,清除和排出体外。通过人体静脉缓慢滴注酰胺类局麻药进行药代动力学研究,经 3～6 h 的测定曲线,以数学三次幂函数来模拟药物在人体内三室模室的分布。

（一）快速稀释相

人体初始的稀释容量约为 0.44～0.77 L/kg。如利多卡因在数秒钟内便可广泛稀释为水相或脂-水相,从血内向外弥散至细胞外间隙而不受血管壁的影响,此相的半衰期为 1.5 min。如 70 kg 的成人静脉注射利多卡因 100 mg,若都保留在血管内,则其血内浓度将达 20 μg/mL,远超过毒性剂量。但事实上,其初始的分布室相当于 700 ml/kg。因此,除了短暂出现峰值外,就迅速下降为 2 μg/mL,正适于治疗心率失常的剂量。

（二）慢分布相

慢分布相是随快速稀释相之后的第二相,表明局麻药已进入第二室。此时局麻药浓度-时间曲线呈缓慢,且呈直线式下降。此相系反映血液灌流差的器官和组织对局麻药的摄取。一般药物输入、摄取和清除间要达到平衡,约需数小时之久。

（三）稳定分布容积（Vdss）

随着药物初始快速稀释和器官摄取,药物分布已渐趋稳定状态。人体的 Vdss 一般要超过体内总容量,提示有更多的局麻药分布于脑、肝、脂肪之中。心脏指数正常的患者,其利多卡因的 Vdss 约为 1.32 L/kg;随着心排血量的下降,则 Vdss 可降至 0.88 L/kg,因此,干扰了血液的供给和器官的贮存。即给予相同剂量的利多卡因,后者血内局麻药浓度也将提高 50%。各种局麻药的分布容积并不相同,正常人体利多卡因、依替卡因和布比卡因的 Vdss 分别为 91 L、133 L 和 72 L,彼此之间相差很大。Vdss 至少比初始阶段分布容积大 1 倍,是一个有价值的"贮存库",为用药量起到缓冲的作用;也可用来说明为何局麻药诱发的惊厥表现是短暂和自限的。若多次反复给药,则可使"贮存库"接近饱和,有发生药物蓄积的可能。酰胺类局麻药的处置动力学参数见表 4-2。

表 4-2　酰胺类局麻药的药代动力学特性

局麻药	分布容积(L)	$t_{1/2}$(min)	$t_{1/2}$(min)	$t_{1/2}$(h)	消除率(L/min)
丙胺卡因	261	0.5	5.0	1.5	2.84
利多卡因	91	1.0	9.6	1.6	0.95
甲哌卡因	84	0.7	7.2	1.9	0.78
布比卡因	72	2.7	28.0	3.5	0.47
依替卡因	133	2.2	19.0	2.6	1.22

还应该指出,患者的年龄也将影响对局麻药的生理性处置,如 22～26 岁健康人静注利多卡因的半衰期平均 80 min,而 61～71 岁健康人的半衰期可延长至 138 min。尤其是肝脏功能状态将影响酰胺类局麻药的降解速率,如肝血流低下或肝功能差的患者,则其血内局麻药的浓度较高。据报道肝功能正常的志愿者利多卡因的半衰期平均为 1.5 h,而肝病患者的半衰期平均可达 5 h 之久。同时,充血性心力衰竭患者利多卡因的消除速率也呈明显的延缓。由于新生儿的肝酶系统尚未成熟,可使利多卡因和布比卡因的消除半衰期延长;若进行持续静脉滴注利多卡因,剂量应≤0.8 mg/(kg·h)。

三、生物转化和清除

局麻药以原形从尿内排泄的比率,受到种族、化学结构、给药途径、尿液 pH 及其他因素的影响。其余部分的药物是通过酶的催化作用进行转化,并从粪便和尿内排泄出不同的代谢产物,极少数可通过呼气和唾液排泄。

酯类局麻药主要是通过血内酯催化而进行水解,产生芳族酸和氨基醇,是属肝外性代谢。酰胺类局麻药代谢主要在肝细胞内质网内进行,经微粒体酶的催化及需 NADPH 和氧的参与,再经氧化脱烃作用把叔胺降解为较易于水解的仲胺。普鲁卡因和利多卡因的生物转化可分述如下:

（一）普鲁卡因

首先由组织和血浆内酯酶进行水解,产生对氨苯甲酸(PABA)和二乙氨基乙醇(DEAE)。PABA 可以原型或不同的结合产物进行排泄,将近 2/3 DEAE 进一步氧化、脱羟、脱氨和降解,1/3 以上以原型排泄。故仅有微量的原型普鲁卡因随尿液排出。

（二）利多卡因

主要通过肝脏微粒体混合功能氧化酶和酰胺酶进行代谢,而脑、肾或胎盘可能是代谢的另一场所。生物转化首先是将氨基氮进行氧化去乙基,产生中间体仲胺-乙基甘氨酸二甲代苯胺(MEGX)和乙醛。MEGX 较利多卡因易水解为原二甲代苯胺和 N-乙基甘氨酸,但大部分 MEGX 是通过乙基从氨基氮处折脱,而产生甘氨酸二甲代苯胺(GX)。血内 GX

的半衰期极长,在肌肉注射利多卡因 2 天后仍可微量测出,此时 MEGX 虽已消退,而 GX 仍有潜在蓄积的可能。MEGX 可保持类似利多卡因的心血管作用,并可加强利多卡因诱发惊厥的作用;GX 本身虽不诱发惊厥,但仍有协同利多卡因引起中枢神经系统的毒性作用。

从放射性标记利多卡因实验表明,利多卡因首先在肝内浓缩,经胆管排至肠道,经吸收后从尿内排出,仅有微量存在于粪便。从尿液排泄利多卡因的量则取决于 pH,因它的 pKa 接近于人体 pH 的环境。所以,当酸化尿液时,将增加阳离子的质子化比率,呈水溶性而有利于排泄,但对 MEGX(pKa 8.1)的排泄影响甚微。

局麻药通过胎盘而进入胎儿血液循环,利多卡因代谢与成人相似。第一步经 N-脱烃作用而形成 MEGX,在出生后第一个 24 小时内婴儿尿内的代谢物浓度比原型约大 3 倍,超过 1:1 比率,可说明它并非单纯从母体被动地转移而来而是在婴儿体内主动形成。另一方面应注意低温对其代谢的影响。若保持在 37~38 ℃,其半衰期为 58 min。当降温至 20~22 ℃,则半衰期可延长至 83 min;显然,新生儿对利多卡因的处置有充分的能力。但婴儿的肝脏发育还不十分成熟,对甲哌卡因代谢能力有限,主要依靠从尿内排泄原型。

应用苯巴比妥的患者,由于酶诱导作用,有可能缩短利多卡因生物转化时间,其血内浓度也较对照组患者略低。

清除系指从分布容积中清除局麻药(溶质)的全部效能,一般以每分钟的流量(L/min)表示。可见局麻药清除还直接与药物的半衰期($t_{1/2}$)相关,如利多卡因的半衰期为 1.5 h,当经历 5 个半衰期(即 7.5 h)之后,其药理效能已告消失。原型药物在体内总的清除几乎与肝内清除相当,说明它的清除主要是在肝脏,而其他器官很少清除。因此,局麻药清除速率可以作为药物相对毒性的参考之比。利多卡因静脉内给药,其清除速率曾分别测定为 0.95 L/min、0.77 L/min、0.76 L/min,之间的区别是与当时的肝血流量不同有关的,而与血内的浓度无关。新生儿对利多卡因的清除要比甲哌卡因快 3 倍。

四、小儿应用局麻药的药代动力学特点

硬膜外镇痛具有镇痛效果好、不良反应少的特点,作为治疗小儿急性和慢性疼痛的有效方法,已在小儿中得到广泛应用。

1. 小儿局麻药的分布容积较大,单次注射后局麻药的血浆峰浓度较低,但持续输注时容易发生局麻药蓄积。

2. 小儿出生 3 个月时肝肾功能尚未成熟,药物的代谢和清除率较低,药物持续输注 24 h 后应减量,以防止药物在体内积蓄。

3. 小儿心排血量相对较大,药物吸收较快,血药初始浓度较高,但药物的作用持续时间却较短。

4. 新生儿血浆蛋白与药物的结合率较低,血中呈游离状态的局麻药浓度较高,易发生

中毒反应。

5. 婴幼儿血脑屏障对局麻药的通透性较大。

第三节　酯类局麻药的药代动力学

一、普鲁卡因

普鲁卡因 pKa 高,在生理 pH 范围呈高离解状态,故其扩散和穿透力都较差。它进入体内吸收迅速,很快分布,维持药效约 30～60 min,大部分与血浆蛋白结合,并蓄积在骨骼肌、红细胞等组织内,当血浆浓度降低时再分布到全身。循环中大部分普鲁卡因迅速被血浆中假性胆碱酯酶水解,生成对氨基苯甲酸和二乙氨基乙醇,前者 80% 以原形和结合型排泄,后者仅有 30% 经肾脏排出,其余经肝酯酶水解,进一步降解后随尿排出。普鲁卡因易通过血-脑屏障和胎盘。

二、丁卡因

丁卡因属于长效局麻药,起效时间需 10～15 min,时效可达 3 h 以上。丁卡因的麻醉效能为普鲁卡因的 10 倍,毒性也为普鲁卡因的 10 倍,而其水解速度较普鲁卡因慢 2/3。

丁卡因进入血液后,大部分和血浆蛋白结合,蓄积于组织中,骨骼肌内蓄积量最大,当血浆内的浓度下降时又释放出来。大部分由血浆胆碱酯酶水解转化,其水解产物为对氨基苯甲酸与二甲氨基乙醇,然后再降解或结合随尿排出。

三、氯普鲁卡因

氯普鲁卡因与普鲁卡因相似。在血内水解的速度较普鲁卡因快 4 倍,故毒性低,起效时间 6～12 min,时效为 30～60 min,依据其用药量而定。氯普鲁卡因很快被假性乙酰胆碱酯酶水解,生成 β-二乙氨基乙醇及 2-氯-4-氨基苯甲酸,后者可抑制磺胺类药物的活性。

氯普鲁卡因的组织分布与给药途径有关,理论上可分布于机体各器官组织,但在肝、肺、心及脑具有较高的药物浓度。肾脏是主要排泄器官,尿量与尿 pH 值影响药物排泄。

第四节　酰胺类局麻药的药代动力学

一、利多卡因

利多卡因注射后,组织分布快而广,能透过血-脑屏障和胎盘。利多卡因麻醉强度大、起效快、弥散力强,药物从局部消除约需 2 h,加肾上腺素可延长其作用时间。大部分先经肝微粒酶降解为仍有局麻作用的脱乙基中间代谢物单乙基甘氨酰胺二甲苯,毒性增高,再经酰胺酶水解,经尿排出,约用量的 10% 以原形排出,少量出现在胆汁中。

碳酸利多卡因与盐酸利多卡因相比,起效较快,肌肉松弛也较好,表面麻醉作用为盐酸利多卡因的 4 倍,浸润麻醉和椎管内麻醉作用为盐酸利多卡因的 2 倍,传导麻醉作用为盐酸利多卡因的 6 倍;毒性与盐酸利多卡因无显著性差异。

二、甲哌卡因

甲哌卡因局部注射后,迅速吸收,血药浓度达峰时间为 30 min。吸收后分布于整个机体,血浆蛋白结合率 $60\% \sim 78\%$,血浆中半衰期 $t_{1/2}$ 一般为 90 min 左右。甲哌卡因在人体内很容易被代谢,只有 $5\% \sim 10\%$ 未经分解就被排出体外。而且其代谢速度也很快,一般在实施麻醉 30 h 后就能基本完成。但由于氨基化合物的特殊结构,盐酸甲哌卡因不能被淋巴酯酶分解,其代谢过程主要由肝脏承担,产生多种代谢产物。排泄则通过肾脏,10% 以 CO_2 形式由肺排出。因此,使用者一旦患有任何肝病(肝硬化或肝炎等)就会影响药物代谢而引起体内盐酸甲哌卡因聚积。

三、布比卡因

布比卡因的结构与甲哌卡因很相似,不过在其氮己环上加 3 个甲基侧链,使其脂溶性与蛋白质结合力增加,其分解产物为哌可二甲代苯胺(pipecolyl xylidine, PPX),毒性反应仅及甲哌卡因的 1/8。PPX 与原型布比卡因较缓慢地从尿液排出。正常人的消除半衰期（$t_{1/2}$）约为 8 h,新生儿达 9 h。一般在给药 $5 \sim 10$ min 作用开始,$15 \sim 20$ min 达高峰,维持 $3 \sim 6$ h 或更长时间。血浆蛋白结合率约 95%。大部分经肝脏代谢后经肾脏排泄,仅约 5% 以原形随尿排出。

四、左旋布比卡因

左旋布比卡因（levobupivacaine）为布比卡因的左旋镜像体,作用时效与布比卡因相似,但毒性较小。左旋布比卡因硬膜外给药后约 30 min 达血药峰值,在肝脏中经肝药酶 CYP3A4、1A2 广泛代谢,代谢产物主要经尿液排泄,部分经粪便排泄,消除半衰期约为 3.3 h,静脉输注后血浆清除率为 39 L/h,终末半衰期为 1.3 h,与布比卡因没有显著差异。人体硬膜外注射布比卡因右旋镜像体的血浆峰浓度低于左旋镜像体,而游离血浆峰浓度却高于左旋镜像体,两型达最大血浆浓度的时间、半衰期和体内平均滞留时间没有显著差异,表明布比卡因在体内的分布存在有镜像体的选择性,而吸收则没有此特性。所以左旋布比卡因在体内分布较为广泛,游离血药浓度低,毒性较小。左旋布比卡因与布比卡因相比直接心脏毒性较小,同时由于在体内分布广泛,血药游离浓度较低,因此,心血管和神经系统的毒性显著小于布比卡因,从而具有更好的安全性,不致引起严重的心律失常。

五、依替卡因

依替卡因为利多卡因的衍生物,即在利多卡因的结构上加一个甲基和乙基,因此使蛋白结合力增加 50%,脂溶性也增加 50%。其优点是起效快,时效持久。麻醉效能为利多卡因的 2～3 倍,皮下注射的毒性为利多卡因的 2 倍,静脉内注射的毒性可增至 4 倍。

六、丙胺卡因

丙胺卡因的结构也与利多卡因很相似,易于分解,故毒性较为少见。适用于局部浸润麻醉、神经阻滞和硬膜外阻滞。起效时间比利多卡因慢。按麻醉时效与阻滞效能比较,其 3% 溶液相当于 2% 利多卡因加肾上腺素,故 3% 溶液可用于对肾上腺素有禁忌的患者(如甲状腺功能亢进)。

七、罗哌卡因

罗哌卡因的 pKa 为 8.1。罗哌卡因的血浆浓度取决于剂量、用药途径和注射部位的血管分布。罗哌卡因符合线性药代学,最大血浆浓度和剂量成正比。罗哌卡因从硬膜外的吸收是完整的和双相的,其半衰期顺序分别为 14 min 和 4 h。缓慢吸收是清除罗哌卡因的限速因子,这可以解释为什么硬膜外用药比静脉用药清除半衰期要长。罗哌卡因总血浆清除率 440 ml/min。游离血浆清除率为 8 L/min。肾脏清除率为 1 ml/min,稳定状态的分布容积为 47 L,终末半衰期为 1.8 h。罗哌卡因经肝脏中间代谢率为 0.4。罗哌卡因在血浆中主要和 α_1-酸糖蛋白结合,非蛋白结合率为 6%。罗哌卡因易于透过胎盘,相对非结合浓度而言很快达到平衡。与母体相比胎儿体内罗哌卡因与血浆蛋白结合率低,从而使胎儿的总血浆浓度也比母体的低。罗哌卡因主要是通过芳香羟基化作用而充分代谢,静脉注射后总剂量的 86% 经过尿液排出体外,其中仅 1% 以原型药物排出。其主要代谢物是 3-羟基罗哌卡因,其中约 37% 以结合物形式由尿液排出,尿液中排出的 4-羟基罗哌卡因,N-去烷基代谢物和 4-羟基去烷基代谢物约为 1%～3%。结合的和非结合的 3-羟基罗哌卡因在血浆中仅显示可测知的浓度。3-羟基罗哌卡因和 4-羟基罗哌卡因有局麻作用,但是麻醉作用比罗哌卡因弱。

(赵雪莲　庄心良)

参 考 文 献

1　庄心良,曾因明,陈伯銮. 现代麻醉学. 第三版. 北京:人民卫生出版社,2003;367～381,607～630.

2　陈伯銮. 临床麻醉药理学. 第一版. 北京：人民卫生出版社,2000:1～11,320～331.

3　曹 瑜，王祥瑞. 局麻药药代动力学研究进展. 国际病理科学与临床杂志,2006,26:86～89.

4　Stolik-Dollberg OC，Dollberg S. Bupivacaine versus lidocaine analgesia for neonatal circumcision. BMC Pediatr,2005,5:12.

5　De Negri P，Ivani G，Tirri T，et al. New local anesthetics for pediatric anesthesia. Curr Opin Anaesthesiol,2005,18:289～292.

6　Malamed SF，Sykes P，Kubota Y，et al. Local anesthesia：a review. Anesth Pain Control Dent,1992,1:11～241.

第 5 章　局部麻醉药的不良反应

第一节　局部不良反应及其对伤口愈合的影响

一、局部不良反应

局麻药直接注射到肌肉内可能导致大面积的肌肉坏死,局麻药内加入血管收缩剂将加重这种损伤。临床浓度的局麻药直接肌肉注射有报道可能导致肌坏死和横纹肌溶解。这种肌肉毒性作用是由于阻断了肌肉血供(血管痉挛)还是对肌肉的直接作用尚有待研究。强效、长效的局麻药(依替卡因和布比卡因)比短效局麻药(利多卡因、丙胺卡因)产生的肌肉不良反应更局限和持久。由于肌肉再生迅速,局麻药导致的肌肉不良反应通常会在 2 周内完全恢复。

二、对伤口愈合的影响

局麻药浸润常用于手术镇痛,可单独应用也可在全麻中应用,以提供良好的术中和术后镇痛。除了常规单次浸润法外,还可以通过留置的导管进行持续浸润,时间可以维持数天至一周。直到 21 世纪,局麻药浸润对伤口愈合的影响才刚刚得到重视,但是严格的临床研究和动物实验资料仍不充分。文献报道早期伤口不愈合的发生率为 $0.5\% \sim 3\%$,切口疝的发生率为 1%。在研究样本量不大的时候,局麻药浸润对伤口愈合的影响很难被发现。

1993 年 Hansson 等使用恩纳(EMLA)治疗下肢血管性溃疡,持续观察直至溃疡愈合。结果发现与对照组患者相比,使用 EMLA 的患者愈合时间延长,但是该差异没有统计学意义。在小型猪实验中,使用 1% 利多卡因于背部伤口缝合前局部浸润,8 天后利多卡因局部浸润的动物伤口平均胶原纤维数目比对照组少 57%,血管化程度也较低。说明利多卡因局部浸润不利于实验动物伤口的愈合。

伤口愈合分为 3 个阶段——炎症反应、肉芽形成和增生、塑形,第一阶段发生于创伤后24～48 小时内,第二阶段直至创伤发生后约 3 周,第三个阶段通常完成于创伤发生后 6 ～

12个月。目前局麻药浸润对伤口愈合影响的研究集中于前两个阶段。在伤口愈合的第一阶段,局麻药抑制炎症细胞的激活迁移和代谢活动,减少炎症细胞释放的趋化因子和生长因子。这使得污染伤口发生感染的可能性增加,但是对于无菌伤口,爆发性炎症反应受抑制反而可能有利于伤口的愈合。在第二阶段,局麻药影响对伤口愈合有重要作用的成纤维细胞的增生和存活。多个研究表明,0.02%以上浓度的利多卡因能抑制培养的人体成纤维细胞增生(0.02%利多卡因抑制成纤维细胞增生20%~30%;1%利多卡因处理2小时能导致30%原代培养的人体成纤维细胞死亡,0.5%~1%利多卡因处理24小时导致90%细胞死亡)。这说明局麻药浸润对伤口愈合的不良影响有剂量和时间依赖性的。更多的研究表明,市售各种局麻药浸润对伤口愈合都有不利影响。目前尚缺少局麻药浸润对伤口愈合第三阶段的研究,包括是否影响切口疝的发生。

局麻药影响伤口愈合的作用机理目前尚不清楚。对于非兴奋性细胞,如成纤维细胞,可能与其钠通道阻滞作用无关,而是可能通过影响胞浆内钙离子稳态起作用的。

总之,现有研究表明,局麻药浸润对伤口愈合的第一、二阶段均有不利影响,但对于第三阶段及伤口愈合最终结局的影响尚未明确。由于局部浸润在提供术后镇痛方面的优越性,根据现有证据来废除局部浸润镇痛尚无必要。对于某些本来就可能发生伤口愈合不良的患者,在选择局部浸润镇痛时应考虑其对愈合的不良影响。

第二节　血液不良反应

表面麻醉药和氧化剂都可能引起高铁血红蛋白血症。由于该症严重者具有潜在致死性,且常可延误诊断和治疗,任何在使用表面麻醉药后发生紫绀的患者均应考虑到该症的风险。

2003年Bayard等报道了一例在上消化道内镜检查后发生高铁血红蛋白血症的典型病例。该患者在内镜检查前使用苯佐卡因表面麻醉。患者在内镜检查后发生紫绀和呼吸急促,多项检查结果均正常,血高铁血红蛋白比例达到23.6%,经给予亚甲基蓝治疗后完全恢复。

正常体内存在少量高铁血红素,由亚铁血红素中的Fe^{2+}氧化成Fe^{3+}产生,含量不超过1%。Fe^{3+}经NADH-细胞色素b5还原酶系作用还原为Fe^{2+}。苯佐卡因和其他氧化剂可加强Fe^{2+}氧化成Fe^{3+}的过程,使高铁血红素产生增加。高铁血红素没有明显的携氧能力。

患者可能因NADH-细胞色素b5还原酶系缺陷,也可能没有特殊病因。除了苯佐卡因外,混合的麻醉乳剂EMLA也可能导致高铁血红蛋白血症。在一篇由内镜治疗中心所作的回顾性研究中,作者认为使用苯佐卡因接受内镜检查的患者高铁血红蛋白血症的发病率约为0.1%。高铁血红蛋白比例超过10%时患者可以表现为明显的紫绀,达到30%至50%

可表现为乏力、思维混乱、呼吸加快和心动过速加重。高铁血红蛋白比例超过 50% 可以导致昏迷、惊厥、心律失常和酸中毒。70% 以上可致死。如果患者同时患有贫血或者心肺疾病则症状会加重。

对于无合并心肺疾病的患者出现紫绀时应该考虑高铁血红蛋白血症的可能。动脉血气分析高氧分压与氧饱和度下降不一致更加提示高铁血红蛋白增高的可能。确诊需要使用复合氧分析仪(co-oximetry)确定高铁血红素水平。所谓的"滤纸试验"是简单的区分高铁血红蛋白和脱氧血红蛋白的方法。抽取动脉血样,滴数滴于滤纸上,脱氧血红蛋白最初呈深紫色,但是在暴露于氧气后变为鲜红。高铁血红蛋白呈类似巧克力的褐色,暴露于氧气中也不变色。

治疗方案应根据高铁血红蛋白水平以及患者的症状。对于高铁血红蛋白比例小于 20% 且无症状者只需要去除诱发因素;高铁血红蛋白比例 20%～30% 之间有症状的患者需要静脉注射 1～2 mg/kg 亚甲蓝,5min 推完。治疗剂量的亚甲蓝在体内代谢后成为还原剂,促进高铁血红蛋白还原为血红蛋白。通常单次应用即可,也可能需要在 1h 后重复一次相同剂量。需注意对 G6PD 缺乏(蚕豆病)的患者使用亚甲蓝可能导致溶血,应列为禁忌。严重高铁血红蛋白血症合并 G6PD 的患者应考虑血液交换疗法。

第三节　神经不良反应

一、局麻药的周围神经毒性

所有的局麻药施行部位麻醉有可能引起不同程度的周围神经的局部毒性。行硬膜外阻滞和脊麻时,轻者常见短暂神经症状(TNS),重者可发生马尾综合征。局麻药的局部神经毒性与下列因素有关:① 局麻药的种类和神经的敏感性:所有局麻药均具有脊神经毒性,其顺序为利多卡因＝丙胺卡因＞丁卡因＞布比卡因＞罗哌卡因＞甲哌卡因。交感干神经节对局麻药毒性最为敏感,中枢神经敏感性中等,周围神经最不敏感。② 局麻药的毒性与浓度、剂量及暴露时间均呈正比。浓度高、剂量大及暴露时间长则神经损害重。③ 局麻药对脊髓和脊神经血流的影响:蛛网膜下腔注利多卡因、布比卡因、甲哌卡因、丁卡因引起血管扩张,增加脊髓血流;罗哌卡因和布比卡因引起浓度依赖性脊髓血管收缩,减少脊髓血流。④ 局麻药毒性与比重和药物再分布的关系:蛛网膜下腔重比重的局麻药可延长作用时间,使脊神经毒性增强。穿刺针尖端部位可能是局麻药的敏感部位,在穿刺针或导管尖端所在位置,由于追加的药物同先前注入的局麻药分布相同,可使局麻药蓄积,存在高浓度的部位。

所有的局麻药在大于临床剂量时都有细胞毒性。在体外实验中,局麻药能导致神经膜水肿和雪旺细胞形态改变。局麻药浓度增加则神经细胞组织学改变的程度也升高。在体外实验中，5％利多卡因能导致不可逆性传导阻滞。超过临床浓度的局麻药引起的传导阻滞与对钠通道的阻滞无关。5％利多卡因用于蛛网膜下腔阻滞时的神经根损伤和马尾综合征曾经引起广泛的关注。大量的报道均表明单次蛛网膜下腔注射 5％利多卡因是安全的，但用纤维导管注入比重大的利多卡因时马尾综合征和神经根损伤发生率明显升高。原因可能是采用导管注入时局麻药聚集于局部。短暂神经症状临床报道较多，综合如下。

（一）TNS 临床表现

自 1948 年开始，5％利多卡因广泛用于脊麻，并且一度被认为是非常安全，几乎没有不良反应的发生。1991 年 Rigler 等报道了使用利多卡因连续脊麻后发生马尾综合征的病例，1993 年 Schneider 等报道了 4 例脊麻后发生臀部和下肢疼痛的患者，这才引起了麻醉界对局麻药用于脊麻时神经毒性的重视。绝大多数患者表现为双侧大腿前面或后面的疼痛感，可呈烧灼感、疼痛或紧束感，伴或不伴放射痛。50％～100％报道的病例有腰痛，其中一半病例向下肢放射。平均疼痛程度为 6.2（VAS 1～10 分级）。症状通常在术后 12～24 h 发生，持续 6 h 至 4 天，一般预后良好，不产生遗留症状。这种发生于脊麻之后，病因不明、不伴有明确神经病变的症状被称为短暂神经症状（TNS）。对于在脊麻或硬膜外阻滞后发生的下肢或会阴部疼痛、下肢无力、麻木等并伴有神经系统检查异常者应谨慎排除硬膜外血肿、马尾综合征（CES）、神经根损伤后方可诊断 TNS。

早期利多卡因脊麻后神经症状多发生于连续脊麻的患者，这使得美国 FDA 撤销了蛛网膜下腔导管的销售许可。而即使是单次蛛网膜下腔注射利多卡因也可能导致短暂神经症状（TNS）。发生 TNS 的影响因素包括使用的局麻药种类、手术种类和手术体位以及患者情况等。在局麻药中 TNS 发生率最高的是利多卡因，而罗哌卡因、布比卡因极少导致 TNS。膀胱截石位患者占 TNS 发生率 30％～36％，关节镜手术占 TNS 发生率 18％～22％，而平卧位手术占 TNS 发生率仅 4％～8％。

（二）TNS 的原因和可能机制

局麻药的特殊毒性作用，穿刺针损伤，患者体位导致坐骨神经牵拉，肌肉痉挛（有些患者可发现导致疼痛的"扳机点"），使用笔尖式（penciltip）细针穿刺导致局麻药在局部聚集，过早恢复活动和背根神经节刺激等都可能是发生 TNS 的机制。由于使用布比卡因脊麻后的 TNS 极为罕见，故蛛网膜下腔穿刺本身并不是 TNS 的发生原因。利多卡因的浓度与TNS 发生率并没有关系，局麻药比重也与 TNS 发生率无关。这与 CES 和高浓度利多卡因有关形成明显对照。说明 TNS 可能并非是局麻药直接作用所致。

（三）TNS 预防和治疗

由于病因不明，对于 TNS 的预防并没有针对性的措施。而在脊麻中完全弃用 5％利多卡因依据也不充分。但是对于流行病学高危的患者，即术中取截石位、门诊手术、肥胖患者,在脊麻中避免使用 5% 利多卡因还是较明智的。

TNS 的治疗非常困难,没有特效的药物和疗法,通常包括阿片类药物、NSAID、对症治疗(抬高患肢、热疗等)和"扳机点"注射。目前效果最好的是 NASID,其次为阿片类药物。对于肌肉痉挛的患者如果有"扳机点",则"扳机点"注射(封闭)非常有效。对症治疗效果非常有限;即便治疗如此困难,TNS 症状通常在 1~4 天内消失。

二、局麻药的中枢神经系统毒性

局麻药对神经系统的药理作用是可逆性的钠通道阻断作用。理想情况下,局麻药仅对目的神经结构(神经束、脊髓等)起作用。但是通过组织吸收或者某些情况下直接将局麻药注射到血管内,使局麻药进入血液循环,可能产生中枢神经毒性。

局麻药的分子量相对较小,血液中非离子态的局麻药容易通过血-中枢神经屏障,作用于中枢神经系统细胞的钠离子通道,改变中枢神经功能。除了钠离子通道阻滞外,局麻药还可能对中枢神经元产生直接的细胞毒性作用。

由于阻滞了神经元钠通道,可兴奋细胞的电活动减少。小剂量时所有的局麻药都具有抗惊厥作用,能有效提高惊厥阈。在电惊厥治疗之前使用利多卡因能够抑制惊厥的电活动。亚惊厥剂量的利多卡因能呈剂量依赖性抑制大脑皮层的氧耗。在体外实验中钠通道阻滞对缺氧的细胞具有保护作用。

当血浆局麻药浓度进一步增加,其在中枢神经系统(CNS)内的浓度也升高,对 CNS 的作用亦发生变化,产生兴奋。人在清醒非镇静状态下,CNS 兴奋的征象是头昏、视觉和听觉异常以及急性焦虑。曾有报道患者在使用甲哌卡因和布比卡因混合液后产生死亡恐惧和濒死感,随后可能伴有视觉敏锐度下降和对高声感觉异常。CNS 局麻药浓度进一步升高可以发生定向力丧失、嗜睡和颤抖、震颤、抽搐,以及面部、颈部和四肢远端的痉挛。浓度再升高可发生全身骨骼肌强直-痉挛大发作,意识完全丧失。在此浓度下,局麻药严重抑制脊髓呼吸中枢,通气不足和呼吸停止将很快发生。对于有合并症的患者,局麻药导致的中枢神经系统毒性反应常易与伴发疾病的症状相混淆。

(一)作用机理

由于边缘脑血供丰富,使循环中的局麻药快速在边缘脑内蓄积。局麻药首先阻滞抑制性神经通路,使兴奋性通路活动失去对抗。动物实验证实猫和兔抑制性神经通路对局麻药的敏感性比兴奋性通路敏感性高。失控的兴奋性神经元放电产生一些原始情感如恐惧和焦虑。颅神经传递异常导致感觉异常,如视觉和听觉的异常。长效酰胺类局麻药产生的兴奋性和抑制性神经元失衡半衰期长,导致精神运动能力损害时间也长。尚未证实局麻药和神经递质间是否存在相互作用。可卡因可以通过延缓去甲肾上腺素的再摄取影响神经递质的活动。

（二）影响局麻药中枢神经系统毒性的因素

1. 药物特性 酯类局麻药能够在血浆内快速水解和消除,使其中枢神经毒性较小。酰胺类局麻药如布比卡因需要通过重分布和缓慢的代谢失活才能终止其效应,故中枢神经毒性较大。对于同一类的局麻药,其中枢神经毒性大小与局麻作用强度呈正相关。

2. 给药途径 如果剂量相同,局麻药的毒性与其给药途径相关。血液对局麻药的摄取取决于注药部位的血管分布。血管密集的部位局麻药吸收多,反之亦然。按照从多到少的顺序为:肋间神经>骶部硬膜外>腰段硬膜外>胸段硬膜外>颈段硬膜外>臂丛>下肢周围神经阻滞>蛛网膜下腔>皮下浸润。

3. 入血途径 对于一定剂量的局麻药,决定其中枢神经毒性的最重要因素是其入脑速度。局麻药直接注入颈内动脉或者椎动脉是最快的,其次是注入上臂静脉,再次是下肢静脉,再次是注入动脉(除颈内动脉和椎动脉外),最后是血管丰富组织和少血管组织。注射速度快使致惊厥剂量减少,故缓慢注射可以减少潜在中枢神经毒性的发生。

4. 血浆蛋白水平 由于局麻药的毒性作用主要与其血浆游离药物浓度有关,所以减少局麻药与血浆蛋白结合的因素都会影响局麻药毒性作用。严重肝病的患者血浆蛋白浓度可能下降超过 50%,在应用蛋白结合率高的局麻药时必须减少剂量。当同时使用蛋白结合率高的局麻药和蛋白结合率低的局麻药时,后者的血浆游离药物浓度比单用时升高。

5. 年龄和性别 局麻药对男性的中枢神经系统毒性高于女性,妊娠女性高于非怀孕者。妊娠女性对布比卡因毒性敏感的原因是孕激素直接作用于神经元细胞膜使其通透性增加、血浆分布容积减少和血浆蛋白结合力下降。

6. 酸碱平衡状态 高碳酸血症和呼吸性酸中毒均减少局麻药的致惊厥阈。血二氧化碳分压(PCO_2)升高使脑血管扩张,通过血流进入脑组织的局麻药量增加。而高碳酸血症引起的细胞内 pH 下降有利于局麻药解离为离子形态,不利于穿过细胞膜回到循环血流。pH下降还可使局麻药与血浆蛋白的结合减少,尤其是蛋白结合率高的局麻药(布比卡因)。

7. 改变致惊厥阈的药物 改变局麻药的致惊厥阈就能改变其中枢神经系统毒性。有些区域麻醉中和术前常用的镇静和解焦虑药具有改变局麻药致惊厥阈的作用。巴比妥和苯二氮卓能呈剂量依赖性地提高局麻药的致惊厥阈,但是都存在封顶效应。地西泮(安定)能提高局麻药的致惊厥阈,缩短局麻药中毒的兴奋期,减弱惊厥的全面发作。咪达唑仑的效果与地西泮相同。氟马西尼增加局麻药的中枢神经毒性。NMDA 受体的竞争性抑制剂能提高利多卡因的致惊厥阈,表明利多卡因的致惊厥作用可能与 NMDA 受体有关。耗竭 5-HT 或者 5-HT 拮抗剂能提高局麻药的致惊厥阈。

（三）局麻药神经毒性的预防

预防局麻药神经毒性,必须强调使用最低有效剂量和不超过最高限制剂量,谨慎规范操作避免误入血管,使用试验剂量和分次给药(而非一次大量给药)。可以使用颜色指示剂如亚甲蓝作为试验剂量给药,因其如误入血管可由氧饱和度探知变化。也可使用肾上腺素(5～15 μg)或异丙肾上腺素(3 μg)作为试验剂量。当使用 15 μg 肾上腺素时,对于绝大多数患者阳性(注入血管)标准可设定为心率增加超过 10 次/min 和/或收缩压升高超过 15 mmHg 和/或 Ⅱ 导联 T 波下降超过 25%。术前使用过阿片类药物及服用 β 受体阻滞剂的患者心率反应可能减弱,但是血压升高和 T 波改变仍然存在。从注药到发生心率加快的延迟时间通常为 40 s,最大效应发生于注药后 50～60 s;发生血压升高的延迟时间为 90 s 左右。低心排血量患者延迟时间延长。

分次给药也很重要。即便是同样剂量局麻药注入血管,缓慢给药时的毒性也小于快速注射。由于从注药到发生效果的延迟时间约 40 s,故在分次给药时推荐的时间间隔是 40 s 或更长。推荐的注射方法是 10 s 注射 5 ml 局麻药,观察 30～40 s,再继续注射 5 ml,如此反复直至注完。这种分次给药的方法对于减少药物直接注入血管非常有效,但是对于由于吸收造成的局麻药毒性反应可能无法察觉,这就需要持续严密监测。

(四)局麻药中枢神经系统毒性的治疗

在治疗局麻药中枢神经毒性时,最重要的是认识不良结局发生的原因。在中枢神经系统毒性和惊厥发生时,发生不良结局最常见的原因是中枢神经系统缺氧。如果局麻药中枢神经毒性发生能够尽早识别,尽早治疗,不良结局的发生可能性极小。

在治疗局麻药中枢神经毒性时应强调在区域阻滞操作前必须具有抢救局麻药中毒的设备、药物和监护手段。对所有患者在区域阻滞前必须开放通畅的静脉、建立标准监护(心电、血压、氧饱和度)、吸氧(也可在区域阻滞完成时给予以便安放体位)。吸氧可以增加血氧分压和体内氧储备,在惊厥发生,通气和氧合受到损害时,能够保证脑的氧供。惊厥对脑组织的损害实际上是由于惊厥时脑代谢和氧需要量增加,而同时肺通气和氧合受抑制导致脑组织的缺氧。在惊厥发生时全身骨骼肌的剧烈收缩也使氧耗量急剧增加从而减少脑组织氧供。如果仅采用肌松药如琥珀胆碱治疗,则肌肉的过度氧耗得到抑制,但是脑组织的氧供/氧耗失衡仍然存在,脑组织仍然会受到缺氧和酸中毒的损害。在动物实验中,在惊厥发生时即刻给予苯二氮卓能够防止发生脑代谢性损害。

仔细的观察和正确的监护可以及时发现患者的兴奋性反应和惊厥的前驱症状,及时的处理有可能完全避免惊厥的发生。硫喷妥钠是常用的抗惊厥药物。小剂量分次给以硫喷妥钠可以提高局麻药的致惊厥阈而不至于影响意识状态。诱导剂量的硫喷妥钠通常可完全抑制惊厥,且能维持足够时间而不需追加给药。苯二氮草亦可提高局麻药的致惊厥阈,预防和治疗惊厥。能提高局麻药的致惊厥阈而可控性最好的药物是咪达唑仑,可以通过静脉滴定的方法逐渐增加剂量而不影响患者的意识状态。现在广泛使用的丙泊酚亦可用于局麻药中枢神经毒性反应的兴奋阶段,并且在控制惊厥时取得良好效果。

可以通过多种手段控制气道。在惊厥发生时氧合良好的患者可能不需要过于激进地控制气道。良好的体位、纯氧正压通气和药物治疗对于短暂的惊厥已经足够。更积极的做法是在药物控制惊厥的同时使用神经肌肉阻断剂。如肌肉抽搐未能控制,患者常易发生返流和严重呕吐,需要即刻控制气道。当局麻药严重过量时,中枢神经毒性常伴随心脏抑制,在控制惊厥的同时还需要进行循环支持。具体见下文。需要指出的是,尽管硫喷妥钠在预防、控制惊厥时具有良好的效果,但是在布比卡因中毒惊厥伴有心脏毒性时,硫喷妥钠可能加重心脏抑制。

第四节　局麻药的心血管不良反应

一、临床和动物研究

早期关于局麻药的心血管不良反应的研究主要是一些病例报道,如 Albright 认为产生全身毒性作用浓度的长效酰胺类局麻药具有引起心律失常和心脏停搏的效应。此后有大量的动物实验发现,略高于惊厥浓度的布比卡因即可引起心脏传导系统钠通道阻滞,有多个病例报道在布比卡因全身毒性发生后心脏停搏、心电静止。

惊厥剂量的局麻药输注会产生高血压而很少产生心律失常,这是局麻药的交感神经刺激作用的结果。如果单次快速静脉注射布比卡因或依替卡因会导致严重的低血压,而同样剂量下利多卡因、匹罗卡因和哌卡因则仅产生与其局麻强度呈比例的微弱的心肌抑制。对于高脂溶性的局麻药,在产生不可逆转的心脏抑制剂量和惊厥剂量之间的差值相当于致惊厥剂量的 3～7 倍。

利多卡因和布比卡因直接注入冠状动脉后产生的左室功能抑制与药物的剂量强度成正比。但是布比卡因独特之处在于微小剂量即可使 QRS 波群增宽,几乎半数的动物在输注布比卡因过程中发生室颤导致猝死。对于利多卡因,虽然高于阈值剂量时会显著抑制心室收缩,但室颤和猝死极为罕见。

惊厥剂量的局麻药会导致高血压和心动过速,布比卡因更容易导致心律失常。等效剂量下,利多卡因、罗哌卡因不会导致严重心律失常。如果合并高碳酸血症和酸中毒,则布比卡因的心血管毒性作用更强。在实验动物绵羊实验中,连续输注布比卡因可使心脏传导系统各个水平均发生显著传导抑制,同时心肌收缩力也显著下降。当正常传导通路受到严重抑制后,折返冲动的活动加强导致各种心律失常,直至室颤。高钾血症即可增强布比卡因的心脏毒性也可增强利多卡因的心脏毒性。

怀孕的绵羊静脉注射利多卡因和哌卡因不会导致心律失常和心电图变化,但是静注布比卡因会迅速导致室性心律失常和 QRS 波群增宽,很大部分动物发生严重的不可复苏的心搏骤停。与非怀孕动物相比,同等剂量局麻药心肌抑制更明显,心律失常和心搏骤停发生率更高，而且在心血管虚脱发生后复苏的成功率更小。

大量临床证据表明局麻药对妊娠妇女心脏毒性也明显增加。孕激素可以增加所有神经组织钠通道对局麻药的敏感性，包括心脏神经组织。同时妊娠使血浆蛋白浓度下降，同样剂量时血中游离局麻药比例增加，局麻药的毒性也增加。

二、心血管不良反应的机制

（一）对心肌能量代谢的影响

脂肪酸是心肌内氧化代谢的重要能源物质，布比卡因可严重抑制心肌线粒体脂肪酸转运，导致心肌代谢障碍和心脏收缩功能下降。这也可能是输注脂肪乳剂能够治疗布比卡因心脏毒性的机制之一。

（二）对心肌钠通道的作用

在离体心肌和细胞培养样本中，局麻药可以通过阻滞钠通道呈剂量相关地抑制电信号传导。局麻药阻滞心肌细胞和周围神经细胞钠离子通道的生理作用相似又有不同。局麻药可以从细胞膜外侧阻滞部分心肌钠离子通道。钠通道阻滞使得心肌收缩力下降。随着钠通道传导进一步抑制，心脏收缩力急剧降低。

局麻药与心肌钠通道的结合力具有频率依赖性，开放状态的钠通道与局麻药的结合力显著高于关闭状态的钠通道。由于心肌传导组织的钠通道开放率高，使其与局麻药的结合力也较高。同理，心动过速时局麻药的心脏毒性增加。

（三）对心肌其他离子通道的作用

局麻药可以阻断心肌钾通道，并因此加强对钠通道的阻滞。利多卡因能够阻断培养心肌细胞的钠通道、钾通道和钙通道。最近也有研究表明，当合用钾通道阻滞剂时，能够使布比卡因的局麻强度增加 2.6 倍。对于亲脂性高的局麻药，其钾通道阻滞作用可能是心脏毒性较高的机制之一。而钾通道开放剂能够逆转布比卡因毒性反应所致的房室传导阻滞。

高浓度局麻药能够阻断心肌钙通道。钙通道阻滞使心肌钙离子内流减少，心肌动作电位缩短，收缩力下降。布比卡因心脏毒性作用中，使心脏传导性下降的机制可能是其阻滞心肌钙通道的结果。

（四）不同局麻药对心肌作用的差异性

不同局麻药对心肌的作用是不同的。局麻药分子进入和离开钠通道的速度可能与其心肌毒性作用有关。亲脂性较高的局麻药，如布比卡因和依替卡因进入钠通道的速度与亲脂性低的局麻药相似，但是其离开钠通道的速度明显慢于亲脂性低者。这种"快进慢出"的特性使布比卡因可以在钠通道内聚集，结果是增强对钠通道的阻滞和心脏毒性。离体动物心脏灌注实验证实，布比卡因的心脏电生理毒性是利多卡因的 16 倍。布比卡因对心脏传导系统钠通道的阻滞可能是其致心律失常作用的原因。

三、局麻药在人体心脏的作用部位

人体心脏对局麻药最不敏感的部分是窦房结,最敏感的是心脏传导系统,尤其是房室结。局麻药对心脏收缩力的抑制是有剂量依赖性的。布比卡因导致心律失常的机制可能就在于当房室结和浦肯野纤维受到阻滞后,折返通路的活动增强。很多布比卡因导致心搏骤停的病例都是在室性心动过速和室颤后发生的。

心率较快时,局麻药与钠通道的结合力增加,心脏毒性和折返通路的活动也增强。亲脂性高的局麻药在心肌内的快速蓄积产生的毒性反应大于缓慢吸收产生的毒性反应。既抑制心肌收缩力又抑制心脏传导系统的布比卡因毒性反应远比仅抑制心肌收缩的利多卡因毒性反应难以复苏。但是如果预先存在心脏基础疾病,所有局麻药都可能抑制心脏传导系统。将肾上腺素加入布比卡因可能会减轻甚至抵消布比卡因的负性肌力作用。

四、局麻药间接产生的心血管效应

1. 兴奋中枢神经系统使心输出量增多。

2. 中等浓度利多卡因使体循环血管阻力增加。

3. 如果阻滞使交感神经引起血管扩张导致心脏前负荷和心输出量减少,则加重心脏抑制。

4. 直接阻滞心交感神经导致心肌抑制。

5. 局麻药的中枢神经作用使呼吸抑制,产生高碳酸血症和酸中毒又加重了局麻药的心脏毒性。

五、局麻药心血管不良反应的治疗

决定局麻药心血管不良反应预后的关键是早期诊断和快速干预。通常情况下,局麻药毒性反应的早期表现是神经系统的兴奋,听觉异常(耳鸣),视觉异常(视物模糊),头晕,舌麻,昏昏欲睡。当心率减慢和低血压发生时则为严重毒性反应。

一旦诊断为局麻药心脏毒性反应,应立即开始高级心脏生命支持(ACLS),并且开展对局麻药毒性的针对性治疗。由于高碳酸血症、低氧血症和酸中毒增强布比卡因的毒性反应,惊厥又可导致上述情况,故抗惊厥、控制气道,必要时机械通气是局麻药心脏毒性治疗中的关键。机械通气的目的是维持正常的动脉血 pH 和改善组织氧合。除此之外,尤其是在布比卡因毒性反应治疗中,应准备胸外心脏按压、电复律和电除颤甚至体外循环。治疗的最终目的是纠正心肌收缩力的抑制和心律失常。

(一)增强心肌收缩力

局麻药心脏毒性的主要特征就是心肌收缩力下降。拟交感药物,包括肾上腺素和去甲肾上腺素是最常使用的药物。这两种药物都能够提高动脉血压,改善冠状动脉灌注,加速局麻药在心脏的洗脱过程。动物实验显示肾上腺素和去甲肾上腺素能显著提高动物的存活率。但是肾上腺素可能加重局麻药中毒时的室性心律失常却不增加心排血量。在此情况下应考虑使用其他血管活性药物如加压素。磷酸二酯酶抑制剂用于治疗局麻药心脏毒性可导致心力衰竭尚有争论。这类药物虽可提高心脏收缩力,但同时扩张血管,不一定能提升血压,且这些药物可能增加室性心律失常的发生率。故磷酸二酯酶抑制剂可能改善血流动力学但不能改善预后。也有研究者比较了米力农和肾上腺素在治疗罗哌卡因导致的心脏抑制后发现,米力农能提高心输出量,增强心肌收缩力和升高血压,而肾上腺素则导致了严重的高血压、心动过速和室性心律失常,却没有提高心排血量。在离体心脏灌流实验中,布比卡因导致心电图 P 波、QRS 波群、PR 间期、QT 间期、A - V 时间、心肌不应期等延长,异丙肾上腺素能够使上述指标恢复基础值(PR 间期延长仅部分恢复),除窦性心动过速外不产生严重快速心律失常(如室速等)。其机制可能与异丙肾上腺素促进细胞内 cAMP 生成,进一步激活 cAMP 依赖的磷酸化酶,使得钙离子通道开放增加或者开放时间延长,部分取代在布比卡因毒性反应中被阻滞的钠通道。

（二）治疗心律失常

目前首选治疗局麻药中毒导致心律失常的药物是胺碘酮。问题是胺碘酮起效太慢,且可能导致严重低血压。尽管有人用利多卡因治疗布比卡因导致的室性心律失常并且取得疗效,也有研究表明利多卡因只会增加心脏毒性。

（三）加压素的应用

心肺复苏 ACLS 指南推荐使用加压素(40 U 单次静脉注射)。由于肾上腺素可能加重布比卡因导致的室性心律失常,应用加压素更加合理。在动物实验中,加压素改善冠状动脉灌注的效果优于肾上腺素,而酸中毒轻于后者。

（四）脂肪乳用于治疗难治性严重心血管不良反应

近年来脂肪乳在局麻药不良反应治疗中取得显著进展,用于治疗布比卡因/罗哌卡因导致的难治性严重心血管不良反应。多篇文献报道了在治疗复苏困难的布比卡因/罗哌卡因/左旋布比卡因严重心血管毒性反应时,应用脂肪乳剂静脉滴注取得了良好疗效。动物实验中,输注脂肪乳剂增加布比卡因静脉注射产生心脏停搏的阈值,增加相同剂量布比卡因中毒时的复苏成功率。

尽管脂肪乳治疗局麻药难治性严重心血管不良反应的机制尚未完全阐明,目前认为其可能机制包括:① 脂肪乳有利于改善细胞能量代谢。心肌有氧代谢的主要功能物质是脂肪酸,毒性剂量布比卡因严重抑制心肌线粒体脂肪酸转运,导致心肌能量代谢障碍。输注脂肪乳剂增加进入心肌细胞的脂肪酸,改善心肌细胞的能量代谢。② 重建局麻药在组织和血浆脂质之间的平衡,减少局麻药与组织的结合。布比卡因在脂肪和血浆之间的分布系数是

12：1。血浆脂肪乳浓度超过 50 μmol/L 能使血浆内游离局麻药浓度减少，提示脂肪乳间接通过增加血浆与局麻药结合而起作用。

（五）丙泊酚

在大鼠实验中，丙泊酚预处理能减少布比卡因导致的低血压，该效应与丙泊酚的脂肪乳载剂无关。其机制可能是通过抑制惊厥、丙泊酚的抗氧化作用、脂肪载剂的作用，也可能是丙泊酚本身具有抗布比卡因心脏毒性作用。

（六）极化液（胰岛素/葡萄糖/K）治疗

Cho 报道了输注葡萄糖和胰岛素（含/不含 K）能加快布比卡因导致低血压、低心排血量和心电图改变的恢复。Cho 认为这是由于极化液输注能促进 K^+ 进入细胞，抵消了布比卡因对快速外向钾通道的抑制，改善心肌细胞复极化速度。也有作者认为机制是增加细胞内丙酮酸，改善心肌细胞能量代谢所致。

（七）K_{ATP} 通道开放剂

由于布比卡因能够阻滞延迟整流钾通道和短时外向钾通道，使心肌动作电位延长，而 K_{ATP} 通道开放剂能加速心肌的复极化，使用 K_{ATP} 通道开放剂治疗布比卡因心脏毒性反应在理论上是合理的。

在离体大鼠心脏灌流实验中，K_{ATP} 通道开放剂能减轻布比卡因导致的房室传导延长，Ⅱ°AVB 转化为 Ⅰ°AVB，但加重心肌收缩抑制。在临床上使用 K_{ATP} 通道开放剂治疗布比卡因的心脏毒性反应还需要进一步的研究。

（八）禁用药物

钙通道阻滞剂不应用于布比卡因心脏毒性的治疗。早期的动物实验证明，合用钙通道阻滞剂能明显增加小鼠局麻药过量的死亡率。钙通道阻滞剂和布比卡因对心肌收缩力的抑制具有协同作用，可能是通过作用于细胞内钙离子的移动，如 ryanodine 受体介导的钙敏感性钙离子释放。苯妥英增加局麻药的毒性，也不宜使用。

第五节　局麻药的过敏反应

一、过敏反应的定义

机体对外来物质的免疫反应是一种保护性反应，包括体液免疫和细胞免疫。体液免疫时产生循环抗体，当机体再次暴露于同一种物质或者化学结构相似的物质时发生过敏反应。过敏是由免疫系统（通常是 IgE）介导的，对反复出现的异体物质或者化学结构类似的物质的反应。细胞介导免疫是在细胞致敏后发生的，导致局限化的反应，称为接触性高敏。通常在机体首次接触过敏源到发生过敏反应之间需要数周的时间，除非机体在此之前已经接触过化学结构类似的物质并已致敏。在后一种情况下患者可能在首次接触过敏源时即发生过敏反应。类过敏反应与过敏反应类似,血流动力学和肺循环变化相同,发生机理也相似,都是通过释放组胺和其他化学物质如慢反应物质、中性粒细胞趋化因子、血小板激活因子和激肽释放酶引起,两者仅凭临床表现无法鉴别。过敏反应是当机体与过敏源再次接触时,产生 IgE,后者导致肥大细胞释放大量组胺;而类过敏反应是指初次接触的化学物质致使肥大细胞发生脱颗粒。

局麻药分子量很小故本身不能构成过敏源,但是当局麻药与蛋白质结合后其复合体就可成为过敏源。局麻药与蛋白质和脂质膜的高结合力使局麻药分子可以同时与两个毗邻的抗体结合,可以即刻触发组胺释放。

二、过敏反应的表现和发生情况

接触性过敏反应是对经皮或者皮下注射给予的所有抗原的局限性反应。对于局麻药而言,职业性暴露和重复给以含有局麻药的皮肤制剂是接触性过敏反应的常见原因。黏膜接触局麻药也有可能发生接触性过敏反应,有时甚至会导致广泛的、全身性的接触性过敏反应。

IgE 介导的过敏反应是即刻发生的,也是严重的。IgE 能触发肥大细胞释放组胺和大量其他血管活性物质,导致广泛的血管扩张、毛细血管漏出、低血压、心动过速和突发的支气管痉挛。还有一种变异性型过敏反应表现是进行性的气道黏膜水肿,其表现从呼吸困难到喘鸣甚至可能发生气道完全闭塞。这种类型的过敏反应需要积极控制气道。

不管过敏源是什么,导致过敏反应死亡的主要原因是气道梗阻和循环虚脱。皮肤红斑和荨麻疹常出现于全身反应之前,能够提示麻醉医生对过敏反应的警惕。但是这种反应有时候会与中枢交感神经阻滞的表现相混淆。

真正的局麻药过敏是非常少的。在真正的局麻药过敏中,绝大多数与酯类局麻药有关。由于酯类局麻药的共同代谢产物对氨基苯甲酸经常存在于化学环境中,此前对该物质的接触是发生局麻药过敏的可能机制。同样的原因使得酯类局麻药之间可能存在交叉过敏。对氨基苯甲酸过敏者较少产生与丁卡因的交叉过敏;但是丁卡因过敏者与其他酯类局麻药发生交叉过敏的可能性较高。苯佐卡因过敏者可能对多种药物交叉过敏,如新霉素、乙烯四乙基二胺和一些金属化合物。药物中添加的亚硫酸盐也可能导致过敏。

在酯类局麻药间的交叉过敏是很少见的,尽管可能高于酯类局麻药和酰胺类局麻药之间的交叉过敏。

三、局麻药皮试

为确认或排除局麻药过敏可进行过敏试验。对于过敏的高危患者,应在严密监护下,具备完善急救复苏设备条件下进行小剂量注射法进行敏感试验。另外一个传统的选择是皮肤试验。该试验比较已知可能导致组胺释放的药物和对照药物注射后的皮肤反应。如果试验药物反应阳性而对照药物阴性，则试验结果为阳性。但是如果试验药物和对照药物反应相似则很难判断结果。谢荣教授曾经提出普鲁卡因皮试的假阳性和假阴性太多，而临床上真正的局麻药过敏发生率又很低，皮试结果对临床没有指导意义而主张取消术前常规普鲁卡因皮试。皮下注射试验可能比皮内注射更敏感。如果患者能够耐受 3 ml 局麻药皮下注射，则过敏试验为阴性。

体外试验比皮试的风险小得多，但是花费较多。将培养的患者淋巴细胞暴露在局麻药中，发生细胞增生者与过敏有关，但是阴性反应不能排除过敏。更有效的试验方法是白细胞组胺释放试验，其假阳性和假阴性反应很少。

（颜　涛）

参 考 文 献

1　Bayard M，J Farrow，F Tudiver. Acute methemoglobinemia after endoscopy. JABFP，2004，17（3）：227～229.

2　Novaro GM，Aronow HD，Militello MA，et al. Benzocaine-induced methemoglobinemia：experience from a high-volume transesophageal echocardiography laboratory. J Am Soc Echocardiogr，2003，16：170～175.

3　Weinberg GL. Lipid rescue resuscitation from local anaesthetic cardiac toxicity. Toxicol Rev，2006，25（3）：139～145.

4　Weinberg GL，Palmer JM，VadeBoncouer TR，et al. Bupivacaine inhibits acylcarnitine exchange mitochondria. Anesthesiology，2000，92：523～528.

5　Pollock JE. Transient neurologic symptoms：etiology，risk factors，and management. Reg Anesth Pain Med，2002，27：581～586.

6　Groban L，Deal DD，Vernon JC，et al. Cardiac resuscitation after incremental overdosage with lidocaine，bupivacaine，levobupivacaine，and ropivacaine in anesthetzed dogs. Anesth Analg，2001，92：37～43.

7　Weinberg G，VadeBoncouer T. Improved energetics may explain the favorable effect of insulin infusion on bupivacaine cardiotoxicity. Anesth Analg，2001，92：1075～1076.

8　Weinberg GL. Current concepts in resuscitation of patients withlocal anesthetic cardiac toxicity. Reg Anesth Pain Med，2002，27：568～575.

9　Brower M，Johnson M. Adverse effects of local anesthetic infiltration on wound healing. Reg Anesth Pain Med，2003，28：233～240.

10　Miller RD. Miller's Anesthesia. 6th ed. Churchill Livingstone，Philadelphia，2005：592～599.

第6章 酰胺类局部麻醉药

临床应用局麻药的开始阶段，几乎全是氨基酯类，自1948年瑞典Lofgren发明了利多卡因后，氨基酰胺类的应用便开始占主导地位。利多卡因由于多方面的临床作用效能及合理的临床毒性范围，证明它是一个极其优秀的药物。虽然也有其他氨基酰胺类药物问世，但利多卡因在全世界的广泛应用是无可替代的。

临床实践中酰胺类药物已较大程度取代酯类局麻药，寻找替代布比卡因的新型局麻药也是酰胺类药物。随着对局麻药引起心血管毒性机理的认识，以及立体选择合成技术的发展，认识到单一镜像体药物具有更多优点。酰胺类局麻药，只有利多卡因没有光学异构特性，即在分子水平它以单一结构体形式存在。丙胺卡因、甲哌卡因和布比卡因均具有非对称的碳原子，即采用传统制造工艺将生成等量的S型（左旋）和R型（右旋）消旋混合异构体。罗哌卡因和左旋布比卡因是两种新型酰胺类局麻药。两者均为纯S型（左旋）异构体。左旋布比卡因是布比卡因的纯S型异构体，罗哌卡因是布比卡因的同功异质体。

第一节 利多卡因

利多卡因是临床上常用的局部麻醉药及抗心律失常药。近年来，随着药理研究和临床应用的不断深入，其应用范围也越来越广泛。

一、英文名（**lidocaine、lignocaine、xylocaine、xylotox**）

二、化学结构式

分子式：$C_{14}H_{22}N_2O \cdot HCl$，分子量：270.80

三、理化性质

利多卡因的 pKa 为 7.8,其盐酸盐的 pH 为 5.0～5.5。由于利多卡因广泛用于小的浸润阻滞,为此而早期生产了可反复抽取药液的管型瓶与乳胶瓶盖,溶液中加入防腐剂对羟基苯甲酸甲酯。由于这些改变而导致的过敏反应则误认为是利多卡因所致。由于过敏和消毒不严可造成交叉感染的危险,可反复应用的管型瓶在国内已不再使用。

利多卡因由于其 pKa 低,溶于水或脂质,常用于黏膜表面麻醉,起效较丁卡因快,也是最常用的浸润麻醉用药,用于皮下和软组织操作,可用大剂量、低浓度(0.3%～0.5%)浸润而不引起血浆水平异常升高。

利多卡因可用于外周神经和神经丛阻滞,起效快,中等作用时间(1.5～2 h),扩散好,加用肾上腺素可延长作用时间。研究表明:2%利多卡因的起效时间在注药后 5～15 min,无肾上腺素组作用持续 60 min,最强作用时间在 15 min,含肾上腺素组多持续 6 h 甚至达 9 h,最强作用时间在 60～90 min。硬膜外应用可选用最低有效浓度的利多卡因,以达到镇痛而运动阻滞最小,而高浓度反复给药可使运动神经达到完全阻滞。用于蛛网膜下腔阻滞麻醉快而完全,作用时间中等。基于其膜稳定性和可预见的毒性也广泛用于诊断和治疗。

四、药理作用(药效学和药代学)

利多卡因在肝内由混合功能氧化酶和酰胺酶功能酶代谢,极少量以原形经尿排出。消除的第一步是生物转化,且仅发生在肝内,肝功能受损则利多卡因的清除率降低,利多卡因可直接水解,但占清除的比例极少,余下的进入第二步反应。

生物转化最常见的代谢通路是将氨基氮进行氧化去乙基,产生单乙基甘氨酸二甲代苯胺(MEGX)和乙醛。MEGX 的清除可通过① 直接水解:较利多卡因多很多,水解产生邻二甲苯胺和 N-乙基甘氨酸;② 也可通过从氨基氮处移动乙基进一步代谢产生甘氨酸二甲代苯胺(GX)。MEGX 仍有利多卡因的心血管和中枢神经系统活性;GX 半衰期长,活性极小,与利多卡因或 MEGX 有较小的协同作用,引起中枢神经系统毒性。GX 堆积可影响利多卡因在组织中的治疗作用。

利多卡因的代谢受肝微粒体酶诱导而稍加速,如巴比妥类。长期巴比妥类治疗的患者利多卡因代谢增加而使血清中游离利多卡因水平降低。相反,降低肝酶活性的药物如普萘洛尔或西咪替丁,可降低利多卡因的清除率。出血和休克,减少利多卡因从肝脏排出而血浆药物水平升高。在正压通气的外伤患者胸膜腔内注射利多卡因后清除明显慢于自主呼吸的非外伤者。血管活性药改变利多卡因的清除,与其影响肝血流成比例;注射异丙肾上腺素增加清除,而去甲肾上腺素减少其清除。口服或血管内注射进入胃肠循环产生明显的首过效应,继而血浆游离水平减少。

局麻药通过胎盘而进入胎儿血液循环,胎儿的利多卡因代谢与成人相似。第一步经 N-脱烃作用而形成 MEGX,在出生后第一个 24 h 内婴儿尿内的代谢物浓度比原型约大 3 倍,超过 1:1 的比率,可说明这些代谢产物并非单纯从母体被动地转移而来,而是在婴儿 体内主动形成。另一方面应注意低温对利多卡因代谢的影响。若保持在 37～38 ℃,其半衰 期为 58 min。当降温至 20～22 ℃,则半衰期可延长至 83 min;显然,新生儿对利多卡因的 处置有充分的能力。但婴儿的肝脏发育还不十分成熟,对甲哌卡因代谢能力有限,主要依 靠从尿内排泄原型的甲哌卡因。

五、适应证

利多卡因为氨基酰胺类中效局麻药。具有起效快,弥散广,穿透性强,无明显扩张血管 作用的特点。其毒性随药物浓度而增加,在相同浓度下,0.5％浓度与普鲁卡因相似;1％浓 度则较后者大 40％;2％浓度则比普鲁卡因大 1 倍。除了用于麻醉的目的外,可以静脉注射 或静脉滴注利多卡因,以治疗室性心律失常。

（一）表面麻醉

利多卡因用于完整的皮肤可产生微弱的麻醉作用,而其与丙胺卡因的混合剂（EMLA） 由于有恰当的介质,虽然起效慢,但有麻醉作用。利多卡因用于黏膜表面麻醉,起效和作用 时间均短于等效量丁卡因。当气道内喷雾行清醒气管内插管,达到表面麻醉剂量血浆时不 会达到中毒水平,并可减轻因清醒气管内插管引起的高血流动力学反应。与丁卡因一样, 喉或气管内应用时可达较高的血浆水平。在狗气管内应用利多卡因的血浆水平,接近但不 超过静脉内较慢速度注射的峰浓度。用配制好的凝胶,持续释放利多卡因可达到改善口咽 和鼻咽黏膜表面麻醉的目的。

有证据表明,上呼吸道应用利多卡因凝胶可降低急诊麻醉气管内插管或拔管后恶心的 发生率,利多卡因表面麻醉不降低全麻后咽喉痛的发生率。虽然利多卡因气溶胶可达到气 管黏膜麻醉,在正常的患者有轻度支气管扩张作用,但不能完全有效预防因强力刺激所致 的支气管痉挛。当利多卡因喷雾至气管导管的聚氯乙烯套囊,易造成套囊破损。在腹股沟 疝修补术伤口表面应用利多卡因可减少患者术后疼痛。

（二）浸润麻醉

利多卡因由于费用低,起效快,完全感觉阻滞时间中等,是最常用于皮肤等浅表手术浸 润麻醉的药物。注射 0.2％～0.5％利多卡因可迅速麻醉皮肤和皮下组织,麻醉作用时间60～ 90 min。吸脂手术需用大剂量利多卡因,而其代谢产物乙基甘油二甲基苯胺的效能是利多 卡因的 80％～90％,毒性接近利多卡因。在吸脂的志愿者微透析法测其总浓度,利多卡因 总用量为 1 577～2 143 mg(19.9～27.6 mg/kg),血浆利多卡因峰浓度 2.2～2.7 μg/mL,达 峰时间为用药后 8～28 h,组织吸收利多卡因 911～1 596 mg;占用药量的 45％～93％（平均 64 ％），吸除组织中利多卡因含量 9.1％～10.8％（平均 9.7％），术后 4～8 h 组织中利多卡因低于 5 $\mu g/mL$。峰时和利多卡因潜在毒性剂量延迟 4～8 h。

（三）脊麻

短时效脊麻可选用 2％～5％利多卡因，等比重或重比重液。重比重液迅速起效，完善的运动神经阻滞持续 60～90 min，加入肾上腺素可延长阻滞时间 20％～30％。重比重液的浓度降低到 1.5％或更低，在总量相同时，临床作用时间没有差别；2％等比重利多卡因 2～3 ml 较重比重液起效慢、作用时间长，与其血浆峰水平延迟、局麻药在蛛网膜下腔消除半衰期延长有关；也可用无菌水稀释成轻比重液。有研究在门诊膝关节镜检查时选用腰麻，0.5％利多卡因 20 mg 加芬太尼 20 μg，并于手术结束时静脉应用氟哌利多 0.625 mg 加纳布啡 4 mg，有增强镇痛效果，预防瘙痒、恶心呕吐的作用。但由于利多卡因脊麻后暂时性神经症状（TNS）发生率较高，在脊麻中的应用仍有争议。

（四）硬膜外阻滞

利多卡因在硬膜外阻滞中应用极为广泛，可用不同浓度以满足不同的要求。0.5％的低浓度用于镇痛而运动阻滞最小，也可认为最低浓度只能完全阻滞最小的神经纤维而用于诊断不同的慢性疼痛。在 1.0％～1.5％的中等浓度，可达到感觉阻滞完全而部分运动阻滞，2％浓度应用于硬膜外腔，感觉和运动阻滞完全均匀，提供大部分四肢或下腹部手术操作所需条件，如剖宫产手术。麻醉平面消退 2 个节段需要 60～80 min，加入肾上腺素可延长作用时间。

（五）外周神经丛和神经阻滞

1.0％～1.5％利多卡因用于外周神经和神经丛阻滞，完全阻滞感觉和运动神经达 90～120 min，加入肾上腺素可延长作用时间。如在 1.5％利多卡因中加入 8 mg 地塞米松用于臂丛神经阻滞可延长感觉和运动阻滞时间，而碱化利多卡因在臂丛阻滞没有明显优势。

（六）局部静脉麻醉

在美国最常用于局部静脉麻醉（IVRA），选用 0.5％的浓度。标准的 IVRA 技术包括两重止血带驱血，0.5％的利多卡因 3.0 mg/kg，上肢 IVRA 常用量 50 ml，下肢 75～100 ml，有时利多卡因浓度可低至 0.375％，也可达到麻醉效果。肾上腺素对阻滞效果和时间影响轻微。当止血带充气超过 20 min 后放气，血浆利多卡因水平极少超过 2.0 $\mu g/mL$，全身毒性反应少见。由于利多卡因 pKa 低，在驱血肢无血管组织的分布好，组织内利多卡因能存留 90 min。有研究表明：3 mg/kg 利多卡因中加入 0.01 mg/kg 顺-阿曲库铵共 40 ml，用于静脉内局麻，可缩短感觉和运动的阻滞时间，改善麻醉质量，减少术后镇痛药需要量，无临床不良反应。3 mg/kg 利多卡因中加入 200 μg 硝酸甘油共 40 ml，用于局部静脉麻醉，可缩短感觉和运动的阻滞时间，改善麻醉质量和止血带疼痛，减少术后镇痛药需要量，而没有不良反应。地塞米松 8 mg 加入 3 mg/kg 利多卡因 40 ml 中用于静脉内局麻，完全的感觉和运动阻滞起效时间没有差异,但感觉和运动阻滞的恢复时间明显延长,术后第一天镇痛药需要量明显减少。右旋美托咪啶 $0.5\ \mu g/kg$ 加入 40 ml 的 0.5% 利多卡因中用于局部静脉麻醉,可以改善麻醉质量和术中术后镇痛效果而无不良反应。但也有研究认为静脉内局麻药利多卡因中加入阿芬太尼 0.5 mg 或阿曲库胺 3 mg 没有临床优势。静脉内利多卡因和联合吸入 N_2O,缓解丙泊酚注射痛优于单独应用。

（七）静脉应用

利多卡因比任何局麻药有更多的静脉应用,可用于诊断、治疗疼痛及抗心律失常。由于利多卡因的静脉应用较广泛,应了解更多有关代谢、治疗或中毒水平的情况。

利多卡因静脉注射已用于诊断各种疼痛。通过其膜稳定作用,达到有中枢作用的有效血浆水平,可用于鉴别一些中枢性疼痛,静脉利多卡因可解除疼痛,而用外周神经阻滞或椎管内阻滞则无法消除疼痛。利多卡因用于治疗急慢性疼痛,如带状疱疹所致疼痛。由恶性肿瘤转移引起的顽固性疼痛,骨髓内输注可迅速控制疼痛并持续 24～72 h。静脉内利多卡因作用的最初确立是试验性输注,持续输注到有镇痛作用或出现毒性反应早期征象后停止输注,镇痛所需的血浆水平并不低。因为血浆水平在 $1～3\ \mu g/mL$ 时志愿者缺血疼痛模型的疼痛控制没有差异。虽然静脉应用利多卡因不影响体感诱发电位,但却通过直接作用于脊髓后角抑制伤害感受的传递,并升高感受伤害受体的阈值而抑制慢性疼痛。如静脉内利多卡因有消除或缓解疼痛的效果,则用利多卡因治疗慢性疼痛可改用口服美西律(利多卡因口服剂),由于美西律在通过肝脏门脉系统的首过效应,其治疗剂量需增大,并应注意其蓄积作用。

当利多卡因用于硬膜外试验量时,在禁忌血管内注射肾上腺素作为试验量的患者,中枢神经系统的表现可作为患者血管内注药的指标。

利多卡因是最常用的急性抗心律失常药物,它抑制心脏动作电位 3 期复极化,降低产生异位性搏动电位。单次给药,产生一短暂、强烈的心律失常电位抑制。如单次用药后又恢复心律失常,则需连续输注。就抗心律失常而言,利多卡因治疗量与中毒量之间范围很大,既可耐受利多卡因抑制心律失常,又不发生毒性反应。利多卡因可降低心室对氟烷诱导的心律失常的敏感性。虽然利多卡因是一个强力的抗心律失常药,但对于肺动脉导管放置异位所致的心律失常,预防用药量与治疗用药量相似。猪心肌缺血模型表明,在再灌注前左冠状静脉内灌注利多卡因,可减少缺血 90 min 以及再灌注 3 h 后心肌梗死面积,而不影响室壁运动。急救时院前肌肉注射利多卡因 200 mg,用于抑制心肌缺血所致心律失常,臀部深层注射局部组织毒性很小。

由于利多卡因的膜稳定性,已用于预防气道内操作所致的自主神经反应,可静脉内应用,也可气道表面应用。由于分布在气管支气管树内利多卡因吸收延迟,所以静脉注射比深部气管注射起效迅速,能更有效地抑制反射。有研究表明静脉内单次量 1.0～1.5 mg/kg,可抑制全麻快速诱导时的交感反应,而相同剂量气管内用药无此作用。

　　静脉内利多卡因在抑制气道操作有害反应的效果依据时间而定,注药后 3 min 最好,但早于 2 min 或迟于 5 min 均无效果。在气道操作前静脉内给予利多卡因 1~2 mg/kg,可显著减弱气道操作期间由于隆突反射而产生的腹内压增高。在诊断性喉镜检查全麻诱导时,静脉内应用利多卡因可抑制操作刺激所致的交感反应。在拔牙患者全麻开始时给予利多卡因,可降低全麻减浅时心律失常的发生率。在心脏储备降低的患者也有效果,如果用药时间恰当,也证明可降低对应激或拔管时的交感反应。

　　静脉内应用利多卡因可有效抑制咳嗽反射,也抑制在一些诱导药如美索比妥应用后引发的呃逆。静脉内利多卡因在气道反射方面的良好效果是直接引起支气管扩张和使支气管的高反应性降低。

　　利多卡因也用于预防与琥珀胆碱应用相关的肌肉疼痛和注射高渗性或离子物质如丙泊酚或美索比妥引起的疼痛。大剂量利多卡因(6 mg/kg)抑制肌颤可预防琥珀胆碱引起的胃内压升高,但在临床剂量则无该作用。动物实验发现利多卡因可减轻琥珀胆碱所致的骨骼肌氧耗增加。

　　利多卡因 1 mg/kg 也试用于治疗寒颤,但发现其效果不及哌替啶。在体外循环期间给狗大剂量利多卡因,发现从缺血脑细胞中流出钾减少,而起脑保护作用。

　　利多卡因是最好的用于快速控制突然发生的颅内压升高的药物之一,在颅内压升高前使用有预防作用。静脉内利多卡因预防气管内插管所致的高血流动力学反应,而气管表面麻醉无此作用。在气管内吸引前静脉应用利多卡因可预防颅内压升高。小剂量利多卡因有与苯妥英钠相等的抗惊厥作用,预先用利多卡因有报道可预防电休克期间的抽搐。当全身或表面应用时,利多卡因增加大片烧伤组织区内血管的开放和减少该区域内白蛋白渗出血管。术后连续输注利多卡因可减少腹部手术后肠梗阻持续时间,这可能是抑制了有害的自发信号,从而降低了结肠的激惹。利多卡因的血浆水平轻度干扰凝血和使硬膜外血斑溶解,硬膜外血斑溶解可能系硬膜外腔尚有利多卡因或其他任何使血浆水平显著增高原因的。静脉输注利多卡因后可通过监测尿中代谢产物的生成率跟踪肝脏疾病的进程。肌肉内注射利多卡因或布比卡因与静脉内应用咪达唑仑有协同作用,静脉内注射咪达唑仑 0.1 mg/kg 后,肌肉注射布比卡因 0.7 mg/kg 或利多卡因 3.32 mg/kg 可使咪达唑仑的镇静作用发展为催眠作用。

六、毒性与禁忌证

　　利多卡因对一般成年人最大剂量是 500~600 mg 或 7~8 mg/kg。同其他药物一样,注射部位也影响吸收量。利多卡因的快速再分布与血管密度大小有关,而且利多卡因及其他酰胺类的进一步分布或清除速度较慢。利多卡因的总剂量是决定其毒性的主要因素,浓度、给药速度和注药部位也是影响血浆药物水平的重要因素。硬膜外应用利多卡因后静脉血中利多卡因的水平显著高于蛛网膜下腔用药,静脉内用药血浆水平最高,口服最低,主要原因是肝脏门脉系统首过效应的生物转化作用。其他部位依据注药部位组织内血管的结构,相同剂量利多卡因肋间阻滞较皮下应用血中水平要高3倍。硬膜外无论是颈段、胸段或腰段应用相同剂量其血浆水平相同。

利多卡因中加入肾上腺素可减少吸收,在硬膜外用药时肾上腺素浓度低至 1:450 000 仍也可有效降低血中利多卡因水平。根据注药部位,加入肾上腺素可减少吸收,血浆峰浓度水平可下降 20%～30%。利多卡因的蛋白结合中等,当血浆蛋白降低时其毒性略增加,酸中毒时血浆蛋白结合减少,其毒性也增加。肝功能异常时利多卡因代谢降低,肝脏疾病时大剂量应用利多卡因其毒性有潜在增加的可能。药物损伤了肝脏对利多卡因的清除,可引起通常没有毒性作用的剂量产生毒性反应。慢性肾衰患者在临床传导阻滞剂量也因为血浆水平升高而引起中枢神经系统毒性反应。联合应用氧化亚氮降低其毒性反应,而苯二氮䓬类因其升高了患者的惊厥阈,可进一步降低其毒性。长期饮酒者在没有肝脏损伤前有利多卡因耐受,但毒性增加。虽然小剂量利多卡因可终止癫痫发作,但大剂量利多卡因可通过影响高能磷酸盐的产生而引起中枢神经系统毒性反应,包括癫痫样发作。

利多卡因存在心脏毒性,但临床剂量则不常见。利多卡因动物实验,在中枢神经系统毒性水平时对心血管是兴奋作用。在窦房结部位发生急性心肌缺血时,利多卡因可终止室性冲动而用于治疗心律失常。在相当高的血浆水平,其有直接心脏抑制作用,因其具有松弛动脉平滑肌的作用故有外周血管扩张作用。

其他的临床情况也已有报道注射利多卡因引起窦性停搏的危险增高,包括过量、高龄、病态窦房结综合征、以及应用其他抑制窦房结自动去极化的药物如奎尼丁等。利多卡因抑制能产生室性心律失常的后除极电位传导,抑制心室并有治疗作用。在已有低血容量的患者,利多卡因对心肌的抑制作用表现在高平面硬膜外阻滞时可产生严重的血流动力学变化。在中毒剂量对心率和心输出量的抑制大于血压,血压在一定程度上由器官和大量的骨骼肌血管收缩维持。利多卡因毒性作用引起酸中毒的原因可能是抑制通气或抑制心输出量,而其对心肌的毒性早期是增加心肌的收缩力。

七、剂量与用法

口咽及气管表面麻醉可用 4% 溶液(幼儿则用 2% 溶液),用量不超过 200 mg,起效时间为 5 min,时效约可维持 15～30 min。0.5%～1.0% 溶液用于局部浸润麻醉,时效可达 60～120 min,加用肾上腺素可延长作用时间 20%～30%。神经阻滞则用 1%～1.5% 溶液,起效约需 10～20 min,时效可维持 120～240 min。硬膜外和骶管阻滞则用 1%～2% 溶液,出现镇痛作用约需 5.0 min±1.0 min,达到完善的节段扩散约需 16.2 min±2.6 min,时效为

90～120 min。2%～5%溶液可用于蛛网膜下腔阻滞,一次用量限于40～100 mg,时效为60～90 min,由于阻滞范围不易调节,临床并不常用。

一般血内浓度为 2～4 μg/mL,血浆水平低于 5 μg/mL 不会引起毒性反应。出现惊厥症状,则血内水平已达 7 μg/mL 以上。

八、不良反应与注意事项

利多卡因在产科麻醉的作用几乎在用于产科麻醉开始就已确立,可用于脊麻和硬膜外阻滞行剖宫产手术,也是分娩镇痛的有效选择。由于其 pKa 低,几乎是最离子化的局麻药,阳离子形式不容易穿过细胞膜。因此,利多卡因进入到 pH 值比正常低的部位而在该处形成有选择性的累积,这就是所谓的离子障。与产科麻醉相关的是在母亲和胎儿之间的 pH 值差异;胎儿内环境是相对偏酸的,当胎儿内环境稳定时相对母亲至少 pH 低 0.05～0.1,而存在酸中毒时 pH 值要低更多。利多卡因从母亲到胎儿容易传递,在存在酸中毒时减少血浆利多卡因蛋白结合将进一步加重该影响。胎儿血浆利多卡因水平可能等于或大于母亲血浆水平。当胎儿有显著酸中毒时,利多卡因用于硬膜外麻醉可能不是好的选择。当母亲利多卡因水平与胎儿相同时,胎儿的代谢方式与母亲相同,与没有酸中毒或没有肝血流减少的代谢时间一样长。利多卡因中加入肾上腺素可减少胎儿血药水平 30%。

重比重利多卡因脊麻已经广泛用于手术麻醉,并且安全性很好。采用连续给药比相同剂量单次给药阻滞效果更好,但许多病例发生暂时性神经症状、马尾综合征或持续神经根刺激症状。究其原因可能有微导管的使用和微导管的尖端进入到分隔的小腔或蛛网膜下腔的功能隔离区,使利多卡因的毒性可能选择性蓄积以及其他因素如体位放置的影响等。但在一些患者穿刺损伤硬膜后单一用药也发生神经症状。研究进而转向利多卡因在蛛网膜下腔是否有神经毒性,或是否 5%的浓度是病因。在兔的实验研究中,5%的利多卡因中加入 7.5%葡萄糖用于蛛网膜下腔与单用利多卡因相比较,不增加神经毒性。单独应用时利多卡因对兔的轴索有毒性,而 10%葡萄糖没有影响。在其他组织,1%～4%的利多卡因没有发现神经组织的细胞或微细胞形态学改变。目前已开始改用 2%利多卡因不加葡萄糖的等比重液作脊麻,脊麻后神经学检查显示短暂的根刺激症状稍减少。

总之,利多卡因是第一个酰胺类局麻药,其应用范围最广。效能、毒性、起效和作用时间均为中等,并能用于任何一种局部麻醉。由于应用广泛,关于利多卡因代谢的资料多于任何其他药物。同样,利多卡因的毒性也是众所皆知的。利多卡因可用于表面麻醉、浸润麻醉、脊麻、硬膜外、神经阻滞、静脉内局麻和静脉内注射。有两个争论的问题,在产科麻醉方面,有胎儿酸中毒时,应谨慎应用利多卡因。脊髓和脊神经根毒性与 5%利多卡因、连续脊麻和单次脊麻用量大可能有关。

第二节　布比卡因

布比卡因是由甲哌卡因异变生成,其效能更强,作用时间更长,作用时间是利多卡因的 2～3倍甚至更多,如以镇痛作为作用终点则作用时间更长。从而使其在麻醉手术和疼痛治疗中得到广泛应用。由于 pKa 和脂溶性高,药物通过胎盘转移到胎儿受限;胎盘转移有限及有选择性增加感觉阻滞和减少运动阻滞的效能,又使其在产科麻醉的应用得到推广。但与布比卡因有关的选择性心脏毒性使0.75%布比卡因在产科的应用被美国 FDA 特别反对。

一、英文名（bupivacaine、marcaine、sensorcaine）

二、化学结构式

分子式:$C_{18}H_{28}N_2O$,分子量:288.43

三、理化性质

液态盐酸盐形式,浓度0.25%～0.75%,pH 5.5～6.0,pKa 8.1,通常布比卡因在室温下有轻度抗菌作用。对温度较稳定,可行高压灭菌。

四、药理作用（药效学和药代学）

因为布比卡因蛋白结合率和 pKa 高,传导阻滞起效的潜伏期最长。在注入硬膜外或周围神经20 min 后才开始起效,完全阻滞需要30 min,感觉阻滞比运动好,尤其在低浓度时。完全麻醉时间长,运动首先恢复,传导阻滞时间可达24 h 甚至更长。在极低浓度（<0.25%）感觉与运动分离,达到有镇痛而无运动阻滞。

布比卡因是 PPX 家族中最复杂的。由于两侧的亲水脂分子的大小、酰胺键不发生水解、分子量大和脂溶性高,除非酸化尿液,否则极少有布比卡因以原形从尿中排出。

布比卡因消除的第一步是哌啶环的生物转化,脱烷基产生 PPX,与甲哌卡因的代谢产物相同,生物转化率低于甲哌卡因。多数 PPX 直接经尿排出,少数经缓慢的羟基化反应。PPX 的毒性比母体分子小10%,主要代谢产物的蓄积不是毒性的主要成分。布比卡因大量反复应用,其代谢增加、半衰期延长、净效应累积。持续输注期间血中总量和游离分数与用量呈线性增加。由于血浆清除不变,与利多卡因或甲哌卡因比较蓄积不增加。经导管连续输注到肌间沟臂丛,可达到持续镇痛,而在 48 h 内血浆游离药物水平不呈线性增加。正常人的消除半衰期($t_{1/2}$)约为 8 h,新生儿达 9 h。

由于布比卡因高脂溶性和蛋白结合率高,如使用地西泮等蛋白结合率高的药物,则有可能将布比卡因从蛋白结合位点上置换,游离布比卡因增加而使进入器官比率增加,从而发生中枢神经系统或心肌毒性。反之,布比卡因也可将其他药物从结合位点上置换而使该药的血浆水平增加,在局麻药混合应用时必须加以考虑。延长代谢或减少肝脏清除的药物也增加布比卡因血浆水平。

五、适应证

(一)表面麻醉

由于布比卡因起效时间长、毒性高,内镜操作的表面麻醉应用有限,内脏表面应用以减少或预防术后疼痛已有报道,在腹腔镜输卵管结扎术中于输卵管表面应用可减少术后芬太尼用量,虽然在腹腔镜胆囊切除术中腹膜内应用可少量减少术后疼痛,但有报道布比卡因和去甲肾上腺素混合液成功用于小儿创口表面麻醉。于关腹时,腹腔内注入 0.5% 布比卡因 20 ml 加曲马多 100 mg 或可乐定 1 μg/kg,镇痛效果优于单用布比卡因。术后需用镇痛药时间平均推迟 80～90 min。

(二)浸润麻醉

需要长时间镇痛时可选用布比卡因浸润麻醉,起效与利多卡因相当,而皮肤镇痛时间比利多卡因长 4 倍。但不可大剂量应用,已有应用大容量布比卡因而造成毒性的报道。全麻期间在颅骨切开前头皮注射布比卡因可减弱交感反应。

局部浸润用于控制疼痛只需要低容量和低浓度,0.5% 布比卡因在小儿腹股沟疝修补术后伤口浸润有极好的镇痛作用。在腹腔镜手术患者,术前 0.25% 布比卡因伤口浸润,可消除患者术后疼痛。术前 0.25% 布比卡因伤口浸润,结合其他镇痛方法,包括 NSAIDs 类和阿片类,可有效减轻腹式全子宫切除手术术后疼痛。全麻复合含肾上腺素的 0.5% 布比卡因于术中行右侧肋间神经阻滞,可显著降低腹腔镜胆囊切除术后疼痛。皮下浸润长效布比卡因的最大作用时间为 4～24 h,作用持续至少 96 h。

(三)脊麻

布比卡因常用于脊麻,重比重液为 0.75% 布比卡因加葡萄糖,常用量 10～15 mg,等比重脊麻是用单纯的布比卡因。肾上腺素可加深阻滞强度,特别是运动阻滞,但不影响阻滞时间。作用时间与丁卡因相当(150～180 min),在老年患者更长,且运动阻滞时间短于丁卡因,完全的运动阻滞率较低。在门诊手术患者减少布比卡因剂量可使感觉和运动阻滞时间缩短,使药物作用完全消退变快。

布比卡因脊麻阻滞区域变化大,可广达 10 个节段。等比重液阻滞起效慢、平均阻滞节段低,所以等比重液的血流动力学变化少于重比重液,也少于重比重丁卡因。等比重布比卡因从蛛网膜下腔的吸收也慢于重比重布比卡因,血浆峰浓度相当而达峰时间不同。研究表明,0.75% 重比重布比卡因 1.5 ml 加芬太尼 12.5 μg,与不加芬太尼者比较,起效快,作用时间长(184±20 min 比 126±10 min),有效镇痛时间也显著延长,不良反应无差异。鞘内 2.5 mg 布比卡因加 2.5 μg 芬太尼能提供满意的镇痛,恶心、呕吐和瘙痒发生率低。可乐定≤150 μg 鞘内应用,能显著延长布比卡因的麻醉和镇痛作用。用 0.5% 布比卡因 2.2 ml 加可乐定 75 μg 脊麻,行剖宫产手术,可延长脊麻时间,并改善早期疼痛,但不减少术后 24 h 吗啡需要量。膀胱镜检查用 0.1% 布比卡因 5 mg 加芬太尼 20 μg 脊麻,镇痛更好,瘙痒是其主要不良反应;而老年患者经尿道前列腺电切术(TURP)选用脊麻,用小剂量布比卡因 4 mg 加芬太尼 25 μg,与单用 0.5% 布比卡因 7.5 mg 比较,可达到足够的感觉阻滞,而运动阻滞平面和阻滞时间明显缩短,低血压和颤抖少见。在应用利多卡因加肾上腺素作为试验量后,鞘内布比卡因 2.5 mg 加芬太尼 15 μg 可提供满意的分娩镇痛。也有研究发现,0.5% 布比卡因 10 mg 中加 25 μg 芬太尼和 50 mg 硫酸镁脊麻用于无痛分娩,减缓感觉和运动阻滞的起效时间,最高感觉阻滞平面降低,运动阻滞程度降低,麻醉作用时间延长。

但也有研究认为,脊麻用 2.2 ml 0.5% 布比卡因加芬太尼 10 μg,能显著改善麻醉的质量和增加作用时间,再增加芬太尼剂量不会有更多优势。为预防 0.5% 布比卡因加 0.2 mg 吗啡行脊麻而引起的恶心呕吐,于手术结束前静注地塞米松 4 mg 加氟哌利多 0.625 mg,优于地塞米松 8 mg 或氟哌利多 1.25 mg。

(四)硬膜外阻滞

布比卡因在硬膜外应用范围很广,用于手术麻醉,选用 0.5%～0.75%,可达到完全感觉阻滞和显著的运动阻滞,0.5% 的浓度足以进行截肢手术。硬膜外麻醉行腹部手术需要 0.75% 的浓度才能产生足够的运动阻滞。

由于其高脂溶性,极少有布比卡因通过胎盘到达胎儿体内,甚至在硬膜外麻醉下剖宫产时,胎儿也没有受到影响。低浓度布比卡因仅有镇痛而没有运动阻滞,是分娩镇痛的理想药物;骶管阻滞镇痛时间 3～7 h,部分患者在分娩前需要再次用药;剖宫产选用 0.5% 的布比卡因,起效时间 20～30 min,消退 2 个脊神经节段 150～180 min,是目前临床应用中药效最长的局麻药。

较低浓度的布比卡因用于镇痛伴随有部分知觉,而运动阻滞大大降低。低浓度布比卡因加肾上腺素可延长镇痛时间,当浓度低于 0.25% 时,运动神经阻滞显著减少,许多节段有部分感觉,足以进行主动活动。在最低浓度时(<0.1%)一些患者可以行走,在控制疼痛的同时可进行有效的理疗。也是用于第一产程镇痛和硬膜外术后镇痛的理想浓度选择。如

果疼痛控制的效果用内分泌激素水平判定,那么,单用布比卡因对预防内分泌不良改变有部分效果,而复合阿片类几乎可以完全预防。与单纯 0.25％布比卡因 0.5 ml/kg 比较,加用新斯的明 2～4 μg/kg,用于小儿骶管阻滞行尿道下裂修补术,能显著延长术后镇痛时间达16 h～17 h。在兔的实验研究发现,硬膜外同时应用咪达唑仑和布比卡因,对热刺激痛和炎性疼痛有协同的镇痛作用,而不良反应降低。

（五）外周神经阻滞

布比卡因神经阻滞或神经丛阻滞可以获得长时间感觉缺失。在阻滞外周神经时,于注射部位可快速发生脂溶渗透和蛋白结合,药物必须注射到神经周围。用于神经丛阻滞则选用长时效,可单独使用或与其他起效快的药物如利多卡因、甲哌卡因或氯普鲁卡因联合应用。运动神经阻滞的程度与注药浓度正相关。在浓度固定时,需要阻滞运动神经,达到同等程度的神经丛麻醉(臂丛),药物的容量需要加大。但随着浓度增加,运动阻滞增加,则应考虑总剂量和毒性作用。肾上腺素对阻滞时间的影响很小,但能增加阻滞强度和运动阻滞时间,并且可以作为血管内注药的标志。

用布比卡因行髂腹股沟和髂腹下神经阻滞,在小儿腹股沟疝修补术后能产生长时间很好的镇痛。0.75％布比卡因用于球后神经阻滞,能产生长时间麻醉和眼肌松弛使眼球安静,为眼科手术提供良好条件。

（六）局部静脉麻醉

布比卡因用于局部静脉麻醉已有报道,甚至包括过早松止血带(注入 0.375％布比卡因 40 ml,5 min)而没有发生毒性反应的病例。布比卡因可产生非常好的运动阻滞,运动阻滞时间长于丙胺卡因和利多卡因。虽然有证据表明肌肉内注射产生心肌毒性,但人体静脉内局麻没有发生心肌毒性的报道。尽管如此,可能的静脉内注药和心肌毒性使得布比卡因在静脉内局麻的应用减少。

（七）其他途径应用

布比卡因不存在其他应用途径,在狗静脉内应用时有与利多卡因相同的转换洋地黄诱导的心律失常作用。毒性增加和安全范围窄影响人们对其抗心律失常方面的研究。在志愿者静脉内注射布比卡因表明镇痛剂量血浆水平不会达到局部麻醉的水平,在中枢神经系统毒性症状出现前,静脉内布比卡因不会产生镇痛作用。

六、禁忌证

对布比卡因及酰胺类局麻药过敏、肝肾功能不全、低蛋白血症、休克及重症肌无力患者,不用于静脉内局麻和产科宫颈旁阻滞,0.75％布比卡因不用于产科麻醉。

心脏病、外周血管病、严重肝脏疾病及甲状腺功能亢进患者,年老体弱及 12 岁以下儿童慎用。

七、剂量与用法

布比卡因的镇痛作用时间比利多卡因、甲哌卡因长 2～3 倍,比丁卡因长 25％。对布比卡因是否加用肾上腺素问题,近来认为加用肾上腺素可进一步提高麻醉效能,降低血内浓度。临床常用浓度为 0.25％～0.75％溶液,成人安全剂量为 150 mg,极量为 225 mg。胎儿/母血的浓度比率为 0.30～0.44,故对产妇的应用较为安全,对新生儿无明显的抑制。

0.25％～0.5％溶液适用于神经阻滞;若用于硬膜外阻滞,则对运动神经阻滞差,加肾上腺素则适于术后镇痛。0.5％等渗溶液可用于硬膜外阻滞,但对腹部手术的肌肉松弛不够满意,起效时间为 18 min,时效可达 400 min。0.75％溶液用于硬膜外阻滞,其起效时间可缩短,且运动神经阻滞更趋于完善,适用于外科大手术。0.125％溶液适用于分娩时镇痛或术后镇痛,对运动的阻滞较轻。

八、不良反应与注意事项

布比卡因一般剂量为 1～2 mg/kg,加用肾上腺素能降低血内浓度,延迟达峰时间。布比卡因主要特性是在血浆蛋白结合位点没有全部结合前,极少有血中蓄积的临床体征,没有中枢神经系统毒性的先兆。虽然在狗和猴静脉内用布比卡因的研究中,心血管虚脱发生在惊厥前。但也不能完全适用于人体,特别是在有麻醉前用药的情况下。血浆游离布比卡因量迅速升高与发生毒性反应之间时间很短,减少了其中枢神经系统毒性反应的征兆。在许多脂溶性药物中,布比卡因快速应用引起中枢神经系统变化迟于依替卡因。苯二氮䓬类在预防布比卡因所致惊厥的价值还不清楚,但在全身性惊厥早期的快速治疗是明确的。苯二氮䓬类用于提高惊厥阈或抗焦虑时,能够从蛋白结合位点上置换布比卡因,并迅速升高血浆游离布比卡因,使中枢神经系统毒性突然增加。相反,布比卡因和其他高脂溶性药物与低脂溶性药物在快速注射于吸收慢的部位时,毒性增加可能较小。与其他氨基酯类局麻药如大剂量氯普鲁卡因混合应用,血中的布比卡因抑制了血浆胆碱酯酶活性,从而使氯普鲁卡因血浓度和毒性增加。

同依替卡因一样,布比卡因有与快进慢出动力学心肌钠通道有关的选择性心脏毒性,布比卡因在收缩期快速进入钠通道,而在舒张期从钠通道流出缓慢,可造成蓄积,由于复极化时间不足以使布比卡因流出,心率增快,舒张期时间缩短而使蓄积增加。

布比卡因引起的心脏电生理异常很明确也很特殊。心肌的电和机械性共同抑制提示布比卡因心脏毒性较大。布比卡因心脏毒性最严重的表现是急性折返型心律失常如室速或室颤。这些原因的心律失常,复苏困难,需要延长心脏支持时间。利多卡因是治疗心律失常的常用药,但对布比卡因心脏毒性所致的心律失常无效。由酸中毒、输注钾或同时应用引起钾向细胞外移动的药物所引起的高钾血症也增加布比卡因的心脏毒性。强效直接作用的正性心肌和外周血管的药物如肾上腺素或去甲肾上腺素,可有效逆转心肌的机械性抑制,可乐定可部分逆转与布比卡因心脏毒性有关的室性传导异常。早期使用体外循环或紧急血液透析也有成功报道。动物实验却发现,较低剂量的布比卡因有很强的逆转洋地黄诱导的室性心律失常,亚毒性剂量也不会使肾上腺素引发的心律失常增加。当应用布比卡因后发生心搏骤停,其原因除选择性心脏毒性外,还应考虑高位椎管内阻滞(脊麻、硬膜外、硬膜下)或由于神经系统疾病所致颅内压升高。布比卡因心脏毒性也必须强调考虑患者长期应用心脏功能抑制药如β-阻滞剂、钙通道阻滞剂和强心甙的情况。有报道Ⅲ度传导阻滞是由于患者服用异搏停后应用布比卡因。可能成为今后进一步研究钾通道激动剂在减少布比卡因心脏毒性方面作用的方向。

由于与妊娠晚期有关的生理改变,布比卡因心脏毒性在临产妇特别严重。妊娠子宫压迫腔静脉所致的静脉回流减少和腹部与盆腔大血管受压造成的心功能的降低对布比卡因心脏毒性有进一步加重的作用。一些学者在体外研究后提出黄体酮增强布比卡因毒性,但也有其他研究的报道,妊娠期间神经纤维对传导阻滞的敏感性相同,而在人体内的研究尚缺乏结论。

总之,布比卡因是由甲哌卡因改进而生成,作用时间长的强效局麻药,高脂溶性使其起效慢,传导阻滞时间长。在运动阻滞消退时仍有感觉阻滞和镇痛作用,进而发展到用于分娩镇痛和术后急性镇痛,仅发挥镇痛作用却保留运动功能。用于手术麻醉时,运动阻滞差。布比卡因心肌毒性可发生心搏骤停,且复苏困难,体外循环可能是最好的治疗方法。布比卡因浸润麻醉作用时间长,但毒性高于平均水平。重比重和等比重布比卡因常用于脊麻,起效慢、作用时间长、运动阻滞程度不同。硬膜外给药可用于手术麻醉、镇痛和术后急性疼痛治疗。外周神经阻滞可达到感觉及程度不等的运动阻滞,尤其适用于术后镇痛。

第三节 左旋布比卡因

布比卡因作为一种强效酰胺类局麻药广泛应用于临床,但在手术中易引起心肌抑制、顽固性心律失常等不良反应,对中枢神经系统也有一定毒性。目前市场上销售的布比卡因是外消旋化合物(两种异构体的比例大约为50∶50)。其毒性主要由右旋(R+)型光学异构体引起,左旋(S−)型光学异构体在体内分布广、清除慢、游离血药浓度低、毒性较小。左旋布比卡因(levobupivacaine)是一种长效酰胺类局部麻醉药,为布比卡因左旋(S−)型光学异构体,由英国 Cellech Chiroscience 公司研制,2000 年 3 月在美国首次上市,经动物实验及临床应用表明其药理学特性与布比卡因相仿,运动和感觉阻滞效能相近,毒不良反应低于布比卡因,在临床治疗中具有良好的应用价值。

一、英文名（**levobupivacaine**）

二、化学结构式

分子式：$C_{18}H_{28}N_2O$，分子量：288.43

三、药理作用（药效学和药代学）

研究表明，与等量布比卡因相比，运动阻滞和感觉阻滞的起效时间、持续时间和肌肉松弛程度相似。左旋布比卡因引起心搏停止和心律失常的剂量小于罗哌卡因，但显著高于布比卡因。布比卡因的毒性主要是由右旋（R+）型光学异构体引起的。布比卡因通过阻断电压门控性 Na^+ 通道和 K^+ 通道，阻滞传导产生局麻作用。研究表明，布比卡因对离子通道的抑制作用具有立体选择性，右旋（R+）布比卡因对 Na^+ 通道和 hKv1.5 通道的抑制作用强于左旋（S—）布比卡因，而右旋（R+）布比卡因对心脏的毒性也强于左旋（S—）布比卡因；右旋（R+）布比卡因和布比卡因对 HERG 通道的抑制作用弱于左旋（S—）布比卡因；布比卡因对心脏 K^+ 通道的抑制作用强于左旋布比卡因和罗哌卡因（布比卡因 $IC_{50}=52\ \mu mol/L$，左旋布比卡因 $IC_{50}=168\ \mu mol/L$，罗哌卡因 $IC_{50}=249\ \mu mol/L$）。

在一个双盲实验研究中，对健康志愿者真皮下注射 0.125%～0.75% 的左旋布比卡因、布比卡因和生理盐水。在浓度小于等于 0.25% 时左旋布比卡因的血管收缩作用比布比卡因强，在浓度大于 0.25% 时左旋布比卡因的血管扩张作用比布比卡因的弱。以上研究提示布比卡因的左旋和右旋镜像体的血管活性是有差异的，左旋布比卡因具有更强的血管收缩作用，这也许可以解释它的长时程感觉阻滞和较低的中枢神经系统毒性。

静脉输注、硬膜外给药以及用于臂丛神经阻滞麻醉时，等剂量左旋布比卡因和布比卡因的药物动力学性质相似。左旋布比卡因的药代动力学性质与给药剂量和途径有关。在血浆中，97% 以上的左旋布比卡因与蛋白结合。在肝脏中，左旋布比卡因经 CYP3A4、1A2 酶代谢转化为 3-羟基-左旋布比卡因，再与葡萄糖醛酸、硫酸盐结合，代谢产物主要经尿液排泄，部分经粪便排泄。左旋布比卡因的代谢易受到 CYP3A4、1A2 酶抑制剂（红霉素、酮康唑、伊曲康唑）和诱导剂（苯妥英、苯巴比妥、利福平）的影响。左旋布比卡因可透过胎盘，但对胎儿无明显毒不良反应。

在 56 例择期下腹部手术中随机双盲比较左旋布比卡因(0.75％,20 ml,150 mg)和等量布比卡因的麻醉效果,左旋布比卡因组感觉阻滞达 T_{10}、T_5 的时间分别为(13.6±5.6)min 和(24.3±9.4)min,而布比卡因组感觉阻滞分别为(14.0±9.9)min 和(26.5±13.2)min,两者相似,但左旋布比卡因组持续时间(550.6±87.6)min 长于布比卡因组(505.9±71.1)min,而两者肌肉松弛效果无明显差异。在志愿者的研究中,静脉内注射左旋布比卡因超过 75 mg 时,QT 间期延长少于布比卡因。

四、适应证和临床应用

左旋布比卡因临床可用于:硬膜外阻滞、臂丛神经阻滞、脊髓麻醉、产科麻醉和术后镇痛,且术后镇痛效果优于罗哌卡因。

各种麻醉方法的起效时间均在 15 min 左右。硬膜外用药≤202.5 mg 时,感觉阻滞可达 9 h;脊麻用 15 mg,阻滞 6.5 h;2 mg/kg 臂丛阻滞能达 17 h,均比布比卡因感觉阻滞时间更长。也有研究发现 0.75％布比卡因与 2％利多卡因混合液比 0.75％左旋布比卡因与 2％利多卡因混合液起效更快;在腰麻-硬膜外联合阻滞下行无痛分娩,脊麻用 2.5 mg 左旋布比卡因加或不加芬太尼 25 μg,同时硬膜外开始连续输注 0.125％左旋布比卡因加 2 μg/mL 芬太尼,速率 10 ml/h,需加用其他镇痛药的比率是 44％比 87.5％,停药后平均镇痛时间为 530 min ±65 min 比 361 min±66 min。其最低有效浓度,第一产程为 0.0134％、第二产程为 0.0195％。在健康志愿者进行的左旋布比卡因在静脉内局麻的研究表明,用 40 ml 0.125％左旋布比卡因或 0.5％利多卡因行静脉内局麻,其起效时间分别是 12.5 min 和 1.5 min,对经皮电刺激(TES)无反应的时间是 22.5 min 和 27.5 min,利多卡因起效快,运动功能消失早,松止血带后左旋布比卡因感觉和运动恢复慢,但不良反应少,是 IVRA 时的良好替代药。0.125％左旋布比卡因复合苏芬太尼 1 μg/mL 用于开胸手术后镇痛效果优,而不良反应少,没有运动阻滞。

五、毒性

心血管方面的毒性表现为对血管的影响和对心脏的影响。布比卡因的左旋和右旋镜像体的血管活性有差异,左旋布比卡因具有更强的血管收缩作用,这也许可以解释它的长时程感觉阻滞和较低的中枢神经系统毒性。对于某些血管左旋布比卡因可能具有有害作用,如减少肾血流;所有局部麻醉药都具有潜在的心血管毒性,因为它们不仅阻断神经细胞膜上的离子通道,而且还阻断包括心肌细胞在内的所有可兴奋细胞的细胞膜上的离子通道。局部麻醉药的作用时间越长其发生毒性反应的风险也就越大。在体和离体实验均证明,左旋布比卡因的心血管作用与罗哌卡因相似,心血管毒性比布比卡因低。在动物实验和离体人类组织实验中,左旋布比卡因表现在以下几个方面的作用较弱:减慢心肌最大除极速率(Vmax)的作用弱;延长房室传导的作用弱;延长 QRS 间期的作用弱。对于离体心脏左旋布比卡因不像右旋布比卡因和布比卡因那样容易诱发严重的心律失常,特别是室颤。而且左旋布比卡因诱发的心肌细胞电生理和收缩性紊乱的恢复较布比卡因引起的恢复快。左旋布比卡因和布比卡因对左心室收缩力的抑制是相似的,但是这种抑制可以在致 CNS 兴奋剂量时被逆转。Grodan 等研究了不同局部麻醉药(即布比卡因、罗哌卡因、左旋布比卡因和利多卡因)经股静脉输注对全麻下狗的心肌毒性及复苏情况。四种局部麻醉药致循环虚脱的累计剂量分别为布比卡因(21.7±2.6)mg/kg,左旋布比卡因(27.3±2.0)mg/kg,罗哌卡因(41.6±4.9)mg/kg,利多卡因(127.2±5.2)mg/kg。复苏过程包括注射肾上腺素、溴苄胺、心脏按压、人工起搏及电复律等,经过 20 min 复苏后各组的死亡率分别为布比卡因组(50%),左旋布比卡因组(30%),罗哌卡因组(10%),利多卡因组(0)。

在体和离体实验均证明左旋布比卡因的心血管作用与罗哌卡因相似,心血管毒性比布比卡因低。健康志愿者的随机双盲研究显示左旋布比卡因和布比卡因的平均中毒剂量分别是 56 mg 和 48 mg(相应的最大血浆浓度分别是 2.62 mg/L 和 2.25 ml/L)。除了中毒剂量稍低以外,左旋布比卡因负性变力作用也较弱。在有效剂量时,两药之间在心血管参数方面没有明显的差异,而只有少数心电图异常的报道。

对中枢神经系统(CNS)毒性作用,局部麻醉药对孤束核的作用可导致低血压、心动过缓和心律失常。在清醒绵羊进行的动物实验中,左旋布比卡因和布比卡因的平均致抽搐剂量分别是 103 mg 和 85 mg(P=0.004),而且布比卡因所致的 CNS 兴奋症状发生早而持续时间长。另一个 12 名健康志愿者的实验中,在静脉注射左旋布比卡因或布比卡因 40 mg后,左旋布比卡因组脑电图的 CNS 抑制表现低于布比卡因组。而且左旋布比卡因组所受影响的面积和效应的强度也较布比卡因组小。证明静脉注射左旋布比卡因的毒性小于相同剂量的布比卡因。

目前建议临床应用左旋布比卡因一次最大剂量为 150 mg,24 h 最大用量为 400 mg。为了提高安全性,用大剂量时应分次给药。

第四节　罗哌卡因

罗哌卡因为瑞典 Astra(阿斯特拉)制药公司研制开发的新型长效酰胺类局部麻醉药,1996 年在荷兰首次上市,现已在美国、瑞士、英国等许多国家上市,我国于 1998 年批准进口罗哌卡因注射液。

罗哌卡因(N-n-丙基 2′,6′-pipecoloxylidide)是继布比卡因之后开发出来的一种新型长效酰胺类局麻药。除了具有较少的心血管毒性外,还发现该药若误注射入血管引起毒性反应较易治疗逆转。罗哌卡因的物理-化学特性表现为起效时间(与 pKa 相关)与布比卡因相似,其绝对效能(与脂溶性相关)和作用时间(与蛋白结合率相关)较布比卡因小。罗哌卡因的低脂溶性可能使该药对运动神经和感觉神经具有差异阻滞的效果。因此,罗哌卡因除了具有较低的心血管毒性外,还具备感觉、运动神经差异阻滞的作用。

罗哌卡因是最新的临床可以选用的局麻药,和许多比较新的酰胺类局麻药一样,罗哌卡因是从临床仍在应用的局麻药变异生成,与多数酰胺类局麻药不同,它不是消旋混合物,而是单一对映结构体(S-型),也是 PPX 家族成员之一,化学成分与布比卡因和甲哌卡因非常相似。研究罗哌卡因的动力来自于甲哌卡因最常发生中枢神经系统毒性但却极少引起死亡的现象,布比卡因毒性常常是严重的心脏毒性。罗哌卡因对心脏兴奋和传导抑制均弱于布比卡因。

虽然罗哌卡因的合成时间接近布比卡因,当时发现其效能不及布比卡因,在布比卡因的心脏毒性突显前,罗哌卡因的临床优点没有受到关注。由于需要一个药物既保留布比卡因的优点(长效阻滞,低浓度时感觉运动阻滞分离)毒性又低于甲哌卡因,而布比卡因和甲哌卡因的不同之处是甲哌卡因中 1 个碳(甲基)取代叔胺,布比卡因是 4 个碳(丁基)取代叔胺,而 3 个碳(异丙基)取代则生成罗哌卡因,但有 5 个碳的分子,其作用强度和心脏毒性均高于布比卡因。

利多卡因、布比卡因和罗哌卡因之惊厥量之比,相当于 5∶1∶2;致死量之比约为 9∶1∶2。临床上 1.0% 罗哌卡因与 0.75% 布比卡因在起效时间和运动阻滞的时效上没有显著差异。

一、英文名(ropivacaine、naropin、LEA103)

二、化学结构式

分子式:$C_{17}H_{26}N_2O \cdot HCl \cdot H_2O$,分子量:328.88

三、理化性质

市售罗哌卡因是盐酸盐液体,pH5.5~5.6,pKa8.1,成品浓度为 0.25%~1%,硬膜外注射用于手术和产科麻醉,连续输注可用于术后镇痛和产科镇痛,也可用于外周神经阻滞。罗哌卡因在 pH6.0 以上难溶,在碱性环境中会发生沉淀。

罗哌卡因是一个纯左旋体长效酰胺类局麻药,有麻醉和镇痛效应,大剂量可产生外科麻醉,小剂量时则产生感觉阻滞(镇痛)仅伴有局限的非进行性运动神经阻滞。加用肾上腺素不改变罗哌卡因的阻滞强度和持续时间。罗哌卡因通过阻断钠离子流入神经纤细胞膜内对沿神经纤维的冲动传导产生可逆性的阻滞。局麻药也可能对如脑细胞和心肌细胞等易兴奋的细胞膜产生类似作用,如果过量的药物快速地进入体循环,中枢神经系统和心血管系统将出现中毒症状和体征。怀孕母羊和未怀孕的母羊相比,并不显示对罗哌卡因有更强的敏感性。健康志愿者静脉注射罗哌卡因后耐受良好,此药临床经验提示有良好的安全范围。根据副交感神经阻滞程度,硬膜外使用此药可出现间接的心血管效应(低血压、心动过缓)。罗哌卡因对兔的无髓鞘迷走神经 C 纤维比 A 纤维阻滞更快。对 A 和 C 纤维来说,一般离解常数(pKa)低和脂溶性高的局麻药有利于阻滞前者;反之 pKa 高和脂溶性低者则有利于阻滞后者,罗哌卡因的脂溶性为 2.9,与布比卡因的脂溶性 10 相比,意味着罗哌卡因穿透鞘膜较缓慢,所以低浓度罗哌卡因的分离阻滞效果较好,这有利于临床上仅需无痛而对运动神经阻滞作用越小越好的某些特殊要求。但与布比卡因比较,罗哌卡因的低脂溶性限制其组织穿透能力,在局麻操作时对注药部位的准确性要求增加。罗哌卡因在鼠坐骨神经阻滞时作用时间长于布比卡因,而毒性小于布比卡因。

临床研究表明,罗哌卡因的起效时间 20～30 min,感觉阻滞持续时间 8～12 h,运动阻滞时间 4～6 h,与布比卡因相仿。与其他酰胺类局麻药比较,罗哌卡因有弱的血管收缩作用,是否限制了其用于血管侧支少或终动脉部位还不得而知,虽然其血管收缩的能力不可能达到临床应用局麻药中加入肾上腺素的常用浓度(2～10 μg/mL)的血管收缩强度。当应用 0.5% 的罗哌卡因行硬膜外阻滞时,硬膜外血流减少约 30%,而布比卡因增加 15%～20%。虽然理论上也有减少子宫血流的危险,但在羊和人体的研究表明,与布比卡因比较,罗哌卡因不减少子宫血流,运动阻滞降低,能达到有持续镇痛作用而运动阻滞最小。

肾上腺素对罗哌卡因的作用持续时间影响极小,不会推迟峰浓度时间或降低吸收量,不延长运动阻滞时间。在硬膜外用药时,增加罗哌卡因的浓度(如从 0.5% 增加到 1.0%),可增加感觉阻滞时间和运动阻滞时间。

四、药理作用(药效学和药代学)

罗哌卡因的 pKa 为 8.1,符合线性药代动力学,最大血药浓度和剂量成正比。分布率为 141(n-辛醇/磷酸盐缓冲液,25 ℃,pH7.4)。罗哌卡因的血浆浓度取决于剂量、用药途径和注射部位的血管分布。罗哌卡因从硬膜外的吸收是完全的,呈双相性,快相半衰期为 14 min,慢相终末半衰期约为 4 h;因缓慢吸收是清除罗哌卡因的限速因子,所以硬膜外用药比静脉用药清除半衰期要长。罗哌卡因总血浆清除率 440 ml/min。血浆药物清除率为 8L/min,稳态分布积容 47 L。终末半衰期为 1.8 h。罗哌卡因在血浆中主要和 α_1-酸糖蛋白结合,非蛋白结合率约 6%。当连续硬膜外注射时,可观察到罗哌卡因总的血浆浓度的增

加和手术后 α_1 -酸糖蛋白浓度的增加有关,未结合(药理学活性)浓度的变化比总血浆浓度的变化要小得多。罗哌卡因易于透过胎盘,相对非结合浓度而言很快达到平衡,与母体相比胎儿体内罗哌卡因与血浆蛋白结合程度低,胎儿的总血浆浓度也比母体的低。

罗哌卡因主要是通过芳香环羟基化作用而充分代谢,静脉注射后总剂量的 86% 通过尿液排出,其中仅 1% 为未代谢的药物,主要代谢物是 3-羟基罗哌卡因,其中约 37% 以结合物形式从尿液中排泄出来,尿液中排出的 4-羟基罗哌卡因、N-去烷基代谢物和 4-羟基去烷基代谢物约为 1%~3%,结合的和非结合的 3-羟基罗哌卡因在血浆中仅显示极微量的浓度,3-羟基罗哌卡因和 4-羟基罗哌卡因有局麻作用,但是麻醉作用比罗哌卡因弱。

同布比卡因一样,罗哌卡因的大芳香环和胺键保护着酰胺键不被水解。由于高脂溶性和分子量大,几乎没有罗哌卡因原形从尿中排出,除非尿液经过酸化。罗哌卡因主要经肝脏代谢,动物实验表明经肝摄取大于布比卡因。生物转化开始于肝脏混合功能氧化酶对哌啶环到 PPX 的脱烃作用,继而通过与甲哌卡因和布比卡因代谢产物 PPX 相同的途径排出。第一步的代谢率居布比卡因和甲哌卡因的中间,更接近布比卡因,因此其半衰期与布比卡因非常相似,当输注速度超过生物转化和清除速度时,则有很强的蓄积作用。虽然其总血浆浓度增加与时间相关,骨科手术后持续输注用于术后镇痛,开始的 24 h 游离血浆分数稳定于毒性水平以下。硬膜外麻醉后用罗哌卡因持续输注镇痛,与血浆游离分数增加或达到毒性水平不相关。血浆分数增加可能和罗哌卡因与血浆蛋白结合力弱(与布比卡因比)有关,也可以在给妊娠羊注射后不久在胎儿体内检测到。

五、适应证

(一)浸润麻醉

罗哌卡因用于浸润麻醉报道较少,因有血管收缩作用,既是优点也是缺点,需考虑其注射部位。在猪皮下注射罗哌卡因 1 ml(0.25%~0.5%)后皮肤血流减少,但同等剂量和浓度的布比卡因使皮肤血流量增加;加入肾上腺素(5 μg/mL)后,两者皮肤血流皆降低。皮内注射 0.25%~0.75% 的罗哌卡因 0.25 ml 后,有效作用时间长 2~3 倍,加用肾上腺素后两药的有效时间进一步延长。

在胆囊切除或腹股沟疝修补术术前切口用罗哌卡因浸润,术后镇痛效果与布比卡因相当。有报道术前腹壁切口处用 0.125%~0.25% 的罗哌卡因局部浸润,可以缓解开腹胆囊切除术后疼痛 6 h,腹股沟疝修补术后用 40 ml 0.5%罗哌卡因伤口浸润,也可控制疼痛长达 6 h,而用更大剂量(375 mg)浸润腹股沟疝修补伤口,镇痛时间更长而血浆药物仍不会达中毒水平。有报道 1%罗哌卡因用于眼球周围阻滞行白内障手术时发生复视,在 30 h 内恢复,可能罗哌卡因影响眼球运动阻滞时间达 30 h;而老年患者眼球周围阻滞用 1%罗哌卡因加透明质酸酶 100 IU/mL,双侧脑氧饱和度没有显著差异。直肠肛门手术局部用 0.75% 罗哌卡因 40 ml 浸润,可降低术后 1 h、3 h、6 h 疼痛评分和镇痛药用量。

（二）脊麻

罗哌卡因没有标明可用于脊麻,但已有将罗哌卡因作为脊麻药进行临床研究的报道。早期的评价包括椎管内注射无糖溶液的研究,目的是判断在硬膜外阻滞时意外将罗哌卡因注射入蛛网膜下腔时可能造成的不良反应和后遗症。但在用罗哌卡因进行硬膜外阻滞时,意外穿破硬膜使罗哌卡因误入蛛网膜下腔后,临床没有发现罗哌卡因对中枢神经系统的毒性。与布比卡因相比,用于蛛网膜下腔其作用强度低,运动阻滞时间短。0.5% 和 0.75% 罗哌卡因脊麻,行下肢手术时,感觉阻滞相当,运动阻滞在 0.75% 组稍强,表明其与布比卡因有相似的作用。应用罗哌卡因后血管收缩,脊髓血流减少的程度轻于常用肾上腺素引起的血流减少。当用非常小剂量的罗哌卡因（2 mg）或以等量的布比卡因用于鞘内镇痛时,其镇痛效果相等。有研究应用 0.5% 重比重罗哌卡因 18 mg 加芬太尼 10 μg 较单纯罗哌卡因脊麻行剖宫产手术,感觉阻滞时间延长、运动阻滞时间相同、术中镇痛质量更好,完全无痛时间分别为 143.2 min±34.2 min 与 101.4 min±21.4 min,镇痛时间分别为 207.2 min±32.2 min 与 136.3 min ±14.1 min 。而重比重罗哌卡因 18 mg 或加 25 μg 芬太尼脊麻下 TURP 术,阻滞的最高平面和时间无显著差异,平面消退到 T1 的时间显著延长,开始感觉疼痛及需要用镇痛药时间也显著推迟,但瘙痒发生率显著增高。

在最近的试验中,人们发现罗哌卡因可能较布比卡因更不适合于椎管阻滞。

（三）硬膜外阻滞

罗哌卡因广泛用在硬膜外阻滞,包括各种手术、产科麻醉和急性疼痛的治疗,用于外科手术产生长时效感觉阻滞、运动阻滞随浓度增加而增加,镇痛时间与布比卡因相等,两药的主要不同点是罗哌卡因的作用强度和运动阻滞时间稍逊。用于骨科下肢手术可能会受到影响,感觉和运动阻滞的情况适合泌尿外科内镜手术。要想达到与布比卡因同样的运动阻滞,罗哌卡因的浓度需要增加 0.25%。

罗哌卡因的镇痛与布比卡因相同,而运动阻滞更少。在产科镇痛方面,0.25% 的布比卡因和罗哌卡因用于第一产程患者自控用药临床方面没有差异,在 0.125% 的较低浓度时,两者在临床上也难以区别。患者自控硬膜外镇痛（PCEA）用 0.2% 罗哌卡因与 0.125% 布比卡因比较,其镇痛效果相同,运动阻滞降低,而对产程、分娩方式及新生儿影响方面没有显著差异。而 0.1% 罗哌卡因和 0.075% 布比卡因辅以小剂量芬太尼,其镇痛效果都好,且 0.1% 罗哌卡因比 0.075% 布比卡因对运动神经影响更小。有研究表明 0.2% 罗哌卡因加苏芬太尼 5 μg 硬膜外分娩镇痛已足够,更多也没有益处,低浓度罗哌卡因分娩镇痛效果优于布比卡因。腰硬联合用 0.1% 罗哌卡因加芬太尼 2 μg/mL 可明显延长分娩镇痛的时间,并且不产生严重的不良反应。但苏芬太尼 10 μg 与布比卡因 2.5 mg 或罗哌卡因 2 mg 或 4 mg

合用于 CSE 分娩镇痛,与布比卡因比较并没有明显优势。当 0.75％的罗哌卡因用于剖宫产,能提供良好的手术条件,而 0.75％罗哌卡因加 20 μg 苏芬太尼用于剖宫产手术麻醉,感觉阻滞达 T4 的平均时间由 21 min 减少到 11 min;分娩时 VAS 评分在加苏芬太尼组显著降低,分别为 32 mm±35 mm 与 9 mm±19 mm,罗哌卡因总量平均为 100.5 mg 与 118.5 mg,产妇低血压、心动过缓、恶心呕吐、颤抖和瘙痒率与新生儿 apger 评分、NAC 评分、脐带血血气分析均无显著差异。α2 肾上腺素能受体兴奋剂可乐定和新斯的明分娩镇痛或剖宫产后镇痛,是通过共同的作用机制。鞘内小剂量可乐定 30 μg 加入局麻药与阿片混合液中,可延长分娩镇痛时间,发生低血压时需用麻黄素治疗。硬膜外可乐定 60～75 μg,可延长局麻药与阿片混合液的镇痛作用,并弥补罗哌卡因不足的效果。新斯的明鞘内有镇痛作用,但胃肠道不良反应太大。硬膜外新斯的明(6～7 μg/kg;500 μg)联合苏芬太尼或可乐定分娩镇痛没有不良反应,而且不影响活动。硬膜外椎管内可乐定能用于改善剖宫产后镇痛,硬膜外新斯的明对剖宫产后有适度的镇痛作用。肾上腺素不仅可作为血管收缩剂,也通过 α2 肾上腺素能机制起作用,也利于局麻药进入神经组织,加入罗哌卡因与芬太尼混合液中可改善胸段硬膜外镇痛效果。

0.2％罗哌卡因加 S−氯胺酮 0.5 mg/kg 骶管阻滞,术后镇痛效果显著好于加用可乐定或单用罗哌卡因,而没有显著临床不良反应。但 0.2％罗哌卡因 1 ml/kg 加芬太尼 1 μg/kg,则不比单用 0.2％罗哌卡因好,如静脉内复合应用芬太尼 1 μg/kg 除增加术后恶心呕吐外,没有术后镇痛作用。也有研究认为 0.2％罗哌卡因 1 ml/kg 加 1 μg/kg 芬太尼与 0.2％罗哌卡因 1 ml/kg 比较,没有显著差异。

0.1％～0.3％的罗哌卡因术中应用,镇痛可持续到术后。虽然最低浓度的罗哌卡因可以用于下腹部术后镇痛,但速度必须超过 10 ml/h,总量增加也会引起运动阻滞。有人观察了 60 例腹部手术后行胸部硬膜外自控镇痛的患者,结果发现,0.125％布比卡因加苏芬太尼 0.5 μg/mL 组的镇痛效果优于 0.125％罗哌卡因加苏芬太尼 0.5 μg/mL 组,而单独使用 0.2％罗哌卡因组的镇痛效果较 0.125％罗哌卡因加苏芬太尼 0.5 μg/mL 组差,但不良反应增多,尤其是前 12 h 瘙痒、恶心呕吐显著增多,也有研究没有发现明显的不良反应。上腹手术后镇痛,0.2％～0.3％罗哌卡因即可达满意镇痛效果。胸段硬膜外输注小剂量罗哌卡因加芬太尼,加用肾上腺素能显著改善镇痛效果,尿潴留、瘙痒、恶心呕吐发生率均低,术后第一天不需要留置导尿,活动更便利。但术中硬膜外用 0.375％罗哌卡因却不显著降低妇科肿瘤手术患者术后镇痛药用量。在全关节置换的患者罗哌卡因用药容量增加也增加运动阻滞。考虑到运动阻滞和足够镇痛两个方面,最好是在术中用 0.5％罗哌卡因进行麻醉,然后用 0.2％维持镇痛。硬膜外血管收缩可以延长感觉阻滞时间,在连续硬膜外输注镇痛时,虽然血浆水平稳定增加与清除减少有关,但没有毒性问题。

（四）神经丛阻滞

罗哌卡因用于外周神经阻滞的起效、感觉阻滞时间和运动阻滞水平与布比卡因相似。研究显示，加用肾上腺素不影响 0.5% 罗哌卡因从臂丛鞘中吸收的药物动力学特征，并且 0.5% 罗哌卡因在起效时间（<4 min）和持续时间（9～11 h）上与同浓度布比卡因相同。外周神经阻滞时最好选用 0.5% 浓度，锁骨下血管周围阻滞，用于上肢手术能达到极好的感觉麻醉和足够的运动阻滞，而加用肾上腺素不会改善质量和作用时间。如腋路臂丛阻滞时加入 150 μg 可乐定，可显著延长运动阻滞（552 min→721 min）、感觉阻滞（489 min→628 min）和镇痛（587 min→828 min）时间，不增加不良反应。对更大的运动阻滞，如腋路臂丛阻滞，可能需要 0.75% 的浓度。当 0.5% 的布比卡因和罗哌卡因用于腋路臂丛阻滞时，感觉和运动阻滞、失败率及追加用药方面均没有差别。当用于股神经或坐骨神经阻滞时，起效快于布比卡因，镇痛时间长于甲哌卡因。Bertini 等报道罗哌卡因具有更佳的阻滞效果，表现为患者术中阿片类药物用量较小，患者满意度高。

（五）局部静脉麻醉

虽然毒性低于布比卡因，但高于常用于局部静脉麻醉的药物如利多卡因和丙胺卡因，也不可能作为局部静脉麻醉的重要药物。0.2% 罗哌卡因与 0.5% 利多卡因，麻醉效果相同，松止血带后感觉恢复时间罗哌卡因晚于利多卡因。而 0.375% 罗哌卡因与 0.5% 利多卡因比较，起效时间分别为 8.0 min ±4.1 min 和 6.5 min±2.9 min，运动阻滞时间相似，但术后第一小时镇痛药需要量显著降低，更多患者无痛直到 90 min。

六、禁忌证

1. 对于高龄或伴有其他严重疾患诸如心脏传导系统部分或完全阻滞，严重肝病或严重肾功能不全等疾病而需施用区域麻醉的患者，应特别注意。为降低严重不良反应的潜在危险，在实施麻醉前，应尽力改善患者的状况，药物剂量也应随之调整。

2. 由于盐酸罗哌卡因在肝脏代谢，所以严重肝病患者应慎用，因药物排泄延迟，重复用药时需减少剂量，通常情况下肾功能不全患者如用单一剂量或短期使用不需调整用药剂量，慢性肾功能不全患者伴有酸中毒及低蛋白血症，发生全身性中毒的可能性增大。

3. 硬膜外麻醉会产生低血压和心动过缓，如预先输液扩容或使用血管性增压药物，可减少这一不良反应的发生，低血压一旦发生可以用 5～10 mg 麻黄素静脉注射治疗，必要时可重复用药。

4. 神经系统的疾病以及脊柱功能不良（如脊髓前动脉综合征，蛛网膜炎、马尾综合征）和麻醉区域有关，而和局部麻醉药几乎无关。有些局部麻醉如头颈部位的注射，严重不良反应的发生率较高，而与所用的局麻药无关。

七、剂量与用法

适用于神经阻滞和硬膜外阻滞,常用浓度为 0.5%～1.0%溶液,0.5%溶液适用于产科阻滞或镇痛,可避免运动神经的阻滞。起效时间 5～15 min,感觉时间阻滞可达 4～6 h,加用肾上腺素不能延长运动神经阻滞时效。

八、不良反应与注意事项

罗哌卡因的高脂溶性和作用强度提示中枢神经系统毒性与布比卡因相似,与布比卡因比较,其较高的游离血浆水平使中枢神经系统症状更像静脉注射了罗哌卡因。动物在体研究表明,罗哌卡因致心血管抑制的剂量较布比卡因大 3.3～6.9 倍,而引起惊厥的剂量仅是布比卡因的 40%。有报道 3 例罗哌卡因外周神经阻滞后出现 CNS 毒性表现,与其他局麻药毒性不同,表现为意外的行为改变,包括极度激动、焦虑、尖叫,对指令没有反应。可能与罗哌卡因的 S 对映体结构及与 CNS 和心血管系统不同的受体结合、选择性解除神经通路抑制有关。

罗哌卡因在心脏毒性方面已经有很多研究,动物研究证实罗哌卡因所致心律失常是介于甲哌卡因和布比卡因之间,给狗静脉内注药引起的致命性心律失常布比卡因远多于罗哌卡因,而给羊静脉内注药,罗哌卡因引起的心律失常也不像布比卡因所致的难以复苏。对豚鼠心肌钠通道阻滞活性的研究发现,罗哌卡因较布比卡因更像利多卡因,其心肌活性抑制少。在离体兔心脏标本,罗哌卡因所致心律失常没有布比卡因的严重,且用超速起搏更容易终止。对离体乳头肌收缩的抑制罗哌卡因(24%)少于布比卡因(85%),罗哌卡因抑制心肌的收缩性显著低于相同剂量的布比卡因,体外实验心肌线粒体活性抑制罗哌卡因少于布比卡因。钾通道阻滞也弱于布比卡因,通过这些机制降低其毒性。和布比卡因一样,罗哌卡因所致心脏抑制也与酸中毒和高碳酸血症有关。

罗哌卡因在人体的临床研究与动物实验相同,没有大量心脏毒性或由罗哌卡因所致心搏骤停的报道。在一组志愿者的研究中,患者在不同的时期接受静脉输注布比卡因和罗哌卡因直至出现中枢神经系统毒性症状,布比卡因在低浓度时比低剂量时出现心脏功能抑制多。志愿者硬膜外连续输注期间,血浆水平持续增加,但在 5～10 h 达到一个亚毒性坪值。在罗哌卡因匀速输注时发现血浆水平持续增加,可能与清除率减少有关。在 5 例非转流 CABG 患者,硬膜外输注罗哌卡因 24～54 h,α-酸性糖蛋白(α-AGP)浓度最初 6 h 降低,然后逐渐增加,在 54 h 时是最初的 3 倍,游离罗哌卡因则随着 α-AGP 增加而逐渐减少。

罗哌卡因的血管收缩性可引起脊髓血管收缩和脊髓缺血的可能,当应用于狗脊髓时,软膜血管收缩而布比卡因可引起软膜血管扩张。而事实上,罗哌卡因在动物减少脊髓血流,时间短暂且没有临床意义。硬膜外罗哌卡因不引起子宫胎盘和胎儿血流减少。

总之,罗哌卡因是由布比卡因和甲哌卡因变异而来,以获取两者的优点。有弱的血管收缩作用,感觉阻滞起效慢、作用时间长。相同镇痛水平,其运动阻滞低于布比卡因,选择性心脏毒性显著少于布比卡因。罗哌卡因的麻醉效果与布比卡因相近似,而毒性弱于布比卡因,低浓度时产生感觉—运动神经阻滞分离,作为无痛分娩和术后硬膜外止痛的临床地位虽尚未定论,但研究提示该药在那些对肌肉松弛要求不高的手术、无痛分娩和术后镇痛等方面,是值得临床选择应用的局部麻醉药。

第五节　甲哌卡因

实验用可卡因的哌啶环与利多卡因的二甲苯酸结合,产生 PPX 家族,甲哌卡因是 PPX 家族的原形。1957 年瑞典 Ekenstam 合成了 n-取代的 PPX 化合物及各种强度的局麻药,当 n-取代是甲基团时,生成甲哌卡因。甲哌卡因与利多卡因比较发现其有局麻药的活性,酰胺链的代谢率较低,其他的 PPX 取代 n-基团,包括:丁基取代生成布比卡因,异丙基取代生成罗哌卡因。

一、英文名(mepivacaine、polocaine、carbocaine)

二、化学结构式

分子式 $C_{15}H_{22}N_2O \cdot HCl$,分子量 282.81

三、理化性质

甲哌卡因是盐酸盐制剂,pH5.0~5.5,pKa 值 7.8,市售制剂浓度 1‰~2‰。

甲哌卡因虽然没有利多卡因应用普遍,但与利多卡因一样,在局麻方面仍有广泛的用途,甲哌卡因比利多卡因毒性更大,最大推荐剂量小于利多卡因。虽然有这些情况,临床应用甲哌卡因的经验提示,该药与利多卡因相比,达到传导阻滞所需的剂量时毒性相同或略低。

甲哌卡因惟一的特性是它穿透组织的扩散能力强,使甲哌卡因特别适合于范围要求较广的局麻。注药后立即局部按摩,可促进甲哌卡因的扩散,血管内甲哌卡因的作用似弱的血管收缩药,伴有持续的血管收缩作用,在兔直接动脉内注射引起血管平滑肌松弛和血管顺应性增加。与利多卡因比较甲哌卡因血浆水平的高低不会显著影响短期记忆。

四、药理作用（药效学和药代学）

由于甲哌卡因和所有 PPX 家族一样是双重环结构，其代谢途径不同于利多卡因和其他酰胺类局麻药，虽然甲哌卡因同利多卡因一样都在肝内开始生物转化，事实上尿中没有甲哌卡因原形，除非进行酸化尿液，也只有 1‰～6‰ 以原形经尿液排出。二甲苯胺的氧化羟化反应移除甲哌卡因部分结构，使其向酚类衍生物转化。哌啶核团 N-端去甲基化是甲哌卡因大部分代谢的第一步生物转化反应，此步反应产生去甲基甲哌卡因（PPX）和对位/邻位羟基 PPX，具有细胞膜活性和中枢神经系统毒性，不同于利多卡因，甲哌卡因的双环结构使其不易在 N-端去甲基后进一步发生脱烃作用。生物转化增加了对位和邻位 PPX 的水溶性，使其共轭反应速度加快，离子活性增加也同样增加了肾脏对这些代谢产物的排出，而无需进一步的生物转化。双环结构使甲哌卡因无法在胎儿中进行生物转化，且对位和邻位羟基化反应速度大大减慢。结果甲哌卡因在胎儿体内蓄积，且生物半衰期大大延长，甲哌卡因的初步生物转化速度也大大慢于丙胺卡因，因为丙胺卡因的第二氨基结构去氨基化速度更快。

五、适应证

（一）表面麻醉

甲哌卡因表面麻醉在临床上与利多卡因很相似（容量和浓度），起效快、作用时间中等。表面麻醉应用不广，可能原因一方面是习惯于用利多卡因，另一方面也可能是恐惧其毒性。

（二）浸润麻醉

甲哌卡因用于浸润麻醉的浓度是 0.5%～1.0%，起效时间与利多卡因相同，作用时间略长（约 3 h），加入肾上腺素能延长时效 20%～30%，较低浓度皮内注射时有弱的血管收缩作用。较高浓度则似扩血管药，抑制平滑肌细胞内钙移动。而用生理盐水稀释至 0.2% 时，可大大降低注射痛。

（三）脊麻

脊麻可选用 1.5%～4% 的甲哌卡因，原液为等比重液，重比重液需加入葡萄糖。起效快，完全感觉和运动阻滞达 70～120 min，加入肾上腺素能延长至 3 h，与布比卡因相比较，运动阻滞程度更深。

2% 甲哌卡因用于脊麻，麻醉效果优良，没有利多卡因的明显毒性，在 4% 的甲哌卡因重比重脊麻后的患者，有报道发生短暂的神经根刺激症状（TRI），持续时间很短（24 h 内）。而仔细检查也可发现 1.5% 甲哌卡因脊麻的患者，有少量 TRI 发生。研究发现在 60 mg 2% 纯甲哌卡因脊麻后恢复时间延长，可能与这一研究中同时应用了经皮可乐定共同作用所致。

布比卡因的出现使得甲哌卡因已事实上不用于脊麻。

（四）硬膜外阻滞

甲哌卡因是非产科麻醉的良好选择，2％甲哌卡因硬膜外应用，起效时间为 6.2 min，10 min 内就有完全的感觉和运动阻滞，完善节段扩散时间约需 17.5 min，恢复两个节段需 70～90 min，加入肾上腺素后阻滞时间延长 20％～30％。在有些运动阻滞要求不是很高、而麻醉平面需要很广的患者，需增加容量时选用 1.5％的甲哌卡因，可明显减少毒性危险。2％ 与 0.5％的甲哌卡因比较，在阻滞平面达 T4 时，交感神经阻滞的强度显著增高。虽然甲哌卡因能提供良好的手术条件，但由于甲哌卡因的 pKa 低、母婴再分布多（胎儿/母体比率达 0.65～0.70）及可能对胎儿的影响，而不用于剖宫产或经阴道分娩。甲哌卡因的双环结构在胎儿代谢很差，很少发生羟化作用（不到成人的 10％），主要以原形从尿中排出，代谢半衰期延长，而导致甲哌卡因在胎儿体内蓄积。由于排出的甲哌卡因蓄积于羊水中，又通过胎儿消化系统进行再循环，在满足剖宫产手术需要的麻醉剂量时，胎儿的血药浓度持续升高，足以导致胎儿肌张力降低长达 24 h，即硬膜外甲哌卡因所致的婴儿松软综合征较多。胎儿血药浓度升高，导致新生儿心动过缓发生率很高，浓度极高可引起新生儿心律紊乱甚至室速。严重的中枢神经系统毒性，能引起中枢神经系统抑制甚至新生儿复苏失败。

（五）外周神经阻滞

1.0％～1.5％的甲哌卡因用于神经阻滞，可产生完善的感觉阻滞，随着浓度从 1.0％到 1.5％逐渐增高，运动阻滞完善率增加。在 10～15 min 内作用完全，最大作用时间 2～3 h，加肾上腺素能延长 20％～30％。用 1.5％甲哌卡因 50 ml 行腋路臂丛阻滞作用持续平均 3.8 h，而没有中枢神经系统毒性表现。为评估臂丛阻滞不完善时反复注药的安全性，于臂丛鞘内放置导管，注射全量 1％甲哌卡因，30 min 后注射半量，没有出现中枢神经系统毒性征象。1.5％甲哌卡因 40 ml 加曲马多 40～200 mg 行腋路臂丛阻滞，感觉和运动阻滞的起效和作用时间无差异，由于曲马多的中枢神经作用与局麻药的外周作用，曲马多组术后需要镇痛药者显著减少，加入曲马多后有剂量依赖性术后镇痛药应用减少，但不良反应没有明显差异。新斯的明 500 μg 用于关节腔内有术后镇痛作用而无不良反应，而加入甲哌卡因中行腋路臂丛阻滞，既不延长感觉阻滞时间，且胃肠道不良反应达 30％。

由于甲哌卡因扩散好，药物注射在神经附近即可达到神经阻滞，而避免因寻找异感而损伤神经的可能。用于腋路臂丛阻滞时，操作技术不影响阻滞的完善率。由于其运动阻滞完善，首选用于需要完善运动阻滞的手术。

（六）静脉内局麻

与利多卡因相似，也能用于静脉内局麻。有报道提出 4.3 mg/kg 0.6％的甲哌卡因溶液用于手术麻醉，成功率 98％，而无需加药；1.4 mg/kg 甲哌卡因稀释至 40 ml 能达到感觉麻醉。由于是静脉内注射,在放松止血带以后,有残留的局麻药进入循环可能。

六、禁忌证

由于甲哌卡因的 pKa 很接近于生理 pH,故注射后能离解出较大比率的不带电荷的脂溶性碱基,其血内浓度比利多卡因要高 50%。母体血内水平高,经胎盘向胎儿转移迅速,胎儿/母体比率达 65%～70%,故不适用于产科麻醉。

七、剂量与用法

推荐的剂量为上限 400 mg,加入肾上腺素后可达 500 mg,最大推荐剂量比利多卡因少 20%。硬膜外用 1%～2%的甲哌卡因感觉和运动阻滞相当,浓度超过 1.5%,运动阻滞均匀一致。外周阻滞用 1%～1.5%,感觉和运动阻滞 2～3 h,浓度超过 1%运动阻滞均匀一致。

八、不良反应与注意事项

习惯上,甲哌卡因在代谢方面与利多卡因比较,由于利多卡因应用广泛,虽然临床应用在硬膜外和外周神经阻滞的容量和浓度相同,但研究提示,如按 mg/kg 计算用量,则毒性较高。

尽管甲哌卡因的毒性明显增加,但许多报道用甲哌卡因作阻滞麻醉,达到或超过推荐剂量,而没有明显的毒性反应。加用肾上腺素后峰血浆水平降低,达峰时间延迟。在达到高血浆浓度时与利多卡因作用相同,由于直接心肌抑制作用,心率减慢,平均动脉压降低。蓄积作用可发生于快速吸收部位注射时,但在腋路臂丛置管麻醉中发现,首次注药 7 mg/kg,30 min 后再次注射半量也是安全的。

肌肉内注射甲哌卡因有直接的肌肉毒性作用,在最初的损伤恢复后,可发生再生,引起鼠肌细胞结构破坏。鼠腹膜内注射甲哌卡因有报道通过细胞毒作用于睾丸导管系统而降低精子产生,但缺乏人体相关或其他甲哌卡因细胞毒性的证据。应用苯二氮䓬类不会增加其血浆游离分数,同时应用利多卡因通过竞争结合部位,升高甲哌卡因血浆游离水平。

第六节　丙胺卡因

丙胺卡因是酰胺类继利多卡因后用于临床的局麻药,为了使利多卡因代谢增加、毒性降低,改良而产生的第二个酰胺类局麻药。与利多卡因的不同之处是亲水甲基从芳香环到中间链的转移及改变叔胺的取代。其临床应用目的是为替代利多卡因而降低毒性,但却发现有高铁血红蛋白血症。丙胺卡因用在易溶混合的局麻药中(EMLA)用于表面麻醉,才使其在临床得以应用,也常替代利多卡因用于静脉内局麻。

一、英文名（**prilocaine**、**citanest**、**propitocaine**）

二、化学结构式

分子式：$C_{13}H_{20}N_2O \cdot HCl$，分子量：256.77

三、理化性质

盐酸盐制剂用于传导阻滞，pKa7.9，pH 值 5.0～5.5，浓度 1％～3％，也有晶体形式，用于生产 EMLA，为 2.5％浓度。

溶液的 pH、pKa 及传导阻滞方式均与利多卡因相似，起效时间、感觉和运动阻滞深度及作用持续时间均似利多卡因。代谢更快，可选用较大剂量以加快起效速度和大神经阻滞的深度，但可产生剂量相关的高铁血红蛋白血症。

四、药理作用（药效学、药代学）

由于代谢快，事实上没有完整丙胺卡因从尿中排出，丙胺卡因和利多卡因一样在肝脏代谢，由于是仲胺，在其他生物转化前不需要先脱甲基作用，从而使代谢过程加速。氨基链迅速被肝脏混合功能酶水解成 N-苯基丙氨酸和正甲苯胺。肺和肾脏也发生很少量的水解，因为丙胺卡因的总清除率超过肝脏的总血流。N-苯基丙氨酸迅速进一步裂解，最后产生二氧化碳；正甲苯胺进一步氧化为 3-和 5-羟基甲苯胺，两者均为强效血红蛋白中铁的氧化剂。高铁血红蛋白的产生量有丙胺卡因剂量依赖性，并且在肝脏酶活性降低或肾脏清除率降低时增高。

五、适应证

（一）表面麻醉

虽然丙胺卡因用于黏膜表面麻醉起效快，作用时间中等，但血浆水平高，可致明显的高铁血红蛋白，因此，丙胺卡因无法广泛应用。用于全麻插管前喉表面麻醉，4％丙胺卡因在抑制咳嗽反射方面不如相同浓度的利多卡因。而 2％丙胺卡因或 2％利多卡因用于支气管镜检查，均可获得相同麻醉效果，但丙胺卡因的血浆药物浓度低。

由于 EMLA 的出现，才使丙胺卡因得于广泛应用。丙胺卡因和利多卡因均以 5％的浓度乳胶形式（非盐酸盐，室温下呈油状）透过皮肤屏障，以该种形式 EMLA 用于完整皮肤并予以覆盖可产生明显的皮肤麻醉 45～60 min。利多卡因电离透入与 EMLA 比较用于 CO_2 激光治疗脂溢性角化病,两组疼痛评分相同,但利多卡因组满意率高。EMLA 还可用于三度烧伤面积不足 10% 的患者皮肤移植手术。也用于小儿及痛觉过敏或对静脉穿刺高度恐惧的成人静脉穿刺。虽然此时丙胺卡因应用的剂量高于推荐量,但血浆浓度低,高铁血红蛋白血症的发生率低,甚至在小儿也可应用。

(二)浸润麻醉

0.5%～1.0% 丙胺卡因用于浸润麻醉,起效快、作用时间中等(2～3 h)。2% 丙胺卡因用于口腔内操作的麻醉更佳,全麻下拔牙后齿龈浸润有良好的镇痛作用,作用时间 2～3 h;膝关节腔内注射能产生极好的镇痛作用,其血浆水平高于皮下注射,在剂量需要增加时偶有可能发生高铁血红蛋白血症,但在驱血后用于关节腔内行关节镜检查时,血浆水平较低,可能是驱血对血流和药物吸收的影响,黏膜浸润麻醉也可能发生血浆药物水平升高。

丙胺卡因高浓度低容量浸润麻醉(4% 丙胺卡因 0.8 ml),已有报道在新生儿唇裂或腭裂手术后 1 h 引起紫绀,在新生儿包皮环切手术,同样小剂量也能引起高铁血红蛋白血症;用于口腔麻醉也有报道引起儿童高铁血红蛋白血症。

3% 丙胺卡因宫颈浸润用于宫颈激光手术能获得极好的镇痛,但分娩镇痛宫颈旁阻滞可引起胎儿高水平的高铁血红蛋白,却很少引起心动过缓。

(三)脊麻

5% 重比重丙胺卡因,起效迅速,维持 90～100 min,因与葡萄糖混合后化学性质不稳定,成功率不如利多卡因,使其在临床没有广泛用于脊麻。

(四)硬膜外阻滞

2% 丙胺卡因可用于硬膜外麻醉手术,潜伏期 10～20 min,消退两个节段需 40～60 min,比利多卡因或甲哌卡因感觉和运动阻滞更完善,也有发现盐酸丙胺卡因阻滞的质量不如盐酸利多卡因的报道。硬膜外注射 30 min 后,母婴高铁血红蛋白水平相等,故不常用于产科麻醉。有研究比较 2% 丙胺卡因 40 mg 连续脊麻(CSA)与 1% 丙胺卡因 150 mg 连续硬膜外麻醉(CEA)用于老年患者 TURP 手术,发现对血流动力学影响表现为 CEA 组平均动脉压显著降低,CSA 组心率在给药后 10 min 开始降低并持续于术中,感觉阻滞平面相同,达到 T10 时间分别为 18.0 min±4.7 min 和 25.3 min±7.0 min。

(五)外周神经阻滞

外周神经阻滞用 1%～2% 丙胺卡因。1.5% 丙胺卡因臂丛阻滞的作用时间、感觉和运动阻滞性能均与 1.5% 利多卡因极相似,但需要大剂量才能达到完全阻滞。3% 丙胺卡因用于球后神经阻滞,作用时间比利多卡因长,不加肾上腺素的 2% 丙胺卡因 3～5 ml 也能产生很好的眼科麻醉,0.5% 丙胺卡因 10 ml 作股外侧皮神经阻滞,足以完成大腿外侧肌肉活检等手术,1%~3%丙胺卡因用于坐骨神经阻滞,其优势是增加浓度能加快起效速度,但作用时间与用药总量有关。丙胺卡因加镁能延长臂丛的感觉和运动阻滞时间,2%丙胺卡因中加入镁 150 mg,运动阻滞时间显著延长,达 250 min±19 min,对照组为 167 min±30 min,感觉阻滞时间也显著延长,达 304 min±30 min。

（六）局部静脉麻醉

50 ml 0.5%丙胺卡因和利多卡因是最常用于局部静脉麻醉的药物。中枢神经系统毒性的危险在上止血带后 20 min 降低,临床应用方面与利多卡因一样,中枢神经系统症状与松止血带的时间有关,比氯普鲁卡因的中枢神经系统症状也少。与用利多卡因一样,在单次应用丙胺卡因甚至延长止血带时间,在止血带充气后 50 min,也偶有患者出现短暂抽搐发作。虽然在松止血带后发生高铁血红蛋白血症,但血浆中毒水平低于利多卡因。碳酸丙胺卡因作用时间相同,但在开始注射、手术期间、直至手术完成后 5 min 时可减轻疼痛。与罗哌卡因比较,桡神经分布区镇痛作用在 10 min 优于罗哌卡因,10 min 出现运动神经阻滞,松止血带后 2 min 均有感觉恢复,10 min 后罗哌卡因组有 31%正中神经分布区有镇痛作用,丙胺卡因组无镇痛作用。12 min 时丙胺卡因组没有握力降低,罗哌卡因组有 42%握力降低。0.5%丙胺卡因中加入 90 mg 赖氨酸乙酰水杨酸可延长术后镇痛时间。

下肢局部静脉麻醉用 3 mg/kg 0.5%的丙胺卡因没有不良反应的报道,当比较 200 mg 与 400 mg 丙胺卡因分别用于下肢局部静脉麻醉,高剂量起效更快,但中枢神经系统毒性也增加。

六、禁忌证

1. 对酰胺类局麻药过敏;
2. 先天性或特发性高铁血红蛋白血症患者;
3. 3 个月以下婴儿;
4. 正在接受高铁血红蛋白诱导剂治疗的 3~12 个月的婴儿。

七、剂量与用法

适用于局部浸润麻醉和神经阻滞、硬膜外阻滞。起效时间比利多卡因慢。按麻醉时效与阻滞效能比较,其 3%溶液相当于 2%利多卡因加肾上腺素,故 3%溶液可用于对肾上腺素有禁忌的患者(如甲状腺功能亢进)。局部浸润麻醉用 0.5%溶液,1%~3%则用于硬膜外阻滞,成人安全剂量为 400 mg,用量在 600 mg 以下,极少出现高铁血红蛋白血症。

八、不良反应与注意事项

由于丙胺卡因的代谢产物是强效的氧化剂,将血红蛋白氧化为二价铁和高铁血红蛋白,高铁血红蛋白在大多数患者能达到相当高的血浆水平。自然逆转的过程是通过降低红细胞内辅酶Ⅰ-依赖性高铁血红蛋白还原酶的活性而完成。在没有贫血的患者,丙胺卡因低于 400 mg 不会引起紫绀,高铁血红蛋白水平不超过 10%。此时携氧能力比静息状态低 10%。除非心肺储备降低,甚至在高铁血红蛋白血症引起紫绀时,也极少出现症状。有报道两例儿童在应用 EMLA 后发生紫绀,2 周后消退,没有后遗症。另有报道在心导管检查后发生高铁血红蛋白血症,用 40 ml 2%丙胺卡因,几小时后 SpO_2 85%,入 ICU,24 h 内消退。这可能为缺乏 6-磷酸葡萄糖脱氢酶和红细胞-高铁血红蛋白还原酶的患者。

有症状的高铁血红蛋白血症,治疗方法是亚甲蓝 1～2 mg/kg 静脉内注射。亚甲蓝治疗高铁血红蛋白时,会先出现尿变蓝绿色,如果在分娩前治疗,新生儿尿也可能变色。亚甲蓝因其可致神经炎症反应,故不能直接用于神经上。

第七节　依替卡因

依替卡因是酰胺类家族成员之一,从利多卡因衍生而来,其出现是为了得到麻醉作用更强,作用时间更长的局麻药。依替卡因是在利多卡因的中间链加入一个脂肪族基团、并延长取代叔胺的脂肪链,达到了增加脂溶性的目的。依替卡因是一个高脂溶性药物,传导阻滞作用时间长,是惟一具有选择性运动阻滞强于感觉阻滞的局麻药,麻醉效能为利多卡因的 2～3 倍。由于高脂溶性,有快进慢出的钠通道动力学,选择性心脏毒性与布比卡因相同,表面麻醉质量高,治疗剂量与中毒剂量之间范围比其他局麻药窄。皮下注射的毒性为利多卡因的 2 倍,静脉内注射的毒性可增至 4 倍。

一、英文名(**etidocaine**、**duranest**)

二、化学结构式

分子式:$C_{17}H_{28}N_2O$,分子量 276.42

三、理化性质

依替卡因是最强的酰胺类局麻药,0.5%～2.0%的浓度最常应用于硬膜外阻滞,和其他酰胺类局麻药一样,为盐酸盐制剂,pKa7.9,pH5～6。

依替卡因的高脂溶性使其麻醉效能增强,作用时间延长,体外试验其阻滞效能是利多卡因的 10 余倍。与布比卡因一样,依替卡因有时也产生阻滞时间过长,甚至完全恢复时间超过 24 h。与利多卡因相比,高脂溶性使 pKa 增高,起效减慢,但提高浓度可缩短起效时间。阻滞时间显著长于利多卡因,加用肾上腺素不影响阻滞时间,但加深运动阻滞的深度。

依替卡因的血管扩张作用大于利多卡因,使术中失血增加。加用肾上腺素可显著减少其从注射部位的吸收,并且比对布比卡因的作用更强。

临床应用发现其运动阻滞优于感觉阻滞,可能与依替卡因对大的、快速传导的纤维亲和力增加有关。用于硬膜外阻滞,运动阻滞完全而感觉阻滞可能不完全,可能患者有疼痛感觉而不能活动。

四、药理作用(药效学、药代学)

由于高脂溶性,极少有原形排出,最初的生物转化为脱烷基和水解,比例不清,推测代谢产物既没有膜活性也没有中枢神经系统毒性,所以,很少有依替卡因清除代谢途径方面的研究。

五、适应证

(一)表面麻醉

依替卡因应用于动物角膜或鼻黏膜或气管黏膜,能产生起效迅速的长时间强效的表面麻醉。吸入亚毒性剂量依替卡因气雾剂,可抑制由于喉镜暴露和气管插管引起的咳嗽反射。在腹腔镜输卵管结扎术后直接应用于输卵管表面,可减少术后疼痛和恶心。由于其临床作用与毒性之间范围狭小而应用很少。

(二)浸润麻醉

当不能以加用肾上腺素延长利多卡因或甲哌卡因的作用时,依替卡因可以用于皮下长效浸润进行皮肤操作,由于依替卡因有感觉阻滞不完善的特性,在感觉阻滞要求较高时,不适合选用。

(三)脊麻

没有常规用于脊麻的报道,在常用临床浓度用于兔脊髓和神经根没有神经毒性。

(四)硬膜外阻滞

硬膜外阻滞最常用 1.0%～1.5%溶液,尽管其高脂溶性和强效,但起效速度比布比卡因和丁卡因快,作用时间比利多卡因和甲哌卡因延长 50%。深度运动阻滞发生较早(甚至是在低浓度时),此时感觉阻滞仍未完善,运动阻滞时间比感觉阻滞时间延长 25%。硬膜外阻滞分娩镇痛不选用依替卡因,因为感觉阻滞程度难以预料,最大感觉阻滞起效时间变异大,以及深度运动阻滞,影响第二产程产妇主动参与。而用于剖宫产麻醉时,在大多数病例感觉阻滞不满意,需增大容量才能获得满意的感觉阻滞。

用于硬膜外术后镇痛的满意率不如布比卡因,加用肾上腺素后运动阻滞加深,运动阻滞恢复时间显著长于感觉阻滞的恢复时间。与布比卡因比较用于胸部硬膜外手术时两者差异不明显,而用于腰部硬膜外阻滞,起效更快,运动阻滞持续时间更长。在恢复过程中,两者阻滞相同时,感觉阻滞时间相似,而依替卡因组疼痛恢复更快。小容量、高浓度(1%)依替卡因产生良好镇痛,最小的运动阻滞,但需要治疗的血流动力学变化多(>50%)。如经骶管给药,镇痛好,但下肢运动阻滞时间仍显著超过镇痛时间,应用受到限制。

(五)外周神经阻滞

由于其感觉阻滞不完善,在外周神经和神经丛阻滞的应用受限。与布比卡因比较用于肋间神经阻滞,其运动阻滞更突出,0.5%依替卡因行双侧肋间神经阻滞,可造成肋间肌丧失对胸壁的收缩和扩张能力。用于尺神经阻滞,运动神经阻滞比感觉和交感神经阻滞时间更长;用于牙科麻醉能延长镇痛时间,但其血管扩张作用,可增加术中术后出血。

六、禁忌证

不用于产科患者麻醉。

七、剂量与用法

适用于浸润麻醉、神经阻滞和硬膜外阻滞。0.5%～1.0%溶液适用于神经阻滞,1.0%～1.5%则适用于硬膜外阻滞,成人一次用量 150～300 mg,起效时间 5～15 min,时效可达 170 min。适用于要求有满意肌肉松弛的腹部手术。

八、不良反应与注意事项

最大剂量 2～3 mg/kg 或 200～300 mg,脂溶性高,中枢神经系统的毒性也高;蛋白结合率高,中枢神经系统毒性征兆不像其他蛋白结合少的药物一样迅速出现。代谢和再分布迅速,与布比卡因比较,志愿者静脉内注射(即使是最大剂量时),也不可能产生中枢神经系统毒性征兆。有报道在非产科患者,发生意识丧失和惊厥,但没有征兆。

依替卡因的心脏毒性与布比卡因相同,出现折返性心律失常如室速或室颤,对常规治疗无效,需要延长复苏时间。与布比卡因相似,有报道在分娩时会发生严重的心脏毒性,可能是分娩时血药游离(非蛋白结合)分数增加,甚至高于妊娠晚期。

(汪正平)

参 考 文 献

1　Strichartz GR, Berde CB. Local Anesthetics. In: Ronald D. Miller: Miller's Anesthesia. 6th edition.

Churchill Livingstone，2005.

2 Tetzlaff JE. Clinical Pharmacology of Local Anesthetics. 1st edit. Butterworth-Heinemann，Boston，2000：85～135.

3 Spoormakers TJ，Donker SH，Ensink JM. Diagnostic anaesthesia of the equine lower limb：a comparison of lidocaine and lidocaine with epinephrine. Tijdschr Diergeneeskd，2004，129（17）：548～551.

4 Kenkel JM，Lipschitz AH，Shepherd G，et al. Pharmacokinetics and safety of lidocaine and monoethylglycinexylidide in liposuction：a microdialysis study. Plast Reconstr Surg，2004，114（2）：516～524.

5 Ben-David B，DeMeo PJ，Lucyk C，et al. Minidose lidocaine-fentanyl spinal anesthesia in ambulatory surgery：prophylactic nalbuphine versus nalbuphine plus droperidol. Anesth Analg，2002，95（6）：1596～1600.

6 Movafegh A，Razazian M，Hajimaohamadi F，et al. Dexamethasone added to lidocaine prolongs axillary brachial plexus blockade. Anesth Analg，2006，102（1）：263～267.

7 Chow MY，Sia AT，Koay CK，et al. Alkalinization of lidocaine does not hasten the onset of axillary brachial plexus block. Anesth Analg，1998，86（3）：566～568.

8 Esmaoglu A，Akin A，Mizrak A，et al. Addition of cisatracurium to lidocaine for intravenous regional anesthesia. J Clin Anesth，2006，18（3）：194～197.

9 Sen S，Ugur B，Aydin ON，et al. The analgesic effect of nitroglycerin added to lidocaine on intravenous regional anesthesia. Anesth Analg，2006，102（3）：916～920.

10 Bigat Z，Boztug N，Hadimioglu N，et al. Does dexamethasone improve the quality of intravenous regional anesthesia and analgesia? A randomized，controlled clinical study. Anesth Analg，2006，102（2）：605～609.

11 Memis D，Turan A，Karamanlioglu B，et al. Adding dexmedetomidine to lidocaine for intravenous regional anesthesia. Anesth Analg，2004，98（3）：835～840.

12 Kurt N，Kurt I，Aygunes B，et al. Effects of adding alfentanil or atracurium to lidocaine solution for intravenous regional anaesthesia. Eur J Anaesthesiol，2002，19（7）：522～525.

13 Niazi A，Galvin E，Elsaigh I，et al. A combination of lidocaine and nitrous oxide in oxygen is more effective in preventing pain on propofol injection than either treatment alone. Eur J Anesthesiol，2005，22（4）：299～302.

14 Lee R，Nitta T，Schmid RA，et al. Retrograde infusion of lidocaine or L-arginine before reperfusion reduces myocardial infarct size. Ann Thorac Surg，1998，65（5）：1353～1359.

15 Ben-Shlomo I，Tverskoy M，Fleyshman G，et al. Intramuscular administration of lidocaine or bupivacaine alters the effect of midazolam from sedation to hypnosis in a dose-dependent manner. J Basic Clin Physiol Pharmacol，2003，14（3）：257～263.

16 Memis D，Turan A，Karamanlioglu B，et al. The effect of tramadol or clonidine added to

intraperitoneal bupivacaine on postoperative pain in total abdominal hysterectomy. J Opioid Manag, 2005,1(2):77~82.

17 Pedersen JL, Lilleso J, Hammer NA, et al. Bupivacaine in microcapsules prolongs analgesia after subcutaneous infiltration in humans: a dose-finding study. Anesth Analg,2004,99(3):912~918.

18 Bano F, Sabbar S, Zafar S, et al. Intrathecal fentanyl as adjunct to hyperbaric bupivacaine in spinal anesthesia for caesarean section. J Coll Physicians Surg Pak,2006,16(2):87~90.

19 Wong CA, Scavone BM, Loffredi M, et al. The dose-response of intrathecal sufentanil added to bupivacaine for labor analgesia. Anesthesiology,2000,92(6):1553~1558.

20 Strebel S, Gurzeler JA, Schneider MC, et al. Small-dose intrathecal clonidine and isobaric bupivacaine for orthopedic surgery: a dose-response study. Anesth Analg,2004,99(4):1231~1238.

21 Seewal R, Shende D, Kashyap L, et al. Effect of addition of various doses of fentanyl intrathecally to 0.5% hyperbaric bupivacaine on perioperative analgesia and subarachnoid-block characteristics in lower abdominal surgery: a dose-response study. Reg Anesth Pain Med,2007,32(1):20~26.

22 Atallah MM, Helal MA, Shorrab AA. Hypobaric bupivacaine spinal anesthesia for cystoscopic intervention: the impact of adding fentanyl. Middle East J Anesthesiol,2003,17(3):415~426.

23 Kararmaz A, Kaya S, Turhanoglu S, et al. Low-dose bupivacaine-fentanyl spinal anaesthesia for transurethral prostatectomy. Anaesthesia,2003,58(6):526~530.

24 Wong CA, Scavone BM, Slavenas JP, et al. Efficacy and side effect profile of varying doses of intrathecal fentanyl added to bupivacaine for labor analgesia. Int J Obstet Anesth,2004,13(1):19~24.

25 Ozalevli M, Cetin TO, Unlugenc H, et al. The effect of adding intrathecal magnesium sulphate to bupivacaine-fentanyl spinal anaesthesia. Acta Anesthesiol Scand,2005,49(10):1514~1519.

26 van Tuijl I, van Klei WA, van der Werff DB, et al. The effect of addition of intrathecal clonidine to hyperbaric bupivacaine on postoperative pain and morphine requirements after Caesarean section: a randomized controlled trial. Br J Anaesth,2006,97(3):365~370.

27 Wu JI, Lo Y, Chia YY, et al. Prevention of postoperative nausea and vomiting after intrathecal morphine for cesarean section: a randomized comparison of dexamethasone, droperidol, and a combination. Int J Obstet Anesth,2007,16(2):122~127.

28 Mahajan R, Grover VK, Chari P. Caudal neostigmine with bupivacaine produces a dose-independent analgesic effect in children. Can J Anaesth,2004,51(7):702~706.

29 Nishiyama T, Hanaoka K. Midazolam can potentiate the analgesic effects of intrathecal bupivacaine on thermal- or inflammatory-induced pain. Anesth Analg,2003,96(5):1386~1391.

30 Foster RH, Markham A. Levobupivacaine: a review of its pharmacology and use as a local anaesthetic. Drugs,2000,59(3):551~579.

31 Lai F, Sutton B, Nicholson G. Comparison of L-bupivacaine 0.75% and lidocaine 2% with bupivacaine 0.75% and lidocaine 2% for peribulbar anesthesia. Br J Anaesth,2003,90(4):512~514.

32 Parpaglioni R, Frigo MG, Sebastiani M, et al. High volume of subarachnoid levobupivacaine decreases

drug requirement in first stage labor analgesia. Minerva Anesthesiol,2004,70(12):809~821.

33 Lim Y, Sia AT, Ocampo CE. Comparison of intrathecal levobupivacaine with and without fentanyl in combined spinal epidural for labor analgesia. Med Sci Monit,2004,10(7):187~191.

34 Atanassoff PG, Aouad R, Hartmannsgruber MW, et al. Levobupivacaine 0.125% and lidocaine 0.5% for intravenous regional anesthesia in volunteers. Anesthesiology,2002,97(2):325~328.

35 De Cosmo G, Mascia A, Clemente A, et al. Use of levobupivacaine for the treatment of postoperative pain after thoracotomies. Minerva Anesthesiol,2005,71(6):347~351.

36 Wells AP, Maslin K. Diplopia from peribulbar ropivicaine. Clin Experiment Ophthalmol,2000,28(1): 32~33.

37 Fodale V, Di Pietro R, Ferreri F, et al. The effect of peribulbar block with ropivacaine on bi-hemispheric cerebral oxygen saturation in aged patients. Anaesthesia,2006,61(8):764~767.

38 Vinson-Bonnet B, Coltat JC, Fingerhut A, et al. Local infiltration with ropivacaine improves immediate postoperative pain control after hemorrhoidal surgery. Dis Colon Rectum, 2002, 45 (1):104~108.

39 Chung CJ, Yun SH, Hwang GB, et al. Intrathecal fentanyl added to hyperbaric ropivacaine for cesarean delivery. Reg Anesth Pain Med,2002,27(6):600~603.

40 Yegin A, Sanli S, Hadimioglu N, et al. Intrathecal fentanyl added to hyperbaric ropivacaine for transurethral resection of the prostate. Acta Anesthesiol Scand,2005,49(3):401~405.

41 Evron S, Glezerman M, Sadan O, et al. Patient-controlled epidural analgesia for labor pain: effect on labor, delivery and neonatal outcome of 0.125% bupivacaine vs 0.2% ropivacaine. Int J Obstet Anesth,2004,13(1):5~10.

42 Debon R, Allaouchiche B, Duflo F, et al. The analgesic effect of sufentanil combined with ropivacaine 0.2% for labor analgesia: a comparison of three sufentanil doses. Anesth Analg, 2001, 92 (1): 180~183.

43 Levin A, Datta S, Camann WR. Intrathecal ropivacaine for labor analgesia: a comparison with bupivacaine. Anesth Analg,1998,87(3):624~627.

44 Bachmann-Mennenga B, Veit G, Steinicke B, et al. Efficacy of sufentanil addition to ropivacaine epidural anesthesia for Caesarean section. Acta Anaesthesiol Scand,2005,49(4):532~537.

45 Roelants F. The use of neuraxial adjuvant drugs (neostigmine, clonidine) in obstetrics. Curr Opin Anesthesiol,2006,19(3):233~237.

46 Forster JG,Rosenberg PH. Clinically useful adjuvants in regional anaesthesia. Curr Opin Anesthesiol, 2003,16(5):477~486.

47 De Negri P, Ivani G, Visconti C, et al. How to prolong postoperative analgesia after caudal anaesthesia with ropivacaine in children: S -ketamine versus clonidine. Paediatr Anaesth,2001,11(6): 679~683.

48 Kawaraguchi Y, Otomo T, Ota C, et al. A prospective, double-blind, randomized trial of caudal block

using ropivacaine 0. 2% with or without fentanyl 1 microg kg-1 in children. Br J Anaesth,2006,97(6):
858~861.

49 Kokinsky E, Nilsson K, Larsson LE. Increased incidence of postoperative nausea and vomiting without
additional analgesic effects when a low dose of intravenous fentanyl is combined with a caudal block.
Paediatr Anaesth,2003,13(4):334~338.

50 Kawaraguchi Y, Otomo T, Ota C, et al. A prospective, double-blind, randomized trial of caudal block
using ropivacaine 0. 2% with or without fentanyl 1 microg kg-1 in children. Br J Anaesth,2006,97(6):
858~861. Epub 2006 Sep 13.

51 Lorenzini C, Moreira LB, Ferreira MB. Efficacy of ropivacaine compared with ropivacaine plus
sufentanil for postoperative analgesia after major knee surgery. Anaesthesia,2002,57(5):424~428.

52 Niemi G, Breivik H. Epinephrine markedly improves thoracic epidural analgesia produced by a small-
dose infusion of ropivacaine, fentanyl, and epinephrine after major thoracic or abdominal surgery: a
randomized, double-blinded crossover study with and without epinephrine. Anesth Analg,2002,94(6):
1598~1605.

53 Kim JY, Lee SJ, Koo BN, et al. The effect of epidural sufentanil in ropivacaine on urinary retention in
patients undergoing gastrectomy. Br J Anaesth,2006,97(3):414~418.

54 Burmeister MA, Gottschalk A, Freitag M, et al. Pre- and intraoperative epidural ropivacaine have no
early preemptive analgesic effect in major gynecological tumour surgery. Can J Anaesth,2003,50(6):
568~573.

55 El Saied AH, Steyn MP, Ansermino JM. Clonidine prolongs the effect of ropivacaine for axillary
brachial plexus blockade. Can J Anaesth,2000,47(10):962~967.

56 Atanassoff PG, Ocampo CA, Bande MC, et al. Ropivacaine 0. 2% and lidocaine 0. 5% for intravenous
regional anesthesia in outpatient surgery. Anesthesiology,2001,95(3):627~631.

57 Peng PW, Coleman MM, McCartney CJ, et al. Comparison of anesthetic effect between 0. 375%
ropivacaine versus 0. 5% lidocaine in forearm intravenous regional anesthesia. Reg Anesth Pain Med,
2002,27(6):595~599.

58 Klein SM, Benveniste H. Anxiety, vocalization, and agitation following peripheral nerve block with
ropivacaine. Reg Anesth Pain Med,1999,24(2):175~178.

59 Yokogawa K, Shimomura S, Ishizaki J, et al. Involvement of alpha1-acid glycoprotein in inter-
individual variation of disposition kinetics of ropivacaine following epidural infusion in off-pump
coronary artery bypass grafting. J Pharm Pharmacol,2007,59(1):67~73.

60 Robaux S, Blunt C, Viel E, et al. Tramadol added to 1. 5% mepivacaine for axillary brachial plexus
block improves postoperative analgesia dose-dependently. Anesth Analg, 2004 Apr, 98 (4):
1172~1177.

61 Bouaziz H, Paqueron X, Bur ML, et al. No enhancement of sensory and motor blockade by neostig-
mine added to mepivacaine axillary plexus block. Anesthesiology,1999,91(1):78~83.

62 Phahonthep R, Sindhuphak W, Sriprajittichai P. Lidocaine iontophoresis versus EMLA cream for CO_2 laser treatment in seborrheic keratosis. J Med Assoc Thai,2004,87 Suppl 2:S15~18.

63 Janezic TF. Skin grafting of full thickness burns under local anaesthesia with EMLA cream. Burns, 1998,24(3):259~263.

64 Reisli R, Celik J, Tuncer S, et al. Anaesthetic and haemodynamic effects of continuous spinal versus continuous epidural anaesthesia with prilocaine. Eur J Anaesthesiol,2003,20(1):26~30.

65 Gunduz A, Bilir A, Gulec S. Magnesium added to prilocaine prolongs the duration of axillary plexus block. Reg Anesth Pain Med,2006,31(3):233~236.

66 Niemi TT, Neuvonen PJ, Rosenberg PH. Comparison of ropivacaine 2 mg ml(-1) and prilocaine 5 mg ml(-1) for i. v. regional anaesthesia in outpatient surgery. Br J Anaesth,2006,96(5):640~644.

67 Corpataux JB, Van Gessel EF, Donald FA, et al. Effect on postoperative analgesia of small-dose lysine acetylsalicylate added to prilocaine during intravenous regional anesthesia. Anesth Analg,1997,84(5): 1081~1085.

68 Neri I, Savoia F, Guareschi E, et al. Purpura after application of EMLA cream in two children. Pediatr Dermatol,2005,22(6):566~568.

69 Kaendler L, Dorszewski A, Daehnert I. Methaemoglobinaemia after cardiac catheterisation: a rare cause of cyanosis. Heart,2004,90(9):e51.

第7章 酯类局部麻醉药

酯类局麻药的临床应用可自 1884 年可卡因（cocaine）计起，因其成瘾性，当今已极少应用。1904 年合成了普鲁卡因（procaine），1930 年发现长效的丁卡因（tetracaine），1955 年短效和速效的氯普鲁卡因（chloroprocaine）用于临床。

第一节 可 卡 因

可卡因（cocaine）是第一个临床使用的局麻药，最早是古代南美洲土著人使用可可叶达到局部麻醉的目的。后来这种可可树叶被带入欧洲，经过实验室提纯得到可卡因结晶，具有表面麻醉作用。其分子结构式为：

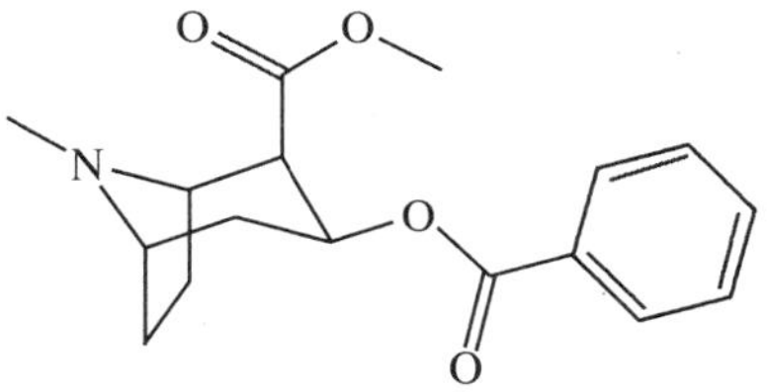

图 7 - 1　可卡因分子结构式

可卡因真正用于手术麻醉是在欧洲的实验研究证实了可卡因的局麻作用之后。在 19 世纪 80 年代，Koller 等人一直试验可卡因溶液的表面麻醉作用，并取得很多有价值的临床资料，最早在眼科手术使用可卡因进行表面麻醉。此后逐渐应用于黏膜麻醉如直肠手术、尿道手术、耳鼻咽喉科手术等。注射技术的发展也使可卡因的注射麻醉成为可能，Halsted 等人就首先开展了外周神经和神经丛阻滞用于乳腺和其他部位手术。Corning 首先应用可卡因于硬膜外麻醉，而 Bier 最早应用可卡因于蛛网膜下腔麻醉。

可卡因除局部麻醉作用外，另一方面它具有的欣快感和刺激性导致其滥用。最早时秘鲁的工人用可可叶制成一种饮料用于防止和解除疲劳，最初在美国的可乐饮料中也含有可卡因，直到人们认识到其毒性和滥用危害后才停止在可乐饮料中加用可卡因。可卡因的滥用至今仍然是非常严重的问题,在美洲国家尤为严重。由于滥用的原因,所以人们也一直寻找其替代物用于临床。

同样为避免滥用,可卡因一般制成1%～10%的溶液,用于表面麻醉,其中以4%～5%的溶液最常用于黏膜表面麻醉。其他简单的制剂如酒精溶液或结晶粉剂更容易滥用或制作成违禁品,所以一般不常规生产和出售。

一、代谢和排泄

大约10%以下的可卡因在用药后3～6 h以原形经尿液排除,其余部分被水解,主要由血浆假性胆碱酯酶水解。水解可以发生在可卡因分子中两个酯键中的任何一个,水解产物被结合成极性更高的分子经肾脏排泄。代谢产物分别为甲基芽子碱和苯甲酰芽子碱,半衰期6～8 h,用药后可较长时间存在于尿液中(12～18 h)。虽然在临床上可卡因的毒性主要由其本身引起,但代谢产物浓度高时也有毒性。与其他酯类家族的药物一样,肝功能不全和血浆假性胆碱酯酶水平下降,或非典型性假性胆碱酯酶血症的患者,可卡因代谢减慢,系因其酯键水解减慢所致。

二、药理特性和临床应用

可卡因与其他常用局麻药比较有其独特性,即在产生局麻作用的同时收缩局部血管。在高浓度的可卡因溶液中加入肾上腺素没有明显的优点,但也不会增加其危害;而在低浓度可卡因溶液中加入肾上腺素,则可减少其经过鼻腔黏膜的吸收。

可卡因对黏膜的表面麻醉作用起效很快,包括角膜、呼吸道、尿道和胃肠道黏膜。可卡因吸收后也有全身的镇痛作用,但是长期应用可卡因者,吸入麻醉药的MAC反而增加。以往也有可卡因注射用于局麻,但现已淘汰,因其起效慢、有组织刺激性,而且毒性过大。

由于已有很多的局麻药可供临床选择,可卡因的临床应用仅限于表面麻醉,而且是在少数国家应用,其应用范围也越来越少。黏膜的表面麻醉可使用浸有4%～5%可卡因的棉片或纱布直接敷于黏膜上,一般持续5 min以上可达到完全麻醉,同时有血管收缩,适合于鼻腔等部位的手术。总剂量控制在160 mg以内,可以避免全身毒性的发生。

三、毒性作用和不良反应

可卡因的最大剂量为成人200 mg(3 mg/kg),但致死量的个案报道剂量差异极大,最小的报道为舌下用药22 mg,最大的报道为皮下注射2500 mg。在一项大样本量的鼻腔手术中,约有不到1%的患者出现了毒性反应。毒性包括中枢神经系统作用、血管收缩作用和对儿茶酚胺代谢的影响。

中枢神经系统表现为,随着剂量的增加,兴奋、欣快逐渐发展到烦躁不安、震颤和惊厥。

不同于其他局麻药发生严重毒性反应前患者常常先出现镇静的情况,可卡因则引起激动和运动功能增强,可能与增加脑干对乙酰胆碱的利用有关。20%的高浓度可卡因毒性更加显著,临床上已摒弃使用。

可卡因局麻的治疗窗较窄,鼻腔应用后约 30～60 min 血浆浓度达到高峰。如果分次少量应用,可使血浆峰浓度减低。使用部位也影响血浆峰浓度,气管内应用时血浆浓度最高。

可卡因引起的惊厥对镇静药治疗的反应较差,但小剂量镇静药同样有可能导致呼吸抑制,即使在患者处于兴奋状态时,镇静药也有可能引起显著的镇静和呼吸抑制。服用大剂量可卡因引起的急性中毒,表现为谵妄、大汗、代谢性酸中毒、心律失常等,发生惊厥者死亡率较高。呼吸循环支持是抢救的重要手段。

可卡因的血管收缩作用较强,在很低的血药浓度下就可引起全身血管收缩和高血压。对冠脉血管有较弱的扩张作用,但在这一扩张作用后则表现出对冠脉血管平滑肌的直接收缩作用,可以引起冠脉痉挛并导致心肌缺血和心肌梗死,即使在年轻、冠脉血管正常的患者也可引起心肌梗死,其原因可能与冠脉痉挛、心肌耗氧量增加和冠脉血管内血栓形成有关。在可卡因引起的心肌梗死的年轻人行冠状动脉造影时确有血栓形成的情况。即使在临床表面麻醉的剂量范围内,可卡因也能引起冠状动脉血流减少和心肌氧耗的增加,与其兴奋 α 肾上腺素能受体有关。可卡因导致的心肌毒性与布比卡因不完全相同,利多卡因可以逆转可卡因的心肌钠通道阻滞,故可卡因中毒时可用利多卡因救治其心律失常。艾司洛尔等减慢心率的药物也可用于治疗可卡因的心肌毒性。

可卡因表面麻醉和氯胺酮麻醉合用,能增强儿茶酚胺的敏感性,应避免合用。可卡因引起的冠脉血管痉挛在冠状动脉粥样硬化的血管狭窄部位更加明显,对这部分心肌的危害也更大。除了 α-肾上腺素能介导的冠脉痉挛外,长期使用可卡因者还会发生心肌病变。可卡因滥用还可引起急性血管炎,导致脑梗死和出血。

可卡因血管收缩的作用可能引起鼻黏膜或软骨损害,但这种细胞毒性作用的情况主要见于慢性长期应用者。已有可卡因滥用者使用可卡因表面麻醉后发生角膜溃疡的病例,也有急性肾功能衰竭和横纹肌溶解的病例报道,都与大剂量导致的血管痉挛有关。

可卡因还可抑制神经末梢囊泡对儿茶酚胺的再摄取,血浆儿茶酚胺浓度过高,发生高血压、心动过速和心律失常,心律失常的原因还与可卡因阻滞心肌钠通道有关。主动脉压力感受器敏感性也增强。在大剂量阿片类药物全身麻醉时,高浓度可卡因导致的高血压反应减弱。但在氟烷麻醉时,心肌对儿茶酚胺的反应性增高,可卡因引起的高儿茶酚胺血症危害增加,动物接受氟烷麻醉时,致心律失常的儿茶酚胺量约减少 50%。正在服用三环类抗抑郁药或单胺氧化酶抑制剂的患者,可卡因更易导致高血压和心律失常,严重者发生肺水肿。

第二节　普鲁卡因

普鲁卡因(奴佛卡因,procaine,novocaine)系短效酯类局麻药,是目前临床上仍在使用的最古老的局部麻醉药之一,由于其他多种具有显著临床特点的局麻药不断出现,普鲁卡因在临床上应用的范围在逐步缩小。

由于可卡因的毒性大,有成瘾性,并且注射后对局部组织刺激性强,人们开始有兴趣寻找低毒性和对组织刺激性小的局麻药。具有局部麻醉效能的苯甲酸酯的分离成功,使得人们开始从苯甲酸酯衍生物中寻找低毒性的可卡因替代品。普鲁卡因的化学结构是对氨基苯甲酸衍生物,化学式为2-二乙基氨基乙基-4-氨基苯甲酸酯盐酸盐。

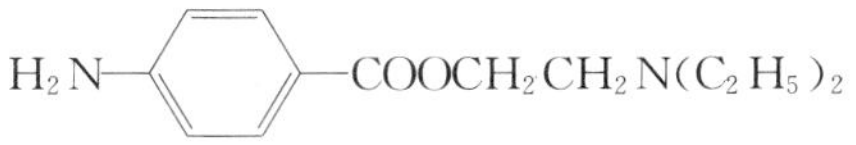

$$H_2N\underset{}{\underline{\quad\quad}}COOCH_2CH_2N(C_2H_5)_2$$

图7-2　普鲁卡因分子结构

普鲁卡因分子量236,pKa高,为8.9。脂溶性很低。在生理pH范围呈高离解状态,故其扩散和穿透力都较差。普鲁卡因溶液的稳定性较差,因其酯键在碱性环境或阳光下很容易水解。普鲁卡因制剂通常为酸性溶液如盐酸盐,pH调节到5.5到6.0以保证其稳定性。但其盐酸盐水溶液仍不很稳定,曝光、久贮或受热后逐渐变黄,高压消毒后可变为深黄色,降低其效能。外周神经阻滞可用1%～2%溶液,10%溶液可与葡萄糖液混合成重比重液用于腰麻。

一、代谢和排泄

普鲁卡因在注射部位首先被神经组织按浓度梯度以弥散的方式摄取,当神经的核心部位药物浓度达到最低有效浓度时,整个神经麻痹。药物吸收入血的速度受多种因素影响,如注射部位、剂量、浓度、是否加用肾上腺素等。普鲁卡因注射后吸收完全,血液丰富的部位吸收更迅速。药物可以透过血脑屏障和胎盘屏障。

普鲁卡因主要经过血浆假性胆碱酯酶水解,最终可代谢成对氨基苯甲酸。普鲁卡因与血浆假性胆碱酯酶接触后立刻开始分解代谢,在神经组织和蛛网膜下腔中没有任何酯酶活性,所以代谢发生在普鲁卡因扩散离开神经组织之后。酯酶首先将普鲁卡因分子裂解为对氨基苯甲酸(PABA)和乙醇衍生物(二乙氨基乙醇DEAE)。仅有微量的原形普鲁卡因随尿液排出。PABA以原形或不同的结合产物进行排泄,将近2/3 DEAE进一步氧化、脱羟、脱氨和降解,1/3以原形排泄。二乙氨基乙醇的进一步降解和消除速度较慢,而DEAE能增强洋地黄的作用,所以普鲁卡因与洋地黄联用时易发生洋地黄中毒。

普鲁卡因经血浆假性胆碱酯酶水解的速度非常快,其在血中存在的半衰期仅为数秒钟。先天性血浆胆碱酯酶异常的患者,也将使普鲁卡因代谢发生障碍。由于与琥珀胆碱水解的酶相同,合用可以相互抑制代谢过程,增强各自的药理作用,故普鲁卡因与琥珀胆碱复合静脉点滴时,可延长和增强琥珀胆碱的肌肉松弛作用。抗胆碱酯酶药可抑制普鲁卡因的降解,从而增加普鲁卡因的毒性。普鲁卡因有可能使突触前膜乙酰胆碱释放减少,重症肌无力患者慎用。

二、药理特点和临床应用

（一）药理特点

对周围神经的作用机制与其他局麻药相同,通过抑制神经细胞膜的钠离子通道而起到阻断神经兴奋和传导的作用。局麻时效短,一般仅能维持 45～60 min;由于代谢非常快,普鲁卡因的毒性是目前所有局麻药中最低的。但是由于其脂溶性低,且引起注射部位血管扩张,导致吸收加快。pKa 高使得普鲁卡因在细胞外液环境中容易形成阳离子状态,对膜的穿透性下降,表面麻醉的效能差。脂溶性低也使得普鲁卡因几乎不能用于表面麻醉。在水中易于溶解是普鲁卡因在腰麻中成功应用的原因之一。

从注射部位吸收或直接注入血管,能透过血脑屏障,作用于中枢神经系统,对中枢神经既有兴奋作用,也有抑制作用,其作用与血药浓度有关。由于小剂量对中枢神经表现为抑制状态,患者呈嗜睡和痛觉迟钝,所以可与静脉全麻药或麻醉性镇痛药、肌松药合用,施行普鲁卡因静脉复合全麻。但有人提出异议,认为该药静脉麻醉时,已呈局麻药中毒状态,只是合并应用肌松药掩盖了中毒反应的症状。

普鲁卡因虽有奎尼丁样抗心律失常作用,但因中枢神经系统毒性和生物转化过快,而不适于作为抗心律失常药。与奎宁有协同作用,可配制成长效的局麻药,但联合配方不适用于蛛网膜下腔阻滞和静脉麻醉。

中枢神经性抑制药如镇静催眠药和麻醉性镇痛药可以加强普鲁卡因的局麻作用并减轻不良反应。青霉素能与普鲁卡因形成盐,延缓吸收,使其具有长效性,肌肉注射 3 日后仍可在血液和尿液中检出。

（二）临床应用

0.5％～1.0％普鲁卡因溶液,适用于局部浸润麻醉,神经阻滞则可用 1.5％～2.0％溶液,一次注入量以 1g 为限。3％～5％溶液可用于蛛网膜下腔阻滞,一般剂量为 150 mg。局部浸润或神经阻滞时可加入 1：20 万～30 万肾上腺素,可延缓吸收,延长时效和减低毒性反应发生率。

1. 表面麻醉　普鲁卡因由于穿透能力弱,不用于表面麻醉。有报道在迷路切除术前在中耳注入普鲁卡因,可以减轻术后眼球震颤。也有用普鲁卡因直接注入气管内治疗急性哮喘发作时的支气管痉挛。

2. 浸润麻醉和神经阻滞　普鲁卡因可用于半小时之内短小手术的皮肤黏膜浸润麻醉,

使用 0.25%～1% 的浓度。0.25% 的普鲁卡因适合于需要大容量局麻药的患者,容量可达到 200 ml 以上,在整形外科抽脂的患者,普鲁卡因的用量可能达到数克而较少发生中毒反应,这可能与下列因素有关:普鲁卡因浓度低;加用了肾上腺素延缓吸收;注入脂肪组织吸收较慢;部分药液随脂肪液被重新抽出;应用了全身麻醉药、镇静安定药甚至肌肉松弛药;普鲁卡因分解快也是原因之一。

1% 的普鲁卡因适合于需要小容量而深度麻醉的小范围手术的患者。大多数情况下浸润麻醉可选用 0.5% 的浓度。普鲁卡因与酒精合用可用于治疗急性肛门直肠周围疼痛,例如痔疮、瘘管和肛门瘙痒。普鲁卡因反复骨膜周围注射也可用于较长时间的骨科手术麻醉。也有报道严重哮喘发作时的支气管痉挛可用普鲁卡因于胸骨后注射治疗,腹膜后普鲁卡因注射也可用于缓解复杂结肠扭转引起的疼痛和肠痉挛。腹腔手术中为缓解牵拉反应,可用 1% 普鲁卡因 10～20 ml 行腹腔神经丛阻滞。

3. 蛛网膜下腔阻滞　脊麻普鲁卡因用量为 50～200 mg,可用 10% 普鲁卡因溶液和 10% 葡萄糖溶液等量混合,或普鲁卡因粉剂用脑脊液稀释溶解。普鲁卡因脊麻的作用持续时间约 30～60 min,以往也有将普鲁卡因与丁卡因或利多卡因混合应用于脊麻进行剖宫产手术,或用普鲁卡因连续脊麻行剖宫产手术的报道。局麻药中加入麻黄素或肾上腺素可延长普鲁卡因脊麻的持续时间。脊麻的局麻药液中加入 10～20 μg 芬太尼可以减少局麻药用量和改善阻滞效果,但普鲁卡因和芬太尼合用后瘙痒的发生率、程度和持续时间均较利多卡因或布比卡因复合芬太尼严重。

4. 硬膜外麻醉　普鲁卡因一般不用于手术时的硬膜外麻醉,但有用 2% 普鲁卡因连续硬膜外镇痛用于产妇分娩的报道。由于普鲁卡因持续时间短和毒性较低,在诊断某些疼痛综合征时可试用于硬膜外阻滞。

5. 外周神经和神经丛阻滞　1%～2% 普鲁卡因可用于区域阻滞或外周细小的神经干阻滞,但对于大的神经干或神经丛阻滞效果较差,与其弥散能力差有关。

1% 普鲁卡因可用于外周神经阻滞或神经丛阻滞,由于毒性较低,可以使用较大容量,如臂丛神经阻滞用量达到 40 ml,中毒危险性仍很小。神经阻滞的持续时间一般为 60 min,但运动阻滞恢复较早。除作用时间短外,起效也较慢。

6. 局部静脉麻醉　普鲁卡因可用于局部静脉内麻醉,也可动脉内注射用于解除动脉痉挛导致的缺血,如局部强酸碱或高渗液体引起的动脉痉挛。

7. 静脉复合麻醉　过去曾经使用普鲁卡因静脉滴注维持全身麻醉,用量可达 1 mg/(kg·min),总量达到 5～7 g 以上,其抑制交感活性的作用较好,术后清醒迅速。小儿气管内激光手术使用普鲁卡因静脉注射可减轻气管内刺激的反射;嗜铬细胞瘤手术时静脉普鲁卡因可以作为主要麻醉药物,其可抑制交感神经系统功能。烧伤急性期止痛也可用静脉滴注普鲁卡因。也有报道,持续静脉输注普鲁卡因用于缓解急性胰腺炎的剧烈疼痛,但其效果尚不及静脉输注丁丙诺啡的效果。

心脏手术为减少伤害性刺激引起的交感兴奋,应用静脉普鲁卡因有较好的效果,但是大剂量应用后可发生甲基血红蛋白血症。动脉内应用普鲁卡因可预防或治疗血管移植或吻合后的血管痉挛。静脉普鲁卡因可用于鉴别精神病患者是否属于边缘系统功能障碍,如果这种功能不全可被普鲁卡因消除,则表明其可使用卡马西平治疗,以抑制边缘系统的放电。

8. 其他　早年有应用普鲁卡因延缓衰老的研究,但除了有抗抑郁作用外,对心血管、内分泌、骨骼肌肉、消化、生殖、呼吸等系统均未发现有抗衰老作用。

在器官移植的供体保存液中加入少量普鲁卡因,对于解除移植器官的小血管痉挛和改善微循环可能有一定帮助。也有研究表明,普鲁卡因可以减低抗癌药顺铂的肾脏毒性和血液系统毒性,提高其治疗指数,改善(至少不降低)抗肿瘤活性,这被认为主要是普鲁卡因的代谢产物对氨基苯甲酸和二乙氨基乙醇的作用。

三、毒性作用和不良反应

普鲁卡因毒性较低,中毒比较罕见,除非超大剂量注射或大剂量直接注入血中。如果未注入血管,周围神经阻滞剂量达到 1 g 一般也不会引起中毒。虽然注入血管丰富的组织内吸收也很快,有时血浆峰浓度达到比较高的水平,但其分解部位主要在血浆。血药半衰期非常短,使得毒性反应的症状也很少发生。但是普鲁卡因若按临床使用浓度注入猫的中脑可导致完全性呼吸心跳停止。

中枢神经毒性反应分为兴奋型和抑制型。兴奋型表现为精神紧张,多语好动,心率增快,较严重时有呼吸急促,烦躁不安,血压升高,紫绀,甚至肌肉震颤或惊厥;可因呼吸肌痉挛而呼吸停止,或因缺氧而心律紊乱,最终导致呼吸心跳停止。抑制型表现为淡漠、嗜睡或意识消失,较严重者呼吸浅慢或间歇呼吸,脉搏徐缓、血压下降,最终导致心脏停搏。抑制型易被忽视而误诊,后果往往比兴奋型更严重。

普鲁卡因对心血管的作用比对中枢神经系统的作用弱,小剂量时心率轻度增快,血压轻度下降。剂量加大或意外注入血管达到毒性浓度时可发生明显的心脏毒性,可直接抑制心肌,使心肌收缩力下降,每搏量减少,最后可因泵衰竭而致心脏停搏。对心肌传导系统也有抑制作用,可抑制窦房结的起搏功能,抑制房室传导和束支传导。对周围血管有直接扩张作用。

普鲁卡因血浆浓度快速上升到很高的水平可通过抑制血浆假性胆碱酯酶而加重其本身的毒性。对血浆假性胆碱酯酶的过度抑制也可以延缓注射部位局麻药的分解,从而延长其神经阻滞时效。注射普鲁卡因后可以延长去极化肌肉松弛药琥珀胆碱的作用时效,也是通过抑制血浆假性胆碱酯酶而起作用的。

与所有的酯类药物一样,在血浆假性胆碱酯酶活性降低或酶功能异常的情况下,普鲁卡因的毒性增强。血浆假性胆碱酯酶活性降低常见于肝脏疾病、恶性疾病、营养不良、肾功能衰竭、大面积烧伤急性期和心脏病等。由于普鲁卡因有时也可能用于心脏手术的麻醉，所以必须注意在体外循环之后，血浆假性胆碱酯酶活性大约被抑制 50%，而且这种抑制要持续到术后数日。口服避孕药和妊娠最后 3 个月血浆假性胆碱酯酶活性大约下降 20%～30%。遗传性血浆胆碱酯酶缺乏或酶活性异常可能导致普鲁卡因毒性异常增强或作用时间显著延长。

血浆普鲁卡因浓度增高同样抑制体内其他酶系统。早年的研究提示普鲁卡因可能通过抑制单胺氧化酶，增加中枢神经系统的儿茶酚胺水平和抗抑郁作用，有利于延缓衰老过程。在老年患者长时间应用普鲁卡因可降低血清胆固醇水平，可能与普鲁卡因抑制胆固醇的合成有关。在青霉素中加入普鲁卡因已有引起精神症状的个案报道。

普鲁卡因对局部组织的毒性作用或不良影响也有报道。动物实验发现，在皮肤切开前局部浸润普鲁卡因可能延缓术后早期伤口的愈合速度，但在术后 7 天，使用和未用普鲁卡因的动物伤口愈合情况并无显著性差异。角膜长时间表面应用普鲁卡因可产生细胞毒性作用，导致角膜水肿和细胞损害。长时间使用普鲁卡因延缓衰老过程也发现亚急性中毒，表现为易激惹状态，随后发生中枢神经系统抑制，及时发现并防止抽搐发生对防治严重并发症至关重要。

普鲁卡因有潜在的过敏性，与其他酯类局麻药有交叉过敏，水解后的代谢产物对氨基苯甲酸与反复用药所致的过敏反应有关。

偶见高铁血红蛋白血症，单纯给氧无好转，可用 1% 亚甲蓝 1～2 mg/kg 静脉注射。普鲁卡因也可使磺胺类药减效，故不宜同时应用。

第三节 丁 卡 因

丁卡因(地卡因、邦妥卡因、tetracaine、pantocaine、dicaine)为长效酯类局麻药，普鲁卡因临床应用之后虽然取得巨大成功，但其通透性差，维持时间短，以及麻醉效能弱，人们仍在继续寻求更好的局部麻醉药，并于 1930 年发现了丁卡因。

在寻找新的局麻药的大量研究之后，人们认识到局麻药的脂溶性与其麻醉效能和持续时间直接有关，所以在普鲁卡因的分子中用一个 4 碳脂肪族链(丁胺残基)取代一个单胺基团，再用甲基替代乙基缩短季胺基的两个尾链，就形成了丁卡因。疏水基的替换使丁卡因的脂溶性比普鲁卡因增加 100 倍，同样效能和作用时间相应增加，所以丁卡因比普鲁卡因通透性强，作用时间也显著延长。

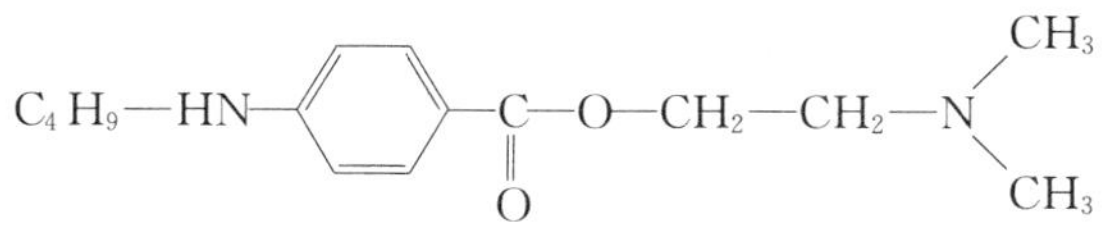

$$C_4H_9-HN-\text{〈}-C-O-CH_2-CH_2-N\text{〈}^{CH_3}_{CH_3}$$

图 7-3　丁卡因的化学结构式

丁卡因是普鲁卡因的化学衍生物,pKa 更低,脂溶性和麻醉效能更高,与神经组织结合快而牢固,麻醉作用时间更长。其制剂一般为 1％的盐酸盐溶液,pH 值 3.5～6.0。另一剂型为其冻干结晶体。冻干粉剂也可用于脊麻,用 10％葡萄糖液配置成高比重液;用无菌注射用水(不含防腐剂)配置成低比重液;或用脑脊液配置成等比重液。冻干粉剂还可以用其他局麻药针剂配置成混合局麻药液,例如可用利多卡因、氯普鲁卡因或甲哌卡因等溶液。由于 pH 值相近,丁卡因粉剂很容易溶解到其他局麻药液中。用于表面麻醉时,丁卡因配置成 2％的溶液,用喷雾器给药。丁卡因经常与苯佐卡因混合用于表面麻醉。丁卡因还可用无水基质配置成 4％～5％的软膏用于皮肤表面涂抹麻醉,或涂布于气管导管表面减少术中气道刺激。

一、代谢和排泄

进入血液后,大部分与血浆蛋白结合,蓄积于组织中,骨骼肌内蓄积量最大,当血浆内的浓度下降时又释放出来。丁卡因极少量也以原形从肾脏排出,主要由血浆胆碱酯酶水解,代谢较慢,水解速度较普鲁卡因慢 2/3。其酯键的水解虽然不及其他酯类局麻药,但相对而言仍比较迅速。氯普鲁卡因的半衰期小于 30 s,普鲁卡因的半衰期为 30～45 s,而丁卡因也仅为 120～150 s。这明显快于任何酰胺类局麻药的分布半衰期和消除半衰期。即使在血运丰富、吸收较快的区域(如气管内)应用了大剂量丁卡因(如 1～2 mg/kg),多数患者仍达不到中毒的血药浓度。丁卡因被快速水解成无毒性的产物,说明其在神经传导阻滞时可以安全应用。丁卡因的水解产物为丁氨基苯甲酸与二甲胺基乙醇,两者的分子极性强于丁卡因,均可由尿中排泄,大约一半以原形排出,另一半以结合形排出。

二、药理特点和临床应用

(一)药理特点

丁卡因为长效酯类局麻药,对外周神经的作用与其他局麻药相似,可阻滞神经细胞膜对钠离子的通透性,从而使动作电位的上升减慢直到停止产生动作电位,导致神经的兴奋性和传导性丧失。丁卡因的药效特点使其在发现后很快成为脊麻最常用的药物,至今仍广泛应用。除脊麻外,丁卡因另一广泛用途是表面麻醉,但在 20 世纪五、六十年代对丁卡因表面麻醉中的一些错误用法使得后来未能广泛开展这方面的用途,主要是剂量和浓度过大导致的中毒经常发生。丁卡因用于眼科手术需要小剂量即可,而用于支气管镜和胃肠镜等内镜检查需要量较大,丁卡因用于黏膜表面后吸收入血的速度很快,部分患者血浆药物浓度很高,容易出现毒性作用。很多人畏惧使用丁卡因,实际上并无科学依据,只要剂量和浓度控制得当,丁卡因仍可安全用于表面麻醉和神经阻滞等。

丁卡因的麻醉效能为普鲁卡因的 5～10 倍,作用时效为普鲁卡因的 8 倍,毒性也为普鲁卡因 10 倍左右。对运动神经阻滞完全,肌肉松弛效果好。神经阻滞起效时间需 10～15 min,时效可达 3 h 以上。丁卡因具有弱碱性和很高的脂溶性特征,是理想的表面麻醉药。丁卡因也可用于浸润麻醉,但缺点较多如起效慢、扩散差,这主要与其 pKa 高和脂溶性强有关。其他的局麻药用于浸润麻醉则更具有优势,所以丁卡因已很少用于浸润麻醉,当然用于外周神经阻滞和神经丛阻滞也有类似的缺点。这些缺点可以用混合加入其他局麻药如利多卡因或甲哌卡因而克服,混合后一般能获得起效快、时程长的麻醉效果。用于硬膜外麻醉和骶管阻滞也常与利多卡因混合使用。以往的观点认为,丁卡因与利多卡因混合使用后,可以兼有利多卡因起效快、毒性小和丁卡因运动阻滞好、时效长的优点,但大量的临床经验和研究证实,其起效往往慢于利多卡因,甚至与丁卡因相当,而维持时间也仅仅稍长于利多卡因,根本无法达到丁卡因的长药效。丁卡因目前仍在脊麻中广泛应用,主要是感觉和运动阻滞完善,作用时间长,与布比卡因相比,主要优点是运动阻滞深而持久。

(二)临床应用

角膜表面麻醉用 1% 丁卡因,鼻腔黏膜和气管表面麻醉常用 2% 溶液。硬膜外腔阻滞可用 0.2%～0.3% 溶液,一次用量不超过 60 mg。常与利多卡因混合,可分别含有 0.1%～0.2% 丁卡因与 1.0%～1.5% 利多卡因,起效快、时效长,但近年的研究发现混合应用的优点并不突出。蛛网膜下腔阻滞应用 10 mg(1% 丁卡因 1 ml)、加用 10% 葡萄糖液、麻黄碱(30 mg)各 1 ml,配制成重比重溶液,成人剂量 8～10 mg(即 2.5～3.0 ml),一般时效可达 120～180 min。局部静脉麻醉时由于解除止血带或止血带意外松开会导致血中局麻药浓度突然升高,所以几乎不用丁卡因行局部静脉麻醉。

1. 表面麻醉 在 0.05%～0.1% 的浓度下,丁卡因可以提供长时间而且效果良好的表面麻醉,当与氧甲唑啉(黏膜血管收缩药)合用时,其用于鼻腔手术的表面麻醉效果可以达到可卡因或利多卡因的效果。丁卡因的浓度增加超过 1%,并不能提高表面麻醉的效果,反而可能因为吸收量增加而导致毒性反应发生的机会增加。丁卡因表面麻醉的单次剂量应控制在 1 mg/kg。在眼科的表面麻醉中,丁卡因仍是首选之一。

丁卡因对完整皮肤的表面麻醉作用非常有限,除非皮肤屏障破坏如创伤或烧伤。在裂伤部位表面应用丁卡因,可以减轻利多卡因浸润麻醉时的注射痛。皮肤若用高浓度丁卡因,也可产生一定的表面麻醉作用,使用密封的辅料给完整的皮肤表面用 4% 丁卡因水溶液,大约 40～60 min 后出现麻醉作用。若改用脂质溶剂并用密封辅料,起效时间明显增快,比 EMLA 起效更快,维持时间更长,产生的最大麻醉效果基本相同。正常皮肤上应用丁卡因,其吸收后的血浆浓度很低,如果烧伤表面有完整焦痂形成,表面麻醉可以获得良好效果而且药物吸收较少,清除痂皮后若应用同样剂量的软膏,则血药浓度会显著增加。

气道和上消化道表面麻醉可用 2%～4% 丁卡因水溶液,需应用定量给药器严格控制用药剂量。用喷雾器进行喉部喷雾是气管插管前常用的方法,尤其是清醒插管;此时起效较快,同时也有可能较快出现较高的血药浓度。由于丁卡因表面麻醉维持时间较长,故不适用于短小咽喉或气管手术,因为气道反射的恢复延迟可能导致误吸或气道分泌物清除受影响。与肾上腺素合用,基本可以取代可卡因在鼻黏膜手术中的应用。

2. 浸润麻醉 以往也用 0.01% 丁卡因溶液行浸润麻醉,在这样稀释的浓度下,丁卡因作用时间长的特性明显减弱,但起效仍然较慢,所以在用于浸润麻醉时,丁卡因常与其他起效快的局麻药合用,一般与酰胺类局麻药合用。用丁卡因行浸润麻醉后,运动和感觉阻滞的时间较长,所以在用丁卡因浸润阻滞气道神经行清醒插管的患者,如果手术时间短,术后仍将残留麻醉作用,气道反射恢复延迟,应予以重视。用丁卡因行气道表面麻醉后也有相似的问题存在。

3. 蛛网膜下腔阻滞 丁卡因在美国是最常用的腰麻药物,有专门的 1% 溶液商品制剂。1% 丁卡因与 10% 葡萄糖等量混合成重比重溶液;与注射用水混合成为低比重溶液;与患者自身的脑脊液混合成为等比重溶液。等比重溶液腰麻的丁卡因浓度可以低至 0.03%,麻醉效果能够得到保证,作用时间则显著缩短。而应用 0.5% 丁卡因等比重溶液腰麻时,运动阻滞完善,麻醉作用时间可达 180 min 以上。等比重溶液由于在脑脊液中扩散较慢,所以作用维持时间较长,而且随着等比重溶液丁卡因浓度的增加,维持时间和阻滞强度都增加。用 0.33% 丁卡因低比重溶液腰麻,感觉和运动阻滞同样良好,腰麻注药前后保持患侧在上的体位,低比重溶液丁卡因可以获得单侧阻滞的效果。重比重溶液中丁卡因浓度的变化对作用时间和扩散范围的影响相对较轻,但起效时间可能减慢。

在丁卡因溶液中加用肾上腺素可以延长腰麻时间 20%~30%,在老年患者延长的时间更多。去甲肾上腺素也有同样的效果。可乐定也能显著延长丁卡因的腰麻时间,但同时血流动力学改变也会更明显。当使用较小剂量丁卡因进行腰麻时,加用肾上腺素可以提高阻滞质量和成功率。

年龄和体重对重比重溶液腰麻的扩散影响较小,重比重丁卡因和重比重布比卡因腰麻相比,扩散和对血流动力学的影响相似,但比等比重溶液的布比卡因大。在较大剂量时,丁卡因所产生的阻滞平面和血流动力学改变比布比卡因显著。麻醉持续时间也与剂量成正相关,在临床最大剂量时,丁卡因重比重溶液的麻醉时间可以接近等比重溶液的麻醉时间。

4. 硬膜外阻滞 丁卡因单独用于硬膜外阻滞者较少,一般与利多卡因或氯普鲁卡因等合用以延长后者的麻醉时间和增强运动阻滞效果。混合液的丁卡因浓度在 0.15%~0.3%。硬膜外麻醉的试验剂量一般也不选用丁卡因,除起效较慢外,误入血管时毒性作用较强。

5. 外周神经阻滞 同样因为毒性较大的原因,丁卡因较少单独用于神经丛阻滞,因其需要的剂量和容量都较大。0.1%~0.2% 丁卡因与 0.5% 利多卡因或 2% 氯普鲁卡因混合液用于神经丛阻滞可以提供最长 6~8 h 的手术时间和 12~18 h 的镇痛时间。丁卡因用于神经丛阻滞时其运动阻滞效果满意。

对丁卡因用于神经阻滞的用量一直存在争议,有人主张无论任何情况下,最大剂量都不应该超过 80～100 mg,但也有人认为外周神经阻滞所用药物浓度较低时可以超过 100 mg,只要不误入血管即不会发生毒性作用。

三、毒性作用和不良反应

丁卡因的毒性较大,毒性反应发生率也较高,最常见的中毒反应仍是惊厥等中枢神经系统表现。由于丁卡因脂溶性高,吸收迅速,即使外用也会引起全身性毒性。丁卡因在一般正常人用量限制于 100 mg 以内是有历史原因的,快速达到高水平的血浆浓度,有中枢神经毒性,给药速度则直接影响血浆浓度,短时间内快速给药血药浓度更高。极高的血药浓度和中枢神经系统浓度,一般发生于直接误注入血管内或者大剂量用于快速吸收的黏膜如咽喉和气管。气管内给药与其他部位的黏膜用药相比,所产生的血药浓度峰值最高也出现最早,其水平基本上相当于静脉直接给药。远端气道对局麻药的吸收也很快,局麻药雾化吸入也可产生很高的血药浓度。即使表面麻醉所用药物总容积不大,如果浓度显著超过所需要的麻醉浓度,用于血管丰富的黏膜表面也容易产生毒性反应。而其他部位的吸收要慢得多,因为丁卡因在血中本身水解很快,所以不至于产生药物蓄积。丁卡因中加入肾上腺素并不能减少其在血运丰富的黏膜上进行表面麻醉时的吸收速度,但有些情况下肾上腺素仍能减少其吸收速度和血浆浓度,如严重过量或血浆胆碱酯酶活性下降,包括肝脏等疾病、药物、或先天遗传因素造成的酶活性下降。

在大剂量丁卡因应用于黏膜表面麻醉时,中枢神经系统毒性反应如惊厥等很快发生,严重毒性反应复苏不及时或复苏措施不得当可能引起死亡,多数死于惊厥或循环衰竭。丁卡因对心脏有奎尼丁样作用,也和其他的局麻药一样,高浓度时可抑制心肌,使心肌收缩力下降,舒张期容积增加,心排血量下降,严重者引起心力衰竭、室颤或心脏停搏。与高脂溶性的酰胺类局麻药相比,丁卡因并没有选择性的心脏毒性,即使在大剂量和惊厥时,仍较少见到选择性的心脏毒性。

丁卡因按正常临床浓度使用时,尚无直接神经组织毒性的报道。直接应用 4% 丁卡因可引起兔外周神经组织形态学的改变,但临床应用的浓度范围内(0.1%～1%)并不会引起这种变化。曾有一例暂时性神经根病变发生在用 0.5% 丁卡因行脊麻的患者的个案报道。动物实验显示犬脊髓直接应用丁卡因可引起脊髓血流量增加。

滴眼后可能引起烧灼感,但滴眼后闭上眼睛不适感可减轻。常见一过性角膜上皮浅表性损害,导致角膜干燥、水肿,长期滴眼可引起局部过敏反应。有报道滴眼 2 个月发生面部严重红斑性皮炎,眼睑和眼球局部粘连、倒睫,角膜弥漫性云翳和角膜上皮脱落。

丁卡因为对氨基苯甲酸衍生物,磺胺类药物是通过抑制细菌的对氨基苯甲酸代谢而发挥抗菌作用的,丁卡因与磺胺类药物同用时,会减弱磺胺类的抗菌作用。

第四节　氯普鲁卡因

氯普鲁卡因又称 2-氯普鲁卡因(2-chloroprocaine),是速效和短效的酯类局麻药,若经连续硬膜外导管应用,氯普鲁卡因在产科患者可以获得快速的麻醉和镇痛,对胎儿几乎不产生影响。但也有一些互相矛盾的报道影响氯普鲁卡因的临床选用。

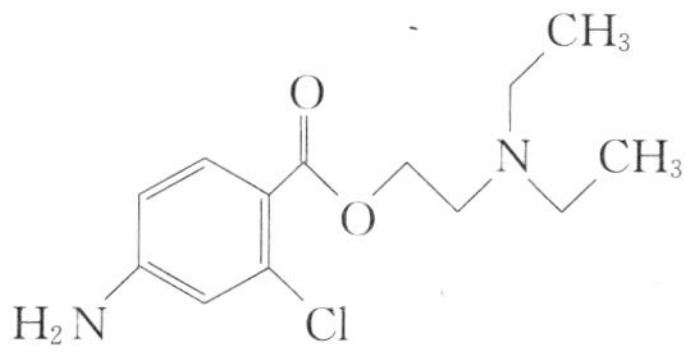

图 7-4　氯普鲁卡因分子结构式

氯普鲁卡因系普鲁卡因分子的亲水端芳香环上有氯原子替代的衍生物。这一替代使得其酯环更易被酯酶水解,所以氯普鲁卡因在血浆中比普鲁卡因更容易被代谢。其有利的一点是可以应用大剂量进行神经阻滞,以获得快速起效和快速恢复的阻滞效果。

氯普鲁卡因具有临床常用局麻药的基本特性,pKa 为 9.0,是目前常用局麻药中 pKa 最高的一种。为了保持酯键的稳定性,氯普鲁卡因常配制成酸性溶液(pH2.5~4.0),如盐酸盐,过去其制剂中也同时加入了抗氧化剂如硫酸氢钠或乙二胺四乙酸(EDTA)。

一、代谢和排泄

氯普鲁卡因吸收后理论上可分布于机体各器官组织,但在肝、肺、心及脑具有较高的药物浓度。

健康成人志愿者药代动力学研究表明:2-氯普鲁卡因能很快被假性胆碱酯酶水解,生成 2-氯-4-氨基苯甲酸(2-chloro-4-aminobenzoic acid,CABA)和二乙胺基乙醇(diethylaminoethanol),前者可抑制磺胺类药物的活性。氯普鲁卡因的血浆半衰期在成人男性为 21 s±2 s,女性为 25 s±1 s,新生儿为 43 s±2 s。在健康志愿者,静脉输注氯普鲁卡因,其血浆浓度的上升和下降都非常迅速。CABA 经尿以原形排出体外的比例在不同情况下有所变化,最高可以达到 50%,其余以结合型 CABA 排出。二乙胺基乙醇的继续代谢和少量原形排出的情况与普鲁卡因相同。这些代谢产物都不具有局麻活性,也没有毒性和蓄积性,都能很快从尿中排泄,尿量与尿 pH 值影响药物排泄。

局麻药可以通过胎盘被动扩散,通过的量与以下因素相关:药物与血浆蛋白结合的程度、离子化程度及脂溶性。只有游离的未离解的药物分子易透过胎盘,氯普鲁卡因很快在血液中被分解,仅有极少量药物可透过胎盘达胎儿。

与普鲁卡因类似,血浆胆碱酯酶缺乏也同样增加氯普鲁卡因的半衰期,增强其毒性。此外,氯普鲁卡因血浆浓度过高也同样会抑制血浆胆碱酯酶的活性。研究表明酰胺类局麻药也可抑制氯普鲁卡因的水解,但临床上并未发现酰胺类局麻药和氯普鲁卡因混合应用后毒性反应会增加。临床有效浓度的新斯的明也抑制氯普鲁卡因的水解,但琥珀胆碱只有在高于临床用量数倍的情况下才会抑制氯普鲁卡因的水解。反过来也一样,先用氯普鲁卡因也会延长琥珀胆碱的作用时间。

二、药理特点和临床应用

(一)药理特点

氯普鲁卡因是酯类局部麻醉药,依靠浓度梯度以弥散方式穿透神经细胞膜,在细胞膜内侧阻断钠离子通道,增加了神经电兴奋的阈值,使动作电位降低、不应期延长,减慢了神经冲动的传递,从而阻滞神经冲动的产生与传导。随着药物浓度增加,其神经功能受影响程度加大,出现局部麻醉作用。神经功能的丧失依次为:痛觉、温觉、触觉、本体感受和骨骼肌张力。

氯原子的替代使氯普鲁卡因成为最容易被代谢的局麻药,因为血浆半衰期极短,不超过 30s,可以使用大剂量和高浓度,而局麻药毒性反应发生的可能性极小。女性怀孕后,血浆胆碱酯酶水平会逐渐下降,足月妊娠的妇女,其血浆胆碱酯酶的水平下降到最低,但仍足以快速代谢氯普鲁卡因,不会导致药物蓄积和毒性发生。即使用氯普鲁卡因连续硬膜外麻醉行剖宫产,胎儿娩出后其血浆氯普鲁卡因的水平极低而无法检测到。

氯原子替代的另一个优点是使氯普鲁卡因比普鲁卡因的扩散性能增强,用于神经阻滞的作用更完善。与普鲁卡因相似,氯普鲁卡因在神经组织内和神经鞘周围的组织间隙中被水解的速度很慢,所以其在局部产生的麻醉作用维持时间较长。

氯普鲁卡因浓度为 1% 时,能提供确切的镇痛;2% 的浓度可以出现不同程度的运动神经阻滞;浓度达到 3% 时运动完全阻滞。浓度虽然能影响阻滞的深度,总剂量对于阻滞的完善程度同样很重要,其影响可能还要大于浓度的影响。

有报道把氯普鲁卡因和布比卡因混合使用,试图达到起效快和持续时间长的效果,结果并不理想。两者混合使用后虽然阻滞的临床效果无明显变化,但布比卡因的长效阻滞作用并没有发挥出来,可能氯普鲁卡因的高酸性制剂影响了混合液的时效。体外实验发现,暴露于氯普鲁卡因的神经对随后应用的布比卡因的反应减弱,使后者的效能下降,可能与氯普鲁卡因的代谢产物聚积有关。

(二)临床应用

氯普鲁卡因的水溶性比普鲁卡因更强,不适合于表面麻醉。

1. 浸润麻醉　氯普鲁卡因可用于皮肤或黏膜的浸润麻醉,可以提供 45～60 min 的手术时间。浸润麻醉用0.5%～1%浓度,一次最大给药剂量可达1000 mg。使用1%的浓度,如果不注入血管内,用量100 ml不会发生毒性反应。分娩时会阴注射药物不会到达胎儿体内,这在高危产妇有应用价值。氯普鲁卡因浸润麻醉的缺点是注射时的疼痛严重,这也与溶液的酸性有关。

氯普鲁卡因可单次或连续给药,与其他局麻药一样,其剂量与麻醉方法、组织的血管分布、肌肉需要松弛的程度、麻醉时间、患者的身体状况有关。一般采用最小有效剂量与浓度。在儿童、老年人及心脏病患者应减量使用。不加入肾上腺素时最大单次给药剂量为11 mg/kg,总剂量不超过800 mg;加肾上腺素时最大单次给药剂量为14 mg/kg,总剂量不超过1 000 mg。为了预防全身毒性,麻醉期应使用最低有效浓度和最低有效剂量。在婴幼儿应使用低于商品制剂的浓度,使用时可用0.9%NaCl稀释成所需浓度。

2. 蛛网膜下腔阻滞 1952年,Foldes等首先报道了214例不含防腐剂的氯普鲁卡因成功用于蛛网膜下腔阻滞而没有发生并发症,随后氯普鲁卡因又在硬膜外麻醉中广泛应用。但从1980年到1982年,有氯普鲁卡因硬膜外麻醉术后发生永久性感觉、运动或大小便功能障碍的报道,其中4例证实系药液误注入蛛网膜下腔。当时使用的氯普鲁卡因含有0.2%的二硫酸钠作为抗氧化剂。Wang等人于1984年发现二硫酸钠在低pH值情况下可能导致神经损害,虽然以后有人提出质疑,包括Taniguchi等在动物实验中证实,神经损伤是氯普鲁卡因本身的作用,加用二硫酸钠反而能减轻氯普鲁卡因引起的神经损害,但以后多数氯普鲁卡因制剂还是去除了二硫酸钠。氯普鲁卡因又开始在蛛网膜下腔阻滞中尝试应用。

氯普鲁卡因蛛网膜下腔阻滞的用量在成人为30～60 mg,麻醉平面可达到T8～T4,感觉功能完全恢复时间平均100～130 min,加用肾上腺素后,麻醉平面可升高约2个脊神经节段,恢复约延迟30%～50%。

3. 骶管和硬膜外麻醉 氯普鲁卡因用于硬膜外麻醉起效快,作用持续时间短,在临床上可以用于麻醉和镇痛。骶管阻滞用2%氯普鲁卡因15～25 ml,经40～60 min间隔后可再给相同剂量;腰部硬膜外阻滞,可用2%～3%溶液,初量15～25 ml。2%的氯普鲁卡因可以获得深度的镇痛和不同程度的运动阻滞,硬膜外置管可行连续麻醉。应用3%的浓度可获得完全的感觉和运动阻滞。剖宫产分次硬膜外注射3%的氯普鲁卡因可以获得满意的麻醉平面,同时可防止毒性的发生。连续硬膜外麻醉追加氯普鲁卡因的时间间隔为30～45 min。如果仅需要镇痛而不需要运动阻滞,可用1%的浓度持续硬膜外注射,但在这种情况下比较容易发生快速耐药性。氯普鲁卡因溶液中加入肾上腺素可以延长其作用时间大约20%～30%。氯普鲁卡因在小儿甚至高危的婴儿硬膜外麻醉中同样具有毒性较低的优点。

4. 周围神经或神经丛阻滞 氯普鲁卡因可用于周围神经阻滞,包括神经干和神经丛阻滞,起效快,持续时间大约 30~45 min。使用 1% 的浓度可以获得皮肤镇痛作用,如果要求达到完全的麻醉或者运动阻滞,需用 2% 以上的浓度。与硬膜外阻滞相似,3% 的氯普鲁卡因可以获得满意的运动阻滞效果。周围神经阻滞用药浓度和剂量可参见表 7-1。

氯普鲁卡因在临床上经常和其他长效局麻药混合使用,例如可以与丁卡因或者布比卡因合用。与布比卡因合用后其作用时间比单纯应用布比卡因要短,与其他长效局麻药合用,情况也类似。

表 7-1 氯普鲁卡因浸润与周围神经阻滞用量

麻 醉 方 法	浓度(%)	给药容积(ml)
下颌神经	2	2~3
眶下神经	2	0.5~1
臂丛神经	2	30~40
指(趾)神经(不加肾上腺素)	1	3~4
阴部神经	2	每侧 10
椎旁神经	1	4 处、每处 3

5. 局部静脉麻醉 虽然从理论上来讲,氯普鲁卡因用于局部静脉麻醉有其有利的方面,临床上也有报道。应用 0.5% 氯普鲁卡因 40 ml 局部静脉麻醉行上肢手术,麻醉效果与 0.5% 利多卡因 40 ml 或 0.5% 丙胺卡因 40 ml 相同。Stephan 等对比了 0.5% 氯普鲁卡因 40 ml 和 1% 氯普鲁卡因 40 ml 用于上肢手术局部静脉麻醉的效果;使用双重止血带技术,结果发现患者远端止血带疼痛的发生率分别为 31% 和 12%,虽然止血带无痛的发生率低,但用 1% 氯普鲁卡因的患者松止血带后,出现局麻药毒性反应的发生率明显增加,从 8% 增加到 37%,大多数属于轻微毒性反应,无一例发生惊厥或心律失常。

氯普鲁卡因用于局部静脉麻醉也有明显的缺点,该药为酸性溶液,局部静脉麻醉时先要驱血后用止血带,应用药物后局部缺少体内主要缓冲系统(碳酸-碳酸氢盐缓冲对)的作用,pH 较酸,起效减慢。动物实验表明,未加防腐剂的氯普鲁卡因用于局部静脉内麻醉,血管内皮可见组织学上中到重度的损伤。

6. 其他应用 氯普鲁卡因也有其他麻醉、诊断或治疗方面应用的报道,适合于用普鲁卡因连续静脉内输注来治疗的中枢性神经疼痛,有人尝试用氯普鲁卡因替代普鲁卡因,因为氯普鲁卡因被酯酶水解的速度更快,毒性更低。

三、毒性作用和不良反应

氯普鲁卡因属酯类局麻药,可能致全身或局部过敏反应,并与其他酯类局麻药有交叉过敏,对已知酯类局麻药过敏的患者禁用。临床上无法预测的过敏反应非常少见。过敏局部表现为红斑、瘙痒,严重时可有起泡、渗出等接触性皮炎症状。全身反应可有类似 I 型变态反应的表现。

血浆胆碱酯酶活性正常时，只要不直接注入血液，氯普鲁卡因的安全剂量为 800～1 000 mg，不会发生毒性反应。有报道在血浆胆碱酯酶缺乏的患者发生了氯普鲁卡因严重的毒性反应。除了总用量之外，氯普鲁卡因的用药速度也很重要，缓慢和分次注射毒性作用更少，因为其在血浆中分解极快。

氯普鲁卡因经局部血管吸收可能产生心血管及中枢神经系统效应，在通常治疗剂量下，血液中达到的药物水平对心脏传导性、兴奋性、不应期、心肌收缩以及外周血管阻力等影响很小。但中毒血药浓度的氯普鲁卡因，可使心脏传导性和兴奋性下降，导致房室传导阻滞进而心脏停搏。此外，还可发生心肌收缩抑制和外周血管扩张，导致心输出量和血压下降。中毒浓度所产生的中枢神经系统不良反应包括兴奋、抑制或两者兼有。单位时间内用药过量或意外血管内给药，可产生毒性反应。毒性反应主要影响神经系统、心血管系统及呼吸系统。可分为兴奋型与抑制型两种。兴奋型可出现精神紧张、多语好动、心率加快、较重时出现呼吸急促、烦躁不安、血压升高、紫绀、肌肉震颤、严重者惊厥。可因呼吸肌痉挛而致呼吸停止。中毒剂量下可发生中枢神经抑制和昏迷，严重者产生呼吸抑制。抑制型表现为神志淡漠、嗜睡、较重时呼吸缓慢、心率减慢、血压下降、严重者心跳停止，抑制型易被误诊。氯普鲁卡因也可在不出现前期中枢神经兴奋的情况下产生延髓或高级中枢神经的抑制。

氯普鲁卡因分子结构中的氯原子替代使其具有另一不同于普鲁卡因的特点，在血浆浓度突然增高时会出现明显的感觉异常，一般为烧灼样的感觉异常，但这种感觉异常在产科患者可能没有利多卡因的表现强烈。

氯普鲁卡因的直接神经毒性作用仍未解决。细胞培养发现，在显著高于临床中毒剂量的情况下，氯普鲁卡因有直接的神经细胞毒性。组织培养中发现氯普鲁卡因有细胞膜融合现象存在，但在使用其溶剂二硫酸盐或者其他局麻药并未发生该现象。体外实验也发现大鼠坐骨神经暴露于氯普鲁卡因后，有组织水肿发生，而二硫酸盐溶剂不引起也不加重这一情况。氯普鲁卡因应用于局部静脉麻醉时，很多患者会出现局部静脉的刺激症状，可能与其溶液的 pH 过酸有关。局部静脉麻醉松解止血带后经常出现风疹，其发生机制可能相同。

氯普鲁卡因应用于临床以来一直存在两方面的争议，包括针对药物本身和其保存剂的争议。应用 3% 的氯普鲁卡因进行硬膜外麻醉，尤其是在剖宫产时，有误入蛛网膜下腔的可能性，与其他局麻药相同，大量氯普鲁卡因误入蛛网膜下腔可导致全脊麻，但不同的是，全脊麻抢救恢复之后，大剂量氯普鲁卡因会引起后遗神经损伤，而其他局麻药没有这种危险。神经学检查可表现为硬膜外穿刺部位的横向脊髓炎和粘连性蛛网膜炎。这种急性的损害很难自行恢复，可遗留马尾综合征。这种情况多发生于使用剂量超过 500 mg 和单次注射者，总剂量和浓度都有关。这些事件报道之后，使用氯普鲁卡因尤其是在产科手术麻醉时使用 3% 的浓度者明显减少。如果发生了大剂量误入蛛网膜下腔，可以试用粗针穿刺抽吸脑脊液及用生理盐水反复稀释冲洗蛛网膜下腔,以减轻其细胞毒性损伤。

氯普鲁卡因造成神经损伤的原因最初怀疑与其酸碱性有关,其 pKa 值表明氯普鲁卡因是所有局麻药中碱性最强的,所以必须保存于很低 pH 环境下以保证其酯键的稳定。虽然在注射相同 pH 值的其他药液并未发生明显的动物脊髓神经组织学上的损害表现,但多数人最初仍认为药液的酸性 pH 是导致神经损伤的主要原因。以后的研究焦点则多集中在其保存剂二硫酸钠。兔蛛网膜下腔注射大剂量 3% 氯普鲁卡因商品制剂可引起与人体症状相似的横截性脊髓炎,但将其中的两种成分分别注射,只有二硫酸盐引起明显的神经损害。

此后,氯普鲁卡因的制剂重新配制,不再使用二硫酸钠,改用 EDTA。氯普鲁卡因除了在产科麻醉使用外,在门诊硬膜外麻醉中的应用也逐渐增多,因为其起效和恢复都比较快。但随后有不少患者使用新制剂,在麻醉作用消退后发生明显腰背痛。有一例典型病例以往没有脊柱病史,在接受含 EDTA 的氯普鲁卡因麻醉后行短小手术,此后 48～72 h 腰部脊柱痉挛不能活动。进一步研究发现大剂量应用氯普鲁卡因时,药物从硬膜外腔向后漏出到椎旁的肌肉组织中,是导致肌肉痉挛和疼痛的原因。EDTA 是抗氧化剂,同时也有螯合游离钙的作用,离子钙被螯合后破坏了肌肉的收缩和舒张调节,引起肌肉痉挛。如果使用的药量少于 20 ml,则术后腰背痛的发生率与一般硬膜外针穿刺相似。而使用含二硫酸钠的氯普鲁卡因,与含 EDTA 的氯普鲁卡因对比,都没有严重腰背痛的发生。虽然怀疑肌肉内注入和皮下浸润会导致背痛,但有些背痛患者并无这两种情况发生。

因为有争议,氯普鲁卡因制剂作了进一步改进,不再使用防腐剂。虽然细胞培养仍然不能排除氯普鲁卡因和神经毒性的关系,但临床应用已证实,在临床应用的高限浓度之下,氯普鲁卡因的神经毒性并不比其他常用局麻药大。

第五节　苯佐卡因

苯佐卡因(benzocaine,cetacaine)1900 年就开始应用于临床,是最古老的局麻药之一,与丁卡因比较,表面麻醉好而毒性少,使其在临床应用占有一席之地。化学结构式为

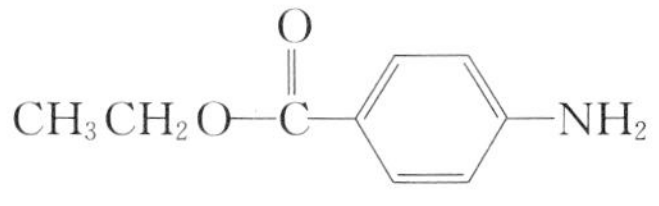

$$CH_3CH_2O{-}\overset{O}{\overset{\|}{C}}{-}\text{苯环}{-}NH_2$$

图 7-5 苯佐卡因的化学结构式

苯佐卡因分子量 169.2,也是目前惟一的一个弱酸性局麻药,pKa3.5,而其他局麻药是弱碱性,所以苯佐卡因的商品制剂不是强酸根盐的形式,而以水杨酸盐的形式保存。苯佐卡因难溶于水,在生理 pH 环境下不会发生化学变化,贮存没有 pH 依赖性,其商品为酸性也有利于表面麻醉起效和具有抑菌作用。20% 的溶液封装于自动计量的容器中,用于气道和上胃肠道表面麻醉,10% 的凝胶用于黏膜表面麻醉,14% 的丙三醇悬液用于外耳道表面

麻醉。

一、代谢和排泄

酯键水解代谢与普鲁卡因相同,受肝功能的影响。主要代谢产物是氨苯甲酸和乙醇,进一步代谢成二氧化碳和水,少量代谢产物以原形或结合形式排出,小量苯佐卡因在吸收进入血浆前于皮肤和毛发部位代谢(乙酰化)。极少量药物以原形经尿液排泄。

二、药理特点和临床应用

苯佐卡因能可逆性稳定细胞膜,减低细胞膜对钠离子的通透性,亦能与钙离子竞争细胞膜结合部位,还能阻断钾离子通道,抑制神经细胞膜的去极化,阻断神经冲动的发生和传导,达到止痛和止痒的作用。苯佐卡因非离子形式的突出优点是其表面麻醉起效快而强,尤其是黏膜表面麻醉,在生理条件下非常少量的阳离子存在,可产生非常弱的传导阻滞,水中溶解度 0.0025%,使其不能扩散通过含水组织,所以其局部麻醉作用比普鲁卡因还弱。

局部应用后吸收很少是其显著特点之一,表面麻醉 15～30 s 起效,麻醉持续 12～15 min;局部涂擦 7.5% 软膏约 7 min 起效,使用 10% 或 20% 的软膏麻醉持续时间可达3～5 h。

苯佐卡因制剂很低的 pH 使其很适合表面麻醉,30s 内起效,作用时间 10～15 min,最常用在咽喉和胃肠道,用于内镜、支气管镜或清醒纤支镜插管,也用在皮肤表面的小手术,但成功率低。浓缩液用于外耳道可治疗外耳道炎引起的疼痛。也可缓解分娩后会阴切口所致不适以及在非产科患者缓解宫颈阻滞或宫颈小操作所致疼痛,但阻滞不全的发生率高。也用于因直肠损伤或疾病引起的急性疼痛,但快速和高水平的吸收可引起高铁血红蛋白血症,20% 的软膏应用于完整的皮肤,降低感觉的敏感度,但疼痛刺激仍存在,也用于婴儿和儿童减轻有创操作的不适,也试用于减少脑血管意外后的痉挛状态,但不足以产生麻醉和降低兴奋反射。在患牙及其周围的牙龈涂布 7.5% 的凝胶可缓解牙痛。

除表面麻醉外,临床上还可用于表面涂擦止痒。由于它的酸性和难溶于水,注射部位刺激性大,其他形式的局部麻醉如浸润麻醉、神经阻滞等不能使用。

三、毒性作用和不良反应

表面麻醉剂量超过 200～300 mg,血红蛋白内亚铁氧化为高铁,引起高铁血红蛋白血症。氧化是由于药物的作用,通过减少红细胞内还原型辅酶Ⅱ(NADPH),使铁离子的氧化形式多于还原形式。虽然在高铁血红蛋白达总血红蛋白的 10% 时,可发生临床紫绀,但在正常患者不明显。当继发或同时发生心脏抑制时,紫绀可能干扰复苏。缺乏免疫力的成人和低体重儿童更容易罹患高铁血红蛋白血症。

氧疗可确诊高铁血红蛋白血症,因其不能改善紫绀症状。紫绀不伴有心肺功能不稳定是高铁血红蛋白血症的体征,进一步确认需要血气分析,PO_2较高提示存在高铁血红蛋白血症。体外实验,抽静脉血于试管中并摇动,高铁血红蛋白呈褐蓝色,而去氧血红蛋白由于空气中氧气的作用而氧合呈亮红色。

由于损伤或疾病所致黏膜破损,可增加苯佐卡因的吸收和高铁血红蛋白血症的危险。吞咽后也增加吸收,因为药物以非离子状态存在于消化道而吸收。使用临床剂量后,敏感的个体易罹患高铁血红蛋白血症,可以推理产生大量的高铁血红蛋白是由于苯佐卡因的代谢通路发生了改变。

小儿对苯佐卡因比成人更容易罹患高铁血红蛋白血症,可能是体重较小。有病例报道,早产儿用苯佐卡因油膏润滑食道听诊器后发生高铁血红蛋白血症;在2个月婴儿口咽喷雾,引起高铁血红蛋白血症;也有报道在小婴儿用于润滑气管导管或肛温探头而发生,还有发生在表面麻醉以缓解尿布疹疼痛时。所以美国FDA仅批准2岁以上儿童可以使用该药。苯佐卡因凝胶用于牙龈缓解牙痛也有发生高铁血红蛋白血症的报道。

在肺储备功能处于边缘状态的患者,血红蛋白减少可使携氧能力失代偿,甚至在肺储备功能正常的患者高铁血红蛋白超过总量的30%,也可由于携氧能力不足而引起症状。虽然有患者高铁血红蛋白超过总量的50%,除有重度紫绀外也无症状,但在高铁血红蛋白量达60%,患者可发生共济失调、重度虚弱和昏迷;达85%时,患者很可能发生严重低氧甚至死亡。高铁血红蛋白血症的治疗是应用1%亚甲蓝溶液,1~2 mg/kg,10~20 min内静脉推注,亚甲蓝加速NADPH高铁血红蛋白还原酶还原高铁血红蛋白。有异常球蛋白的患者抵抗高铁血红蛋白的代谢,或缺乏与红细胞还原能力有关酶的患者更易罹患高铁血红蛋白血症。

苯佐卡因很少发生过敏,过敏原因是对氨基苯甲酸和遮光剂中的游离苯佐卡因敏感;与其他酯类局麻药有交叉过敏,而与酰胺类局麻药没有交叉过敏。表面应用能诱发接触性高敏,发生在已用过苯佐卡因的皮肤或外阴处。

其他不良反应包括鼻黏膜刺激和接触性皮炎等,也可见头痛、低血压、心动过速、恶心呕吐等毒性表现。

透明质酸酶可加快苯佐卡因的吸收,增加不良反应发生率。苯佐卡因还可与磺胺类药物竞争作用于细菌的二氢叶酸合成酶,使磺胺类药物的抑菌活性下降。

第六节　其他酯类局麻药

一、奥布卡因

奥布卡因(oxybuprocaine)又称丁氧普鲁卡因,为酯类局麻药,其化学结构与普鲁卡因相似,4-氨基-2-丁氧基苯甲酸2-(二乙氨基)乙酯盐酸盐。易溶于水、氯仿,溶于乙醇,不溶于乙醚,水溶液的 pH 为 4.5～5.2。能阻断感觉、运动和自主神经的传导,抑制伤害性感受器的兴奋,使局部痛觉暂时消失。其麻醉强度为丁卡因的 2 倍和可卡因的 10 倍。此外,奥布卡因还具有抗菌作用和抗血小板聚集的作用。

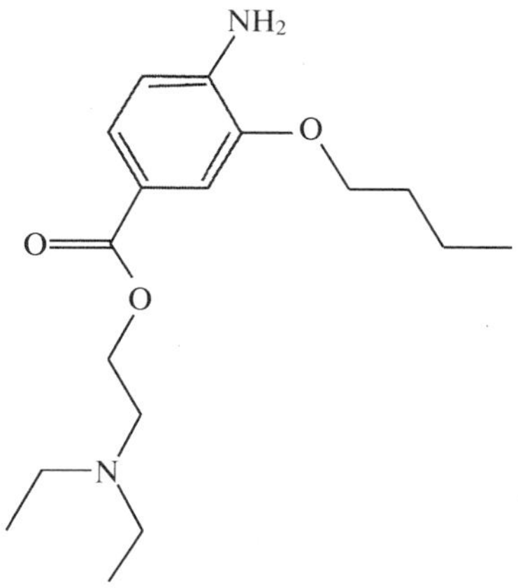

图 7-6 奥布卡因的化学结构式

主要用于眼科小手术的表面麻醉,也可用于耳鼻咽喉科的表面麻醉。0.4%的奥布卡因溶液滴眼后,约 1 min 起效,1～15 min 达到最大作用,持续时间约 20～30 min,角膜敏感性的恢复需要 40 min 以上。奥布卡因主要由血浆和肝脏中的胆碱酯酶水解代谢,代谢产物90%以上由肾脏排泄。

全身毒性反应与丁卡因相似,可引起过敏反应和休克。局部刺激性比丁卡因小,但反复多次应用仍有导致角膜炎和角膜损伤的可能。使用 0.4%溶液滴眼时有出现窦性心动过缓的个案报道。用于黏膜表面麻醉时偶有恶心呕吐和吞咽困难。

二、丙美卡因

丙美卡因(proxymetacaine)又称丙氧苯卡因,为酯类局部麻醉药,因毒性过大,不能用于注射,仅用于眼科手术表面麻醉,如眼异物去除、测眼压、眼部术后拆线,以及白内障摘除术等。作用机制也是通过降低神经元对钠离子的通透性,阻止神经冲动产生和传导,首先阻滞痛觉纤维,随后阻滞温度觉、触觉和深部感觉纤维。麻醉强度略高于相同浓度的丁卡因,起效快。由于化学结构不同于普鲁卡因和丁卡因,因而和其他局麻药之间无交叉过敏现象,也很少引起初始阶段的眼部刺激作用,偶有灼痛和流泪。长期反复应用可有角膜损伤、角膜炎、结膜充血水肿、伤口愈合延迟等。滴眼后有引起癫痫发作的个案报道。有吸入丙美卡因 0.5 g 后致死的报道。

(李士通)

参 考 文 献

1　Buckenmaier CC 3rd, Bleckner LL. Anaesthetic agents for advanced regional anaesthesia: a North American perspective. Drugs,2005,65(6):745~759.

2　Cox B, Durieux ME, Marcus MA. Toxicity of local anaesthetics. Best Pract Res Clin Anaesthesiol, 2003,17(1):111~136.

3　Le Truong HH, Girard M, Drolet P,et al. Spinal anesthesia: a comparison of procaine and lidocaine. Can J Anaesth,2001,48(5):470~473.

4　Jakobs R, Adamek MU, von Bubnoff AC, et al. Buprenorphine or procaine for pain relief in acute pancreatitis. A prospective randomized study. Scand J Gastroenterol,2000,35(12):1319~1323.

5　Fenoglio C, Boicelli CA, Ottone M. Protective effect of procaine hydrochloride on cisplatin-induced alterations in rat kidney. Anti-Cancer Drugs,2002,13:1043~1054.

6　Lemyre B, Hogan DL, Gaboury I, et al. How effective is tetracaine 4% gel, before a venipuncture, in reducing procedural pain in infants: a randomized double-blind placebo controlled trial. BMC Pediatrics, 2007,7:7.

7　Drasner K. Chloroprocaine spinal anesthesia: back to the future? Anesth Analg,2005,100:549~552.

8　Reisner L, Hochman B, Plumer M. Persistent neurologic deficit and adhesive arachnoiditis following intrathecal 2-chloroprocaine injection. Anesth Analg,1980,59:452~454.

9　Wang BC, Hillman DE, Spielholz NI,et al. Chronic neurological deficits and Nesacaine-CE: an effect of the anesthetic, 2-chloroprocaine, or the antioxidant, sodium bisulfite? Anesth Analg, 1984, 63: 445~447.

10　Kalichman M, Powell H, Reisner LS, et al. The role of 2-chloroprocaine and sodium bisulfite in rat sciatic nerve edema. J Neuropathol Exp Neurol,1986,45:566~575.

11　Taniguchi M, Bollen A, Drasner K. Sodium bisulfite: scapegoat for chloroprocaine neurotoxicity? Anesthesiology,2004,100: 85~91.

12　Yoos J, Kopacz D. Spinal 2-chloroprocaine for surgery: an initial 10-month experience. Anesth Analg, 2005,100:553~558.

13　Casati A, Fanelli G, Danelli G, et al. Spinal anesthesia with lidocaine or preservative-free 2-chlorprocaine for outpatient knee arthroscopy: a prospective, randomized, double-blind comparison. Anesth Analg,2007,104(4):959~964.

14　Fu RQ, Tian YK, Fang WR. Combined spinal and epidural anaesthesia with chloroprocaine for hysterectomy. Clin Exp Pharmacol Physiol,2008,35(1):60~63.

15　Bjørnestad E, Iversen OL, Raeder J. Similar onset time of 2-chloroprocaine and lidocaine ＋ epinephrine for epidural anesthesia for elective Cesarean section. Acta Anaesthesiol Scand, 2006, 50 (3):358~363.

第8章 局部麻醉药的联合应用

两种局麻药联合应用包括前后应用和混合应用,目的是取长补短,缩短起效时间,延长时效,降低不良反应。如临床实施硬膜外阻滞时,常先用起效快但时效短的利多卡因,后用起效慢但时效长的丁卡因,或者使用利多卡因和丁卡因的混合液。又如普鲁卡因和丁卡因复合液用于颈丛神经阻滞和骶管神经阻滞。已经上市的局麻药复合液的商业制剂有 TAC(丁卡因、可卡因和肾上腺素复合)、LET(利多卡因、丁卡因和肾上腺素复合)、EMLA(利多卡因和丙胺卡因复合软膏)等,其中 EMLA 效果最为确切,应用也最广泛。

但随着复合用药临床应用和研究的深入,越来越多证据表明,局麻药复合应用有时并不能达到预期的效果。例如氯普鲁卡因与布比卡因合用,起效虽然快,但不及单用氯普鲁卡因迅速,麻醉效能也较单用布比卡因弱。甚至有报道认为某些局麻药复合应用,可能导致额外的毒性,增强原有的局麻药毒性反应,降低局麻药的最大安全剂量范围。

第一节 局麻药联合临床应用的现状

一、局麻药联合应用的不同配伍

局麻药联合应用通常是一种长时效局麻药复合一种短时效局麻药。

有研究认为布比卡因腋路臂丛神经阻滞起效潜伏期较长,而合用氯普鲁卡因明显起效加快,达到完全阻滞的时间缩短。布比卡因对运动神经阻滞效果较差,其与氯普鲁卡因的复合液用于产科分娩镇痛,具有起效快,时效长的特点。但是布比卡因和氯普鲁卡因合用,无论两药配制成合液,还是先使用氯普鲁卡因,待作用出现后继续使用布比卡因,局麻药作用时效与单用布比卡因相比并不延长。

布比卡因和利多卡因复合液是长时效和快速起效局麻药联合应用配伍,有报道 1:1 配伍的 2%利多卡因和 0.5%布比卡因用于硬膜外阻滞,不仅起效快,而且肌肉松弛作用较好。也可以联合应用 2%利多卡因和 0.5%或 0.75%罗哌卡因配伍,目前临床上此种配伍应用最多。丁卡因(0.1%～0.2%)复合短效酰胺类或酯类局麻药也是临床常用的局麻药联合应用配伍。

关于局麻药联合应用的文献报告不多,两种局麻药配伍,其作用强度及时效的变化知之甚少,有待进一步研究。

二、EMLA

EMLA 商品名恩纳,是临床最常用的局麻药复合制剂。它是 1∶1 水油霜剂,含 2.5% 利多卡因和 2.5% 丙胺卡因。EMLA 内含高浓度局麻药,因此穿透能力较强,作用于皮肤或黏膜表面,产生麻醉作用。起效时间约 45～60 min,如果皮肤或黏膜表面有破损或炎症,或者之前使用过血管扩张药,EMLA 的起效时间可缩短至 15 min。EMLA 的阻滞深度也与时间相关。使用后 90 min,表皮下 5 mm 可达到无痛,最大阻滞深度出现在用药后 120 min。

EMLA 常用于浅表手术操作镇痛,如静脉穿刺抽血或置管,也可用于肌肉注射、动脉穿刺置管、椎管内阻滞穿刺操作,以及泌尿外科、耳鼻喉科、妇科及整形外科等皮肤、黏膜浅表小手术。

三、TAC

TAC 由 0.5% 丁卡因,0.05% 肾上腺素和 11.8% 可卡因组成,常用于颜面部和头皮皮肤裂伤的表面麻醉。使用时用棉签将 2～5 ml TAC 溶液直接涂于伤口,20 min 至 40 min 后起效。但是 TAC 含高浓度丁卡因和可卡因,毒性较大,可卡因属于管制药品,因此 TAC 的临床应用受到限制。

四、LET

LET 内含 0.5% 丁卡因,0.05% 肾上腺素和 4% 利多卡因。LET 没有市售制剂,必须以溶液或者凝胶的配方形式混合制成。LET 可用于皮肤裂伤,使用时直接将数滴 LET 滴入伤口,随后将沾有 1～3 ml LET 凝胶或溶液的棉签直接加压涂于伤口 15～30 min。

TAC 和 LET 所含局麻药浓度较高,因此均不适用于黏膜表面麻醉。由于含有肾上腺素,TAC 和 LET 均禁用于终末小动脉支配的部位,如指趾等。LET 应慎用于污染伤口、复合伤及大于 6 cm 的伤口。LET 及 TAC 对于完整的皮肤无麻醉效果。

第二节 局麻药联合应用的毒性反应

一、中枢神经系统毒性

有动物试验发现,局麻药联合应用的中枢神经系统毒性呈相加或协同。但是动物试验的研究结果不能简单地应用于人体,因为这些研究中的给药方法通常是局麻药直接注入鞘内或腹膜等极易吸收入血的部位,临床不可能如此给药。现有的临床资料表明,局麻药复合用药导致的中枢神经系统毒性反应,较使用单一局麻药没有明显差异;相反,两种局麻药复合应用使两药的浓度降低,其毒性反应可能减弱。

虽然理论上说,酰胺类和酯类局麻药有不同的代谢途径,复合应用毒性可能降低。但是酰胺类局麻药可能抑制血浆胆碱酯酶,使酯类局麻药的代谢减弱,从而影响局麻药合液的毒性。有研究表明,静脉注入酰胺类和酯类局麻药合液,其毒性反应较注入等效单一酰胺类局麻药,无明显差别。另有研究表明,等效的酰胺类和酯类局麻药合液、酰胺类和酰胺类局麻药合液与单一酰胺或酯类局麻药的毒性,也没有明显差别。

但是因为缺乏系统的研究,局麻药复合后其毒性是相加、协同还是拮抗,仍存在争议。

二、心脏毒性

局麻药误注血管或用量过大吸收入血,可导致心脏毒性。其机制包括局麻药抑制心肌细胞的钠、钾通道,以及对线粒体功能的影响,表现为心律失常和循环衰竭。局麻药复合应用对心肌功能的影响,目前尚未有系统研究。但有报道,布比卡因毒性反应导致的心律失常可以用利多卡因来治疗,患者最终复苏成功。提示可能布比卡因和利多卡因对心肌细胞的作用部位不同,作用机制不同,两药合用的心脏毒性并不相加或协同。

三、高铁血红蛋白血症

高铁血红蛋白血症常在大剂量应用丙胺卡因后发生,EMLA 中含有丙胺卡因,理论上有导致高铁血红蛋白血症的可能。但目前临床资料表明,在新生儿中应用标准剂量的 EMLA 可引发轻微的高铁血红蛋白血症,在大多数婴幼儿中应用 EMLA 是较为安全的,成人中尚未有使用 EMLA 引发高铁血红蛋白血症的报道。高铁血红蛋白血症可自行逆转或经静脉应用亚甲蓝进行治疗。

第三节　局麻药联合应用的影响因素

局麻药复合液的 pH 值对其性能有直接影响。例如氯普鲁卡因和布比卡因复合,氯普鲁卡因 pH 较低,影响了布比卡因解离和胺基形式的药理作用,使合液的效能较单一布比卡因降低。

利多卡因和丁卡因合用的时效仅较单用利多卡因稍有延长,可能两种局麻药复合应用使两药的浓度降低,影响各药的麻醉作用。

不同注射部位对局麻药复合液的性能也有影响,注射部位血管丰富,局麻药吸收入血增加,合液的时效相对较短,注射部位血管较少,合液的时效相对较长。

小　结

　　局麻药联合应用的目的是缩短起效时间,延长时效,降低毒性反应。局麻药合液的 pH 值对合液的临床效能有明显影响。虽然临床研究尚不完善,但目前认为局麻药复合应用毒性并不增强,酰胺类和酯类局麻药复合,毒性较使用单一局麻药无明显差别。

　　局麻药在联合应用时,两种局麻药如何合理配伍,联合应用后的药效变化,是相加、协同或拮抗? 至今尚无完全定论,文献资料也较少,需要进一步实验和临床研究。

（张　莹）

参 考 文 献

1　Jimenez N, Bradford H, Seidel KD, et al. A comparison of a needle-free injection system for local anesthesia versus EMLA for intravenous catheter insertion in the pediatric patient. Anesth Analg, 2006 Feb, 102(2): 411~414.

2　Pirat A, Karaaslan P, Candan S, et al. Topical EMLA cream versus prilocaine infiltration for pediatric cardiac catheterization. J Cardiothorac Vasc Anesth, 2005 Oct, 19(5): 642~645.

3　Brosh-Nissimov T, Ingbir M, Weintal I, et al. Central nervous system toxicity following topical skin application of lidocaine. Eur J Clin Pharmacol, 2004 Nov, 60(9): 683~684

4　Hahn IH, Hoffman RS, Nelson LS. EMLA-induced methemoglobinemia and systemic topical anesthetic toxicity. J Emerg Med, 2004 Jan, 26(1): 85~88

5　Ozcan AA, Ozdemir N, Gunes Y, et al. Intraocular pressure, quality of block, and degree of pain associated with ropivacaine in peribulbar block: a comparative randomized study with bupivacaine-lidocaine mixture. Eur J Ophthalmol, 2003 Nov-Dec, 13(9~10): 794~797.

6　Lai F, Sutton B, Nicholson G. Comparison of L-bupivacaine 0.75% and lidocaine 2% with bupivacaine 0.75% and lidocaine 2% for peribulbar anaesthesia. Br J Anaesth, 2003 Apr, 90(4): 512~514.

7　Choi WY, Irwin MG, Hui TW. EMLA cream versus dorsal penile nerve block for postcircumcision analgesia in children. Anesth Analg, 2003 Feb, 96(2): 396~399

8　Perello A, George J, Skelton V, et al. A double-blind randomised comparison of ropivacaine 0.5%, bupivacaine 0.375% - lidocaine 1% and ropivacaine 0.5% - lidocaine 1% mixtures for cataract surgery. Anaesthesia, 2000 Oct, 55(10): 1003~1007.

9　van den Berg AA, Montoya-Pelaez LF. Caruncle single injection episcleral (Sub-tenon) anesthesia for cataract surgery: mepivacaine versus a lidocaine-bupivacaine mixture. Anesth Analg, 2000 Jul, 91(1): 107~109.

10　Nicholson G, Sutton B, Hall GM. Comparison of 1% ropivacaine with 0.75% bupivacaine and 2% lidocaine for peribulbar anaesthesia. Br J Anaesth, 2000 Jan, 84(1): 89~91.

11　Gillart T, Barrau P, Bazin JE, et al. Lidocaine plus ropivacaine versus lidocaine plus bupivacaine for peribulbar anesthesia by single medical injection. Anesth Analg,1999 Nov,89(5):1192~1196.

12　Fujita Y，Endoh S，Yasukawa T，Sari A. Lidocaine increases the ventricular fibrillation threshold during bupivacaine-induced cardiotoxicity in pigs. Br J Anaesth,1998 Feb,80(2):218~222.

第 9 章　改善局部麻醉药效果的药物

局麻药用于临床已有一个多世纪,其应用范围从表面麻醉、浸润麻醉发展到椎管内麻醉、局部静脉麻醉及各种神经阻滞。理想的局麻药不仅要求起效快、能根据手术需要提供恰当的麻醉时效,而且还要在有效的浓度范围内对局部组织及全身的毒性都很低。为达到这一目标,诸多学者进行了不懈的研究和探讨:一方面通过合成新的局麻药以满足临床不同需要,目前常用局麻药已有 10 余种;另一方面,随着对局麻药作用机制的进一步了解,试图通过在局麻药中添加其他药物影响其作用机制以达到改善效果的目的。

这些药物主要分为两大类:一类是以肾上腺素为代表的血管收缩剂(vasoconstrictor),引起血管收缩可能会减慢药物从注射部位清除,从而延长药物与神经纤维结合的时间;另一类药物通过改变局麻药溶液的化学属性以增加传导阻滞的起效速度,包括右旋糖酐(dextran)、碳酸化(carbonation)和碱化(alkalinization)。

第一节　血管收缩剂

在过去的一个世纪里,人们出于多种考虑将肾上腺素加入局麻药溶液以改变传导阻滞的效果。起初,添加肾上腺素是用来延长脊麻的时效。之后,被引用到其他的区域麻醉。其他血管收缩剂包括去氧肾上腺素、去甲肾上腺素和麻黄素也被用来加入局麻药溶液。同时还出于其他的目的,包括使用肾上腺素作为误注入血管的标志以及减少高毒性药物或大剂量低毒性药物的血管吸收。局麻药中加入肾上腺素还被用来抵消局麻药固有的血管扩张特性从而减少皮肤或黏膜等血管丰富区域切割时造成的出血。此外,已证明这些拟肾上腺素能药物具有镇痛或抗伤害的直接效应,这也有助于解释添加肾上腺素时改善局麻药效果的部分作用机制。

一、肾上腺素

临床上,在局麻药溶液中加用肾上腺素,以期达到如下的目的:① 延长阻滞时效;② 延缓吸收,降低血内局麻药浓度;③ 减少外科出血;④ 完善对神经深层的阻滞;⑤ 减少全身性的不良反应。

（一）临床效果

局麻药液中加入肾上腺素（1∶200 000 或 5 μg/mL）可产生血管收缩，从而限制全身吸收并维持神经纤维周围的药物浓度处于麻醉水平。有学者总结了一些常用局麻药添加肾上腺素后在不同区域麻醉中效果的变化，见表 9 - 1。虽然各家研究结果仍有差异，但总体而言，对起效时间几乎无作用，而延长时效的作用比较明显。

表 9 - 1　局麻药添加肾上腺素（1∶200 000）的效应

		延长时效	降低血浆浓度（％）
周围神经阻滞			
	利多卡因	＋＋	20～30
	甲哌卡因	＋＋	20～30
	布比卡因*	＋＋	10～20
	罗哌卡因	—	0
硬膜外阻滞			
	氯普鲁卡因	＋＋	
	利多卡因	＋＋	20～30
	甲哌卡因	＋＋	20～30
	布比卡因*	＋＋	10～20
	左旋布比卡因	—	0
	罗哌卡因	—	0
脊麻**			
	利多卡因	＋＋	
	丁卡因	＋＋	
	布比卡因	＋＋	

＊肾上腺素对布比卡因的作用不详；＊＊肾上腺素剂量：0.2 mg。

1. 对不同区域麻醉的影响

（1）浸润麻醉　局麻药中添加肾上腺素作头皮浸润后，利多卡因和甲哌卡因的血浆水平均降低。而当用稀释后的布比卡因作头皮浸润行清醒的开颅手术时，使用肾上腺素可使血浆水平下降六成。采用含肾上腺素的局麻药行浸润麻醉在牙科手术中十分普遍，主要目的是为了减少出血及局麻药的吸收。尽管大多数外科教科书强调在手指等由终末动脉供血的部位行浸润麻醉时局麻药中禁用肾上腺素，但有趣的是：有作者回顾了 2000 年以前的文献及教科书，发现有确切报道的手指坏死为 48 例（绝大多数为 20 世纪中期之前），其中使用肾上腺素的为 21 例，但其中 17 例未提供肾上腺素的确切用量，而且剩下的 4 例也不能排除其他损伤因素的影响（如不恰当的止血带、感染等）。与此相反，近来有一项超过 3 000 多例手术的多中心前瞻性试验提示低剂量（低于 1∶100 000）肾上腺素可较安全地用于手部或手指手术。而 1∶1 000 000 的肾上腺素也被证明可用于外耳、鼻尖等原先被认为禁用肾上腺素的手术部位。

（2）表面麻醉　可卡因麻醉作用被发现以后，即开展了表面麻醉技术。但直到将近一个世纪之后，才有安全有效的使用方法。最常用的配方为0.5%丁卡因、0.05%肾上腺素和11.8%可卡因（TAC），麻醉作用持续20～40 min，可用于儿童和成人头皮及面部较小创面的处理。除了镇痛外，较强的血管收缩也改善了创面的处理条件。由于对可卡因被控制使用及毒性的考虑，目前已有4%利多卡因、0.05%肾上腺素和1%丁卡因（LET）配方来代替。

（3）脊麻　在局麻药添加肾上腺素改善阻滞效果的研究中，脊麻是被研究最多的。而就短效局麻药利多卡因而言，其结果也有不同。在恒河猴动物模型中使用重比重利多卡因行脊麻，添加肾上腺素可使感觉阻滞平面升高且完全消退时间延长。临床上，Chambers等发现：尽管与不含肾上腺素的脊麻相比，添加肾上腺素可使5%重比重利多卡因脊麻的总的恢复时间延长40～50 min，然而增加肾上腺素的剂量几乎没有临床价值。Kito等发现添加肾上腺素可使利多卡因脊麻在腰骶丛皮肤分布区的时效明显延长，而只有当超过常规使用的肾上腺素剂量（0.6 mg）时平面才能扩展到胸段。Chiu等对重比重利多卡因行脊麻的阻滞成分分别进行了研究，发现添加肾上腺素延长了腰骶丛感觉阻滞以及膀胱去神经支配的时间，但对感觉和运动阻滞平面的高度没有影响。添加肾上腺素对小剂量丁卡因（6 mg）而言，可以增加其脊麻的成功率；但对使用10 mg的丁卡因的成功率则无影响，不过可以延长其作用时间。Chambers等研究了重比重布比卡因行脊麻，发现添加肾上腺素或去氧肾上腺素都可获得时效延长。而Racle等发现等比重布比卡因行脊麻时，增加肾上腺素的剂量可轻微延长感觉阻滞的时效并可明显增强运动阻滞。

（4）硬膜外阻滞　加用1∶200000的肾上腺素延缓局麻药在硬膜外腔中的吸收，可轻度延长布比卡因和依替卡因的感觉阻滞时间，但对运动阻滞时间无明显影响。当肾上腺素1∶300000加入到0.25%布比卡因溶液中，应用于产科患者时，可轻度增加硬膜外麻醉深度，延长作用时间。而同样有报道在产科分娩镇痛时，更低浓度的肾上腺素（1∶800000）可加强硬膜外左旋布比卡因（0.125%）加苏芬太尼（0.75 μg/mL）的镇痛效果，但同时引起更多的运动阻滞。

（5）周围神经阻滞　双侧尺神经阻滞被用来作为盲法评估用或不用肾上腺素时局麻药时效的手段，结果显示利多卡因的时效明显延长，而甲哌卡因和丙胺卡因的时效延长则不如利多卡因明显。Prokopiou等报道利多卡因添加肾上腺素后延长坐骨神经阻滞的时效超过50%。当罗哌卡因添加肾上腺素行锁骨下血管旁臂丛神经阻滞时，与单用罗哌卡因相比，血浆中罗哌卡因的浓度减少30%。

2. 对不同局麻药的影响

肾上腺素延长麻醉持续时间的程度取决于麻醉药选择的种类以及注射部位。除了在浸润麻醉中几乎可以使所有的局麻药的作用时间明显延长外，在其他区域阻滞中其效应有选择性。尤其是在硬膜外腔和肋间隙等血管丰富的区域行神经阻滞时，肾上腺素对长效脂溶性局麻药(如布比卡因和依替卡因)的影响明显较利多卡因等短效亲水性局麻药为小。例如当依替卡因和利多卡因添加肾上腺素行硬膜外阻滞时,利多卡因的血浆浓度降低更明显(14% Vs 43%)。或因长效局麻药有高度组织结合力,以及相对较弱的血管舒张作用,从而抵消了血管收缩药的作用。

（二）肾上腺素对神经组织血流的影响

尽管无数的临床实践提示常用浓度的肾上腺素对神经组织并无明显的直接损伤作用。但是来自于动物实验和有限的一些临床研究结果提示需要对肾上腺素的血管收缩作用造成不同部位神经组织血流改变的影响有更深的了解。

1. 对脊髓、脊神经根、硬膜血流的影响

（1）对脊髓血流的影响　脊髓血管有很强的自调能力(主要是对血压的变化),但易受局部内环境(pH、CO_2浓度等)变化的影响。不同种类的脊椎动物(兔、猪、猴等)的实验表明,单纯椎管内注射肾上腺素,即使剂量达 0.5 mg,也未见脊髓缺血性损伤。但在局麻药中加入不同浓度的肾上腺素后,多数研究认为会减少脊髓血流量,尤其是以布比卡因和罗哌卡因为甚,可能的解释是此二药降低脊髓的代谢,使血液供应需要量减少所致。这种血流减少是否会引起脊髓功能损伤或病理性改变,目前的研究尚无肯定结论。20 世纪后半期以来,多数研究者认为局麻药引起脊髓神经毒性与是否加入肾上腺素未必相关。

（2）对脊神经根血流的影响　脊神经根为中枢神经系统独特的终末区,其结构、血管分布均有别于脊髓和周围神经。腰段脊神经根位于硬脊膜套腔(所谓"墨水套腔")内,是药物易积聚、沉淀的"易损区"。因此,肾上腺素椎管内应用对脊神经根血流的影响要大于脊髓血流。尽管没有临床研究资料能证实,但椎管内麻醉后出现神经毒性反应也不能排除局麻药合用肾上腺素对"易损区"的作用。

（3）对硬膜血流的影响　硬膜血供来自于脊髓节段动脉的终末支,肾上腺素单纯椎管内注射或与局麻药合用均显著减少硬膜血流。但这种变化不会影响脊髓血流,因此与局麻药神经毒性无直接关系。

2. 对周围神经血流的影响　周围神经存在双重血流供给:神经外膜和束膜中的动脉为非营养性血管,受肾上腺素能受体调控;神经内膜上的为营养性血管,不受肾上腺素能受体调控。这种结构上的差异,使得周围神经较脊髓和脊神经根更易受 α_1 受体激动剂的影响而导致血流减少。局麻药本身即可减少周围神经血流,合用肾上腺素进行神经阻滞可进一步加剧这一现象,且与局麻药和肾上腺素的浓度剂量呈相关性。不过尽管在动物实验中结果较明确,但由于临床上周围神经的损伤不仅与局麻药合用肾上腺素相关,同时尚需排除外科损伤、手术体位性损害等因素的影响,故使得这一问题受到忽视。因此,在糖尿病、肿瘤化疗或动脉粥样硬化等存在潜在血管病变的情况下,使用局麻药合用肾上腺素行周围神经阻滞更应慎重。

（三）肾上腺素被吸收后的全身效应（与其他药物的相互作用）

添加肾上腺素减少了局麻药的全身吸收，但同时却不可避免地引起其自身的全身吸收。当血流较丰富区域使用了较大剂量的肾上腺素，则可能造成其全身效应，表现为其固有的心血管效应或与其他药物的相互作用。肾上腺素血管吸收可以产生全身性肾上腺能效应，例如心动过速、高血压、心律失常、心肌缺血甚至心肌梗死；当同时使用可卡因时发生心肌缺血的可能性增加。与其他吸入麻醉药相比，氟烷和肾上腺素的联合作用引起全身麻醉中的心律失常多见，且此时合用利多卡因心律失常并不减少。与局麻药合用，在某些注射部位肾上腺素的吸收速率高于其他部位，研究发现肾上腺素在肋间隙、牙科注射至上颌齿龈以及硬膜外腔吸收高。使用含肾上腺素的溶液行牙科麻醉后血浆的高肾上腺素水平不可避免，而心率增快、血压升高常见。多数临床研究认为产科麻醉中使用肾上腺素并不会影响子宫胎盘血流，对新生儿亦无明显影响。

（四）局麻药中加肾上腺素的不同意见

1. 局麻药中加用肾上腺素的质疑　① 肾上腺素延缓局麻药吸收不是椎管内血管收缩的结果。② 可推迟峰浓度出现时间，但不能降低其浓度，可能是肾上腺素全身作用引起心排血量增加、药物分布容积变大所致。③ 肾上腺素减少局麻药中毒目前还无大样本数据支持。④ 有动物实验证实肾上腺素可增加局麻药的神经毒性。商业用肾上腺素含有亚硫酸盐防腐剂，可能与神经损害有关。如需要加肾上腺素应严格控制浓度小于 1：400000～1：500000（2.0～2.5 μg/mL）。

2. 局麻药加肾上腺素的禁忌证　① 糖尿病，动脉粥样硬化，肿瘤化疗患者。② 神经损伤，感染或其他病理性改变。③ 术中体位，器械牵拉挤压神经。④ 严重内环境紊乱，如酸碱平衡紊乱等。

二、其他血管收缩剂的作用

（一）去氧肾上腺素

Chambers 等发现添加 5 mg 去氧肾上腺素可增加重比重脊麻的时效，其临床延长作用与肾上腺素相当。但在老年患者使用等比重布比卡因行脊麻时添加去氧肾上腺素，并未发现时效的改变。在重比重利多卡因行脊麻时添加去氧肾上腺素可延长时效。利多卡因硬膜外阻滞中添加肾上腺素时血浆利多卡因的水平较添加去氧肾上腺素时低。丁卡因中添加去氧肾上腺素可能增加脊麻后短暂神经综合征（TNS）的发生率。不过，去氧肾上腺素并不产生和肾上腺素相等的皮肤血管收缩。另有报道 11574 例椎管内局麻药复合应用去氧肾上腺素，其 TNS 的发生率为 16.7％，也有出现马尾神经综合征的病例。建议不作为常规应用。

（二）去甲肾上腺素

布比卡因添加去甲肾上腺素行硬膜外阻滞延长了麻醉的时效。当重比重丁卡因添加去甲肾上腺素行脊麻,运动和感觉阻滞的时效明显延长。

三、肾上腺素及其他肾上腺素能药物对神经传递的直接作用

尽管局麻药中添加肾上腺素的作用假设与血管收缩有关,但人类脊髓动脉系统缺乏肾上腺素能 α_1 受体,故传统的局部血管收缩延缓局麻药吸收的理论在椎管内用药时无法完全解释。事实上肾上腺素和其他肾上腺素能药物对感觉和伤害性传导有直接作用。Curatolo 等对腰部硬膜外腔注射肾上腺素或可乐定而不用局麻药进行了评估,发现在相当于注射节段平面有感觉和痛觉的减退。当硬膜外阻滞中使用含去甲肾上腺素的局麻药溶液后,脑脊液中去甲肾上腺素的含量增加,而这脑脊液中增加的去甲肾上腺素有镇痛效应。脊索中 α 激动剂的活性被发现有呈剂量依赖的抗伤害作用。

第二节 改变局麻药溶液的化学属性

随着对局麻药引起传导阻滞的分子机制的逐步了解,使得通过对药物的化学属性调整来影响这些特性在理论上成为可能。一些对局麻药溶液的化学属性调整被用来尝试加快局麻药的起效,最早的尝试为局麻药溶液中混合右旋糖酐以延长其作用时间。不同类型的右旋糖酐溶液,对局麻药作用的影响也不同。研究者发现右旋糖酐溶液为碱性可改变局麻药的化学属性而当其为中性或酸性则没有作用,之后对改变传导阻滞起效速度的尝试主要着眼于改变其酸碱度:碳酸化以及使用碳酸氢钠进行碱化是该领域的主要研究内容。

一、局麻药溶液添加右旋糖酐

有报道关于局麻药溶液内加入右旋糖酐可加快起效速度并增加阻滞深度。早期报道关于右旋糖酐混合利多卡因可延长肋间神经阻滞后镇痛的作用时间,并缩短阻滞起效潜伏期。其他报道在使用布比卡因和利多卡因中发现在起效加快的同时伴有时效的延长。而另外一些研究则发现局麻药溶液中添加右旋糖酐对传导阻滞无明显影响。Rosenblatt 和 Fung 发现了临床结果的差异性:碱性右旋糖酐溶液有效果,而中性或酸性溶液则无效。继而 Rosenblatt 又报道称添加其他不含右旋糖酐的碱性溶液对传导阻滞同样有作用,即排除了右旋糖酐的作用。此后,有一些研究认为与添加肾上腺素的局麻药合用时,右旋糖酐可减慢局麻药及肾上腺素在硬膜外腔的血管吸收,从而延长阻滞时间。

二、改变局麻药溶液的酸碱度

(一)理论基础

1. 局麻药的离解度与酸碱度　局麻药多为弱碱性叔胺或仲胺,实际应用中与酸形成复合盐,在水溶液中离解为带电荷的阳离子和不带电荷的碱基。依照质量守恒定律,药物分

子离解作用的方向,即局麻药的阳离子与碱基之比,受溶液氢离子浓度所影响。

$$R-\overset{\displaystyle R}{\underset{\displaystyle R}{N}}H^+ \cdot Cl^- \rightleftharpoons R-\overset{\displaystyle R}{\underset{\displaystyle R}{N}} + H^+ Cl^-$$

（阳离子）　　　　　　（碱基）

在酸性条件下,其反应方向左移,则局麻药多处于阳离子形式;在碱性条件下,反应向右移,则多呈碱基形式。

由于不能将药物直接注入神经,因此区域麻醉技术是将局麻药溶液转运至目标神经结构的细胞膜附近并允许化学作用产生传导阻滞。局麻药注射后,必须弥散到神经,穿过神经细胞膜并阻滞神经细胞膜内侧的钠通道。所有这些步骤所需时间的总和决定了从局麻药注射到传导阻滞起效的潜伏期。

一旦药物抵达神经膜,下一步影响起效时间的是穿过神经细胞膜的速度以及药物与钠通道之间的作用。神经膜为亲脂性,总体而言,较小的、非离子化的分子,比大的、离子化的分子更易穿过细胞膜。局麻药的碱基形式是一种较小的、非离子化分子,可以穿过神经细胞膜,阻碍弥散的是局麻药的离子化特性。常用的盐酸盐溶液的 pH 为 5.0～6.0,而当加入肾上腺素后则 pH 更低。由于所有的药物均为弱碱性,pKa 大于 7.4,在溶液中主要为阳离子形式(80%或更多)。阳离子形式的局麻药分子通过神经细胞膜的速度很慢。因此,起效的要求之一是在体内将所注射的溶液由酸性缓冲至近生理的 pH,即碱基和阳离子的比例更接近。人体细胞外液主要的缓冲系统是重碳酸盐系统。

神经细胞膜附近的碱基浓度越高,进入细胞的弥散梯度越大。一旦进入细胞,由于细胞内的 pH 较细胞外低,碱基迅速解离形成新的阳离子平衡,倾向于形成阳离子。只有阳离子才能与阴离子膜的受体结合,以堵塞钠通道,使神经的冲动传导受阻。

2. 局麻药的碳酸化和碱化　理论上,增加局麻药溶液中的 CO_2 能迅速通过神经膜,使轴浆内 pH 下降,引起已进入膜内的碱基能离解出更多的阳离子,不仅可缩短局麻药的起效时间,且能加强对神经冲动的阻滞。而局麻药注射前添加碳酸氢钠提高其 pH,以增加溶液中碱基浓度从而加快神经膜的弥散速度。

（二）局麻药的碳酸化

1. 体外实验与碳酸化效应的可能机制　Catchlove 等在体外实验中发现增加水浴溶液中二氧化碳浓度可以增加游离神经对传导阻滞的敏感性,并认为与二氧化碳可以增加神经膜对局麻药分子的通透性有关。之后 Gissen 等的工作否定了这一解释:无论是对快传导或慢传导神经纤维,二氧化碳分压并不会影响神经细胞膜的通透性。但这一现象引起人们的兴趣:是否可以通过增加局麻药溶液中的二氧化碳分压来改变传导阻滞的效果。体外效应的基础在于增加二氧化碳分压可以加快局麻药通过神经膜的速度,从而缩短了传导阻滞的起效时间。碳酸化效应的可能机制包括：

（1）细胞外液中的二氧化碳顺着浓度梯度进入神经细胞，即刻增加细胞外的 pH 而降低细胞内的 pH，这增加了细胞外局麻药的碱基形式从而增加了驱动碱基进入细胞的浓度梯度；细胞内二氧化碳浓度的增加同样会增加氢离子的浓度，从而促使局麻药阳离子形式的形成。这样既增加了进入细胞内的碱基浓度梯度，并且增加了钠通道位点的阳离子浓度。

（2）由于制造方法的关系，碳酸化局麻药溶液中的 pH 比相同效价的盐酸化局麻药高（6.5 Vs 5.0）。

（3）高二氧化碳分压可以有直接效应，即抑制神经传导或与局麻药类似作用于钠通道。

2. 临床效果　局麻药碳酸化的临床研究结果不一。

一些研究提示碳酸化可以加快局麻药（尤其是臂丛麻醉）的起效速度：Schulte-Steinberg 发现锁骨上臂丛阻滞时碳酸利多卡因较盐酸利多卡因的起效潜伏期缩短 50%，因此可以用较少的药物量达到相同的运动和感觉阻滞，从而降低了锁骨上臂丛阻滞潜在的毒性和不良反应包括星状神经节和膈神经阻滞。碳酸利多卡因有助于锁骨上或肌间沟阻滞时利多卡因的神经吸收，却不增加其血管吸收（游离血浆浓度）。碳酸布比卡因也可加快肌间沟阻滞的起效速度。

局麻药的碳酸盐和盐酸盐相比，除了起效速度外其他一些传导阻滞中的临床变化也有报道。Cousins 和 Bromage 对碳酸利多卡因和盐酸利多卡因行骶管阻滞进行比较。除了减少起效潜伏期外，碳酸盐还改善了阻滞的扩散。在一些周围神经阻滞中与各自盐酸盐比较，使用碳酸利多卡因、丙胺卡因有更深的运动阻滞。在使用布比卡因行臂丛阻滞时也发现碳酸盐较盐酸盐的时效增加。Bromage 发现使用碳酸盐行分娩镇痛和剖宫产硬膜外阻滞时可改善镇痛和运动阻滞。

而另外一些临床报道局麻药的碳酸盐和盐酸盐在传导阻滞方面并无任何差异。Brown 等和 Cole 等发现硬膜外阻滞使用布比卡因的碳酸盐和盐酸盐之间在起效、持续时间及用量方面均无差异。Knape 等和 Morison 分别在肌间沟阻滞和硬膜外阻滞中比较碳酸利多卡因和盐酸利多卡因，发现两者并无临床差异。Hickey 和同事发现碳酸利多卡因在行肌间沟阻滞时，与盐酸利多卡因相比并无"临床显著性"差异。

二氧化碳浓度梯度的效应是短暂的，因为神经膜两侧会迅速趋向平衡。这种短暂效应还受二氧化碳被循环所吸收的影响，这可以有助于解释为何血管丰富的区域（例如硬膜外腔）使用部位麻醉技术时碳酸化的临床效应不明显。在那些血管丰富的腔内，细胞外高浓度二氧化碳引起的血管扩张可能阻碍局麻药起效并增加血浆中的游离药物浓度。类似的证据还来自于碳酸化可以加快利多卡因硬膜外阻滞后血浆中达到利多卡因峰值浓度的速度。

（三）局麻药的碱化

1. 碱化与溶液的化学稳定性　碱化的目的是在注药前即刻在局麻药中添加足够的碳酸氢钠，使其 pH 从酸性增加到近生理状态。在此过程中可能出现沉淀，沉淀为局麻药的碱基形式。尽管没有毒性，不过它很难溶于水，会降低局麻药的效价。沉淀的产生与局麻药的脂溶性有关。脂溶性高的药物如布比卡因和罗哌卡因在较低 pH 时就容易形成沉淀。布比卡因不能被调整到 pH 高于 6.5，而较高浓度的罗哌卡因(0.75%)在 pH 达到 6.0 时即可产生沉淀。中等效价的药物如利多卡因和甲哌卡因均可被碱化至 pH 7.0 以上，与之相比，对布比卡因和罗哌卡因而言，降低了这种干预（碱化）的有效性。沉淀的产生与时间相关。利多卡因或甲哌卡因中添加碳酸氢钠后，混合液可保持稳定 20～30 min，之后开始形成沉淀，而布比卡因和罗哌卡因则较早即出现沉淀。

2. 临床效果　局麻药碱化的临床研究已涉及多种药物及许多区域麻醉技术，得出的结论多种多样。除布比卡因和罗哌卡因外，其他常用局麻药的碱化研究多数认为可以改变传导阻滞，尤其是缩短了起效的潜伏期。DiFazio 发现剖宫产使用碱化的利多卡因行硬膜外阻滞较未添加碳酸氢钠者起效快。碱化丙胺卡因行局部静脉麻醉可加快起效速度并延长止血带松气后完整感觉的恢复，改善了术后即刻阶段患者的舒适性。碱化甲哌卡因用于肌间沟或腋路阻滞时均显著加快臂丛阻滞的起效速度。在硬膜外阻滞下行剖宫产，Capogna 等发现碱化后甲哌卡因和利多卡因的起效速度加快、阻滞效果改善。碱化的 2-氯普鲁卡因在分娩镇痛和外科手术行硬膜外阻滞时均可提高起效速度。

Coventry 和 Todd 发现与使用单纯布比卡因行坐骨神经阻滞相比，碱化布比卡因可以加快起效速度并延长作用时间，同时并不增加血浆药物水平。布比卡因的碱化可以加快产科硬膜外镇痛和剖宫产麻醉的起效速度。布比卡因的碱化导致球周（球后）阻滞的起效较单纯布比卡因为快。布比卡因的碱化还加快了臂丛神经阻滞的起效速度。布比卡因碱化对脊麻的起效作用甚微，但对感觉和运动阻滞的作用时间轻度延长。罗哌卡因的碱化受沉淀的影响而限制其应用，有研究提示 0.75% 的罗哌卡因碱化后对腰部硬膜外阻滞起效时间无影响，但延长了作用时间。

同样有不少研究提示局麻药的碱化对临床阻滞效果并无影响。Bedder 等发现行锁骨下血管旁臂丛阻滞时使用布比卡因和碱化布比卡因并无差别。Candido 等发现使用碱化布比卡因行股神经-坐骨神经阻滞时起效速度或时效并无变化。Benlabed 等在使用利多卡因和碱化利多卡因行局部静脉麻醉时发现两者在起效及恢复速度方面均无差别。Gaggero 等发现使用利多卡因行剖宫产或布比卡因行外科手术时碱化对硬膜外麻醉的起效及深度并无影响。使用碱化的 2-氯普鲁卡因，确定 pH 在 7.0～7.1、PCO_2 超过 100 mmHg，Glosten 等发现起效速度没有任何加快。不过考虑行硬膜外阻滞时 2-氯普鲁卡因的起效太快可能导致评估不能区分其中的差别。球后阻滞时使用碱化布比卡因的效果不如使用单纯布比卡因和利多卡因的混合液。甲哌卡因的碱化并不明显改变其行骶管阻滞时的起效速度。全麻后用于气管内表面麻醉以减少拔管前的咳嗽,碱化利多卡因和单纯利多卡因之间不存在差别。

对如此众多结果不同的研究进行汇总较为困难,主要原因在于各研究中使用的药物缺乏有关注射溶液 pH 值或缓冲能力的统一标准;另外,是否添加血管收缩剂也可能是造成不同研究结果的原因。因此,有待进行更多的规范化的实验和临床研究,以便取得比较统一的结果。

（黄施伟）

参 考 文 献

1　Neal JM. Effects of epinephrine in local anesthetic on the central and peripheral nervous system: neurotoxicity and neural blood flow. Reg Anesth Pain Med,2003,28:124～134.

2　Hafner HM, Rocken M, Breuninger H. Epinephrine-supplemented local anesthetics for ear and nose surgery: clinical use without complications in more than 10000 surgical procedures. J Dtsch Dermatol Ges,2005,3:195～199.

3　Bader JD, Bonito AJ, Shugars DA. A systematic review of cardiovascular effects of epinephrine on hypertensive dental patients. Oral Surg Oral Med Oral Pathol Oral Radiol Endod,2002,93:647～653.

4　Niemi G. Advantages and disadvantages of adrenaline in regional anaesthesia. Best Pract Res Clin Anaesthesiol,2005,19:229～245.

5　Krunic AL, Wang LC, Soltani K,et al. Digital anesthesia with epinephrine: an old myth revisited. J Am Acad Dermatol,2004,51:755～759.

6　Rosenblatt RM, Fung DL. Mechanism of action for dextran prolonging regional anesthesia. Reg Anesth,1980,5:3～5.

7　Catcholve RFH. The influence of CO_2 and pH on local anesthetic action. J Pharmacol Exp Ther,1972,181:298～309.

8　Gissen AJ, Covino BG, Gregus J. Differential sensitivity of fast and slow fibers in mammalian nerve, IV: effects of carbonation of local anesthetics. Reg Anesth,1985,10:68～75.

9　Koitabashi T, Sekiguchi H, Miyao H,et al. Precipitation of pH-adjusted local anesthetics with sodium bicarbonate. Masui,1995,44:15～20.

第10章 局部麻醉药在表面麻醉和浸润麻醉中的应用

表面麻醉(topical anesthesia)和局部浸润麻醉(infiltration anesthesia)都属于局部麻醉(regional anesthesia)。表面麻醉是指将渗透作用强的局麻药与局部黏膜或皮肤接触,使其透过黏膜或皮肤而阻滞浅表神经末梢所产生的表面麻醉作用。局部浸润麻醉指将局麻药沿手术切口分层注入手术区域的组织,阻滞其内的神经末梢。此两种麻醉方式操作简便、安全、并发症少,对患者生理功能影响小,绝大多数的门诊手术都可在此两种麻醉下完成。整形外科医师在吸脂术中应用的肿胀麻醉技术(tumuscent anesthesia)也属于局部麻醉的一种。本章将介绍局麻药在上述几种局部麻醉方法中的应用。

第一节 局麻药在表面麻醉中的应用

一、概述

自19世纪后叶,可卡因用于眼科表面麻醉后,人们开始寻找可用于表面麻醉的麻醉药物。直到一个世纪后,才出现了可安全有效用于表面麻醉的局部麻醉药。

表面麻醉所用的局麻药,难以达到上皮下的痛觉感受器,因此表面麻醉只能对刺激来源于上皮组织时才有效果。黏膜细胞的指状突起与邻近细胞交错形成功能性表面,局麻药容易经黏膜吸收,表面麻醉用于黏膜效果确切。皮肤细胞排列较密,外层角化,吸收缓慢且吸收量少,对于完整无损的皮肤实施表面麻醉很难取得麻醉效果。故最初表面麻醉仅用于黏膜。

随着局麻药研究的发展,人们开始探究可用于皮肤表面麻醉的局麻药。丁卡因、肾上腺素和可卡因混合液(TAC, tetracaine, adrenaline, and cocaine)是最早用于面部及头皮裂伤镇痛的表面麻醉药。在新配方LET(lidocaine, epinephrine, and tetracaine)中利多卡因替代了可卡因(利多卡因、肾上腺素和丁卡因)。LET较TAC更适用于损伤皮肤的表面麻醉,因其安全性和效价比更高。EMLA(eutectic mixture of local anesthetics,局麻药的共熔化合物)是用于完整皮肤的表面麻醉药。EMLA可用于肌肉注射、静脉穿刺及简单皮肤手术如软疣刮除术或活检的表面麻醉。至少应在创伤操作 90 min 之前应用 EMLA 以达到完全的麻醉效果。EML－Max 是一种新型的用于完整皮肤的速效表面麻醉药,通过脂质体给药系统发挥作用。其他表面麻醉药的给药载体如离子电透和局麻药贴片正在研制之中。

表面麻醉的操作方法在眼部手术用滴入法;尿道和膀胱手术用灌注法;鼻腔、口腔手术用棉片贴敷或喷雾法;咽喉、气管手术用喷雾或注入法。在皮肤一般直接将局麻药加压涂布于皮肤,或涂布后采用密封敷料加压覆盖。目前通过表面麻醉可有效缓解冷冻治疗、刮片活检,软疣刮除术等有创操作引起的疼痛。曾需要局部浸润麻醉的创口缝合术现在也可在安全舒适的表面麻醉下完成。对于创口缝合术而言,表面麻醉的优点在于创口边缘不会由于局部浸润麻醉而变形。

二、表面麻醉常用局部麻醉药

表面麻醉可用的局麻药较多。常见表面麻醉药物浓度、剂型和应用部位见表 10－1。

表 10－1 常见表面麻醉药

局麻药	浓 度(%)	剂 型	使 用 部 位
苯佐卡因	1～5	乳剂	皮肤和黏膜
	20	软膏	皮肤和黏膜
	20	气雾剂	皮肤和黏膜
可卡因	4	溶液	耳、鼻、喉
辛可卡因	0.25～1	乳剂	皮肤
(地布卡因)	0.25～1	软膏	皮肤
	0.25～1	气雾剂	皮肤
	0.25	溶液	耳
	2.5	栓剂	直肠
达克罗宁	0.5～1	溶液	皮肤、口咽、气管、支气管、尿道、直肠
	1	软膏	皮肤
利多卡因	2～4	溶液	口咽、气管、支气管、鼻
	2	凝胶	尿道
	2.5～5	软膏	皮肤、黏膜、直肠
	2	胶浆	口咽
	10	栓剂	直肠
	10	气雾剂	牙龈黏膜
丁卡因	0.5～1	软膏	皮肤、直肠、黏膜
	0.5～1	乳剂	皮肤、直肠、黏膜
	0.25～1	溶液	鼻、眼、气管、支气管
EMLA	0.25 利多卡因和丙胺卡因	乳剂	皮肤
TAC	丁卡因 0.5	溶液	皮肤
	肾上腺素 1∶200000		
	可卡因 11.8		
LET	4 利多卡因	溶液或凝胶	皮肤
	0.1 肾上腺素		
	0.5 丁卡因		

（一）苯佐卡因

苯佐卡因在临床仅用于表面麻醉，由于其 pH 值低，故为较理想的表面麻醉药。苯佐卡因用于表面麻醉时起效时间为 30 s，药效持续时间为 10～15 min。

苯佐卡因常用于胃镜检查时口咽及消化道表面麻醉、支气管镜检查或清醒纤维支气管镜下气管插管时表面麻醉。

苯佐卡因也可用于短小皮肤手术表面麻醉，但是不易达到完全的麻醉镇痛效果。高浓度苯佐卡因用于外耳炎治疗时，对外耳道的表面有满意麻醉效果。高浓度苯佐卡因表面麻醉可缓解外阴侧切术后的疼痛和不适。但是苯佐卡因表面麻醉用于宫颈旁阻滞术及缓解非产科宫颈小手术相关疼痛作用较小。高浓度苯佐卡因表面麻醉也可以缓解直肠损伤或直肠疾病引起的急性疼痛，但是苯佐卡因经直肠快速、高水平吸收可引起高铁血红蛋白血症。20%苯佐卡因涂布于完整皮肤可使皮肤感觉迟钝，但是对伤害性刺激感觉仍旧存在。苯佐卡因曾用于婴儿和儿童，用以缓解一些有创操作所致不适，在牙髓摘除术行浸润麻醉前给予苯佐卡因表面麻醉，可缓解局麻药注射引起的不适，促进麻醉效果。有人曾试图用苯佐卡因表面麻醉缓解脑血管意外后痉挛状态，但是组织的不完全阻滞使得兴奋性反射减弱。

（二）可卡因

可卡因可用于黏膜表面麻醉。将棉片或人造海绵浸透4%～5%可卡因溶液，直接敷于黏膜表面，可卡因溶液与黏膜接触足够时间（大于 5 min）后，可取得深度麻醉效果并具有强烈的缩血管作用。此种特性使得可卡因表面麻醉可为鼻腔内操作如鼻成形术创造理想的手术条件。可卡因总量限制于 160 mg 之内时，成人中未见毒性反应症状。

可卡因与丁卡因和肾上腺素混合后即为 TAC，常用于儿童皮肤伤口清创术，也有少数 TAC 用于成人清创术的报道。可卡因在 TAC 中作为一种表面麻醉药成分，儿童中与 TAC 表面麻醉相关的并发症与可卡因毒性有关。当过量 TAC 用于黏膜时，血中可卡因浓度可达到中毒水平。1988 年有一例儿童患者因过量 TAC 用于鼻黏膜而死亡，推测该患儿很可能是死于可卡因毒性反应。TAC 用于创伤或烧伤皮肤后血药浓度很容易达到中毒水平，现已不再使用。

（三）辛可卡因

辛可卡因又名地布卡因。0.1%～2.0%辛可卡因可用于口咽、喉咽和气管黏膜表面麻醉，由于其黏膜吸收水平高，故总量应限制在 40～50 mg 以内。辛可卡因表面麻醉用于儿童尤其危险，因儿童黏膜血管丰富且辛可卡因耐受剂量小。曾有儿童意外误食少量辛可卡因后中毒死亡的报道。辛可卡因用于眼科表面麻醉应选择 0.1%的溶液。同样浓度的溶液可用于尿道内器械操作表面麻醉。小剂量 1%的软膏适用于为小范围皮肤提供深度表面麻醉。

（四）达克罗宁

达克罗宁由于刺激性较大，注入皮下组织后可引起剧痛和水肿，故仅可用于皮肤黏膜表面麻醉。达克罗宁能阻断各种神经冲动或刺激的传导，抑制触觉、压觉和痛觉，对皮肤有止痛、止痒及杀菌作用。本品渗透力强，可通过皮肤及黏膜吸收，作用迅速而持久，强度和维持时间与普鲁卡因近似，起效时间为 5 min，作用持续时间为 30 min。毒性小，滴入结膜不致引起瞳孔缩小或扩大。

市售达克罗宁软膏制剂为皮肤科用药，常用于火伤、擦伤、虫咬伤、痔疮、溃疡、褥疮、痒疹等止痛、止痒。目前我国已有市售的盐酸达克罗宁胶浆用于胃镜检查前咽部黏膜表面麻醉。

（五）利多卡因

利多卡因直接涂于完整皮肤几乎没有麻醉作用，但是当其在 EMLA 中与合适的载体基质混合后可对完整皮肤起到表面麻醉作用，只是起效较慢。利多卡因用于黏膜表面麻醉可达到和丁卡因相同的麻醉深度，其起效时间类似于丁卡因而持续时间远远短于丁卡因。利多卡因喷雾可用于清醒气管插管时气道表面麻醉，当利多卡因达到有效麻醉剂量并显著减轻清醒气管插管血流动力学反应时，其血药浓度未达到毒性浓度。同丁卡因相似，咽喉和气管内使用利多卡因表面麻醉时，血浆中可检出高浓度利多卡因。在犬气管内使用利多卡因，可使利多卡因血药浓度接近静脉注射利多卡因时的峰浓度，但其达峰速度较慢，且峰浓度最终不超过静脉用药峰浓度。利多卡因凝胶制剂具有持续释放效应，用于口咽和鼻咽黏膜表面麻醉可取得良好的麻醉效果。

有证据表明上气道用利多卡因凝胶表面麻醉后可减少麻醉苏醒后气道器械取出时恶心的发生率。1982 年，曾有一例关于利多卡因凝胶堵塞气管导管的病例报道。尽管利多卡因喷雾剂也可用于气管黏膜表面麻醉，但是它不能完全有效预防强刺激引起的支气管痉挛。在正常个体，利多卡因气雾剂具有轻度支气管扩张作用。纤支镜或清醒气管插管时可用 2％～4％利多卡因喷雾剂行表面麻醉。利多卡因表面麻醉用于手术切口可减轻开放性腹股沟疝修补术后疼痛。

（六）丁卡因

0.05％～0.1％丁卡因用于表面麻醉可提供完善长效的麻醉效果。丁卡因与羟甲唑啉混合后用于鼻腔手术表面麻醉，其麻醉效果优于可卡因及利多卡因。丁卡因浓度高于0.1％并不提高其表面麻醉质量，反而增加丁卡因吸收总量，当需要中等至大量药物容积时，使得出现毒性反应的概率增高。单次操作丁卡因表面麻醉剂量不应超过 1 mg/kg，除非延长给药间隔时间。丁卡因仍旧是眼科手术可选择的表面麻醉药之一。

皮肤表面使用丁卡因的表面麻醉效果极其有限，除非皮肤屏障由于创伤或烧伤而遭到破坏或者使用了高浓度的丁卡因。丁卡因表面麻醉用于裂伤可减轻利多卡因局部浸润麻醉时的注射痛。将 4% 在液态基质中的丁卡因涂于完整皮肤后用密封敷料覆盖,可在 40～60 min 后出现皮肤镇痛作用。丁卡因在无水基质中涂于皮肤表面并用密封敷料覆盖,显示出更为迅速的镇痛效应,其具有与 EMLA 相等的麻醉效果,而起效速度远远快于 EMLA,且持续时间也更长。丁卡因用于完整皮肤表面麻醉期间血中可测得的药物浓度极低。如果烧伤表面附有组织焦痂,丁卡因软膏用于表面麻醉吸收极少。等量丁卡因软膏在焦痂切除后使用可出现相当高的血药浓度。

对于气道或上消化道表面麻醉,可将 2%～4% 丁卡因通过标定剂量给药系统给药以谨慎控制给药剂量。丁卡因可单独使用也可与苯佐卡因混合后用于表面麻醉。丁卡因喷雾剂可用于气管插管前喉咽表面麻醉,其起效快、血浆药物浓度高且升高快。丁卡因表面麻醉效果持续时间长,非短小手术的理想用药,因气道反射恢复可能由于丁卡因长时间作用而延迟。丁卡因也可用于鼻黏膜表面麻醉,丁卡因混合肾上腺素可作为可卡因的临床替代药物。

（七）TAC

由 0.5% 丁卡因、0.05% 肾上腺素和 11.8% 可卡因组成,TAC 是第一种对于颜面部和头皮非黏膜性皮肤裂伤有效的表面麻醉混合药。使用时用棉签将 2～5 ml TAC 溶液直接加压涂布于伤口 20～40 min。但考虑到 TAC 的毒性和价格以及可卡因等药物的管理法规,目前文献不主张继续采用 TAC 作表面麻醉。

（八）LET

为了研制比 TAC 更安全,效价比更高的表面麻醉剂以替代 TAC,人们用 4% 利多卡因替代可卡因并混合 0.1% 肾上腺素和 0.5% 丁卡因制成了一种新的表面麻醉剂 LET。LET 没有市售制剂,必须以溶液或者凝胶的配方形式混合制成。LET 可用于非黏膜性皮肤裂伤,使用时直接将数滴 LET 滴入伤口,随后将沾有 1～3 ml LET 凝胶或溶液的棉签直接加压涂布于伤口 15～30 min。LET 凝胶及溶液均可安全用于 2 岁以上的儿童,且此两种剂型效果相同。Ernst 的一项研究中 LET 凝胶用于颜面部及头皮裂伤缝合术时,其麻醉失败率仅为 5%,而 LET 对于肢体裂伤的麻醉效果较差。如果仅通过表面麻醉未能达到足够的麻醉效果,可添加局部浸润麻醉,但是须注意利多卡因用量不可超过 3～5 mg/kg 最大剂量。

至今尚无关于 LET 毒性反应的报道,但是建议不要将 LET 用于黏膜表面麻醉。当用药区域接近黏膜时,LET 凝胶优于溶液,因凝胶可局限于伤口内。由于 LET 含肾上腺素,故禁用于终末小动脉支配的部位,如指趾部位。LET 应慎用于污染伤口、复合伤及大于 6 cm 的伤口。LET 及 TAC 对于完整的皮肤无麻醉效果。

（九）EMLA

皮肤角质层形成屏障阻碍用于皮肤表面局麻药的扩散,故对于完整无损的皮肤实施表面麻醉很难取得麻醉效果。大多数纯麻醉药以固体形式存在。低共熔化合物为液态,且熔点较其成分各自的熔点低,使得低共熔化合物可达到更高的局麻药浓度。局麻药低共熔化合物(EMLA)是完整皮肤表面麻醉的重大突破。EMLA 由 25 mg/mL 利多卡因、25 mg/mL 丙胺卡因、增稠剂、乳化剂和蒸馏水组成,并调整 pH 至 9.4,其熔点低于利多卡因或丙胺卡因各自的熔点。

EMLA 提高了使用局部麻醉药基质的浓度而无须顾虑局部刺激、不均匀吸收或全身毒性等不良反应。EMLA 弥散透过完整皮肤阻断真皮层痛觉感受器神经传导从而发挥麻醉作用。使用时将 EMLA 厚厚涂布于完整皮肤($1\sim2$ g/10 cm^2,最大剂量 10 g),随后将涂药区域用清洁塑料薄膜覆盖,以利局麻药穿透角质层。EMLA 涂药保留时间视手术类型及手术部位而定。例如,皮肤移植取移植皮手术需要 EMLA 涂药保留 2 h,而生殖器疣烧灼术仅需 EMLA 涂药保留 10 min 后即可开始手术。EMLA 乳膏可用于缓解静脉穿刺、动脉置管、腰穿及鼓膜切开术疼痛,适用于儿童和成人。EMLA 行表面麻醉还可缓解新生儿包皮环切术的疼痛。一般认为 EMLA 减轻外周静脉置管疼痛的最短起效时间为45 min,但是 EMLA 涂药后 5 min 置管疼痛评分即可明显下降。低频超声波预处理可缩短 EMLA 乳膏的起效时间。在 EMLA 乳膏中添加硝酸甘油油膏可促进局部静脉扩张,利于外周静脉置管。采用 EMLA 乳膏后局部采血并不影响血样标本检测结果。但是使用 EMLA 乳膏缓解药物皮内试验疼痛会抑制红斑反应,可能使弱阳性反应被误认为是阴性反应。

皮肤血流量、表皮和真皮厚度、药物涂布保留时间及皮肤病理状态是影响 EMLA 表面麻醉起效时间、效能和持续时间的重要因素。非洲裔美国人对 EMLA 敏感度小于白种人,可能与其角质层密度高于白种人有关。EMLA 麻醉可达到的皮肤深度取决于皮肤与其接触的时间。涂药 60 min 后麻醉可达到的最大深度为 3 mm,涂药 120 min 后麻醉可达到的最大深度为 5 mm。清除 EMLA 软膏后,皮肤镇痛效应仍可持续 $30\sim60$ min。EMLA 对掌跖部皮肤的穿透作用不稳定,故应用于掌跖部皮肤表面麻醉效果难定。

部分患者用药后 $30\sim60$ min 局部皮肤颜色可变得苍白,很可能与血管收缩有关。血浆利多卡因和丙胺卡因浓度低于中毒水平,但是年龄小于 3 个月的婴儿由于还原酶代谢途径不成熟,使用 EMLA 后反映丙胺卡因代谢水平的血高铁血红蛋白浓度可升高。年龄小于 3 个月的婴儿如在 EMLA 表面麻醉同时还接受其他高铁血红蛋白诱导剂治疗(如氨苯磺胺、对乙酰氨基酚、苯妥英、硝酸甘油、硝普钠),产生的高铁血红蛋白可超出红细胞高铁血红蛋白还原酶最大负荷量。但研究证明,健康、足月新生儿包皮环切术前在阴茎部涂布 EMLA 1 g 持续 1 h 是安全的。EMLA 乳膏使用后常见的局部皮肤反应有局部皮肤苍白、红斑、水肿、瘙痒、皮疹和温度觉改变。用于正在接受某些抗心律失常药物(如美西律)治疗的患者可出现药效相加作用或协同作用。EMLA 乳膏不可用于先天性或特发性高铁血红蛋白血症患者,禁用于有酰胺类局麻药过敏史患者。

EMLA 经 FDA 认证仅可用于完整的非黏膜性皮肤。最近的研究显示 EMLA 对于肢体裂伤也具有麻醉效果。有研究表明85％的儿童皮肤裂伤在经过 EMLA 处理后在缝合时不需要进一步的麻醉,缺点是在涂药后必须等待90 min 才可开始进行伤口缝合。一项接受生殖器疣激光治疗的妇女应用 EMLA 表面麻醉的研究表明,EMLA 还可有效用于生殖器黏膜的表面麻醉。但是最近的这些研究并没有确定 EMLA 用于非指定用途时其安全剂量和最佳剂量。

三、其他表面麻醉给药剂型及方法

（一）脂质体

脂质体由亲水层包围的脂质层构成。脂质体由于其结构类似于细胞膜脂质双层结构故可穿透皮肤角质层。目前美国有市售的脂质体给药系统,产品名为 ELA-Max。ELA-Max 在脂质基质中含有4％利多卡因,已被 FDA 批准作为小伤口及擦伤短时止痛药物。ELA-Max 涂布于完整皮肤15～40 min 即可发挥镇痛作用,无需塑料薄膜覆盖。为数不多的研究证实 ELA-Max 也可有效用于化学脱屑前皮肤表面麻醉。其用于黏膜表面麻醉的安全性尚未得到证实。尽管缺乏临床数据和 FDA 指征,临床医师已开始将 ELA-Max 用于其他皮肤手术的表面麻醉。

（二）麻醉药贴片

一些含有不同浓度利多卡因的麻醉药贴片可能用于表面麻醉。利多卡因凝胶贴片最近被 FDA 认证可用于疱疹后神经痛的治疗,但是其在手术中的应用尚未见研究报道。

（三）离子电透入法

离子电透入法是一种将表面麻醉药通过微弱电流给药的方法。将浸有利多卡因的海绵纱布敷于完整皮肤,电极置于麻醉药上,一直流电流通过皮肤。麻醉效果在10 min 之内出现并持续15 min。皮肤麻醉深度可达到1～2 cm。

尽管离子电透入法麻醉效果优于 EMLA,但是其使用并不广泛。一些患者对微弱电流感觉不舒适。给药装置昂贵笨重,且无法在体表大面积使用。其他通过离子电透入法给药的装置正在研究之中。

第二节　局麻药在局部浸润麻醉中的应用

一、概述

局部浸润麻醉适用于体表小手术、皮肤伤口清创及介入性检查的麻醉。尽管最近表面麻醉有所发展,局部浸润麻醉仍是短小手术镇痛的主要选择。

局部浸润麻醉很少有绝对的禁忌证。酰胺类局麻药如利多卡因引发的过敏反应很少见,且通常是由于其保存液中的对羟基苯甲酸甲酯引起的。市售的单剂量安瓿装的利多卡因不含保存液,可避免由保存液引发的过敏反应。酯类局麻药如普鲁卡因过敏史不是使用利多卡因的禁忌证,因为酯类局麻药与利多卡因化学结构不同且交叉反应非常少见。一些随机研究证明使用1%的苯海拉明可有效抑制过敏反应。

在局麻药中添加1:100000~200000(5~10 μg/mL)肾上腺素可延长麻醉时间并产生一定的止血效果。当对血管丰富的组织如头皮等部位手术时,手术者可能需要在注射局麻药后等待一段时间后才开始手术。肾上腺素产生最佳血管收缩效应需要5 min左右。但是肾上腺素可减少狭窄空间组织内的血流,在狭窄空间组织内注射局麻药时不可添加肾上腺素。肾上腺素不可用于指(趾)和阴茎以及依靠边缘血供皮瓣的局部浸润麻醉。在鼻尖和外耳的局部浸润麻醉也是局麻药中添加肾上腺素的相对禁忌证,也有些临床研究指出可在上述区域行局部浸润麻醉时添加肾上腺素,但要对阻滞区域加温以避免过度的血管收缩。对污染伤口行局部浸润麻醉时应慎用血管收缩剂,因其可能增加感染几率。

施行局部浸润麻醉应当掌握"一针技术",即先在手术切口的一端行皮内注射局麻药形成橘皮样皮丘,然后从皮丘边缘进针形成第二个皮丘,如此重复,沿切口形成一条皮丘带。若需要向周围或深层部位浸润,也应该从已经浸润过的组织缓慢进针,以减少患者因多次穿刺的疼痛。注药时应适当加压,使药液在组织内形成张力性浸润,与神经末梢充分接触,增强麻醉效果。为了浸润阻滞效果确切,可在手术中浸润一层切开一层。这样不仅可延长局部麻醉作用时间还可减少单位时间内局麻药用量。

局部浸润麻醉时注射疼痛是由针头穿刺和局麻药在皮肤内注射造成的。理想条件下,应使用最小号的针头(通常为25G)注射所有局麻药。表面麻醉、冷冻疗法和分散患者注意力可作为常规局部浸润麻醉外的辅助技术。捏夹皮肤可刺激局部感觉神经,部分阻断其他疼痛刺激的传入。缓慢匀速的注射可减少局麻药本身造成的疼痛。临床许可的情况下,可向皮下组织注射局麻药,因其疼痛程度小于直接浸润真皮层产生皮丘所致的疼痛。用于冷冻疗法的氯乙烷是可燃物质,不可用于电灼术。一些实验显示在利多卡因中添加碳酸氢钠可显著减轻注射过程中的烧灼感,通常在实施麻醉之前在针筒或安瓿内混合9份利多卡因(1%到2%)和1份碳酸氢钠(5%或8.4%)。提高局麻药液的pH值也可减轻注射疼痛而并不影响麻醉效果。缓冲局麻药液的惟一缺点是贮存期短。缓冲局麻药液在存放一周后即失效。将利多卡因加热至体温也可减轻注射疼痛,其效果与缓冲局麻药液相同,此两种方法有相加作用。

细致缓慢地注射局麻药,避免局麻药误注入血管是防止局麻药毒性反应的最佳方法。对已知患有外周血管疾病和心血管疾病的患者应减少局麻药用量,使用药量远低于中毒剂量。局麻药中添加肾上腺素可减慢局麻药吸收。但是,肾上腺素可引起易感患者血管过度收缩及心律失常。如果发现任何血管过度收缩征象(如紫绀或毛细血管再充盈时间延长),通常有效的治疗方法是局部热敷。停止注射局麻药并给氧能缓解大多数中枢神经系统和心血管毒性反应。如果全身毒性反应进一步恶化,应采取进一步急救措施。

尽管已证实在婴儿和儿童中使用添加肾上腺素的局麻药是安全的,但是局麻药药代动力学在成人和儿童中有显著差异。儿童心排血量较大,药物血浆浓度达峰时间更短。儿童表观分布容积较大且肝代谢率较小,故局麻药的半衰期延长。由于药代动力学差异,婴幼儿的局麻药毒性反应阈值仅为 5 岁以上儿童或成人的一半。每公斤体重最大局麻药量应作相应调整。

二、局部浸润麻醉常用局麻药

局麻药分为酰胺类局麻药和酯类局麻药。历史上酰胺类局麻药[利多卡因、布比卡因(麦卡因)]和酯类局麻药[普鲁卡因、丁卡因(潘妥卡因)]临床应用都很广泛,但是由于越来越多过敏病例的报道,酯类局麻药临床应用逐渐减少。目前,酰胺类局麻药已足以满足大多数门诊常规手术的要求。常用局部浸润麻醉药见表 10-2。

表 10-2 常用局部浸润麻醉药

局麻药	浓度(%)	普通溶液		含肾上腺素溶液	
		最大剂量(mg)	持续时间(min)	最大剂量(mg)	持续时间(min)
短效					
普鲁卡因	0.25~1.0	800	15~30	1000	30
氯普鲁卡因	1.0~2.0	800	30~60	1000	30~90
中效					
利多卡因	0.5~1.0	300	30~60	500	120
甲哌卡因	0.5~1.0	300	45~90	500	120
丙胺卡因	0.5~1.0	500	30~90	600	120
长效					
布比卡因	0.25~0.5	175	120~240	225	180
依替卡因	0.5~1.0	300	120~180	400	180

(一)酯类局麻药

1. 普鲁卡因 普鲁卡因可用于短于 30 min 短小手术皮肤或黏膜浸润麻醉。常用浓度为 0.25%~1.0%,0.25% 浓度用于需要大容积(大于 200 ml)局麻药时,而 1% 浓度用于需要在局限区域内达到深度麻醉时。多数情况下,选择使用 0.5% 的浓度。使用普鲁卡因与乙醇混合液局部浸润麻醉曾用于直肠急性疼痛的治疗,如痔疮、肛裂和肛门瘙痒症的治疗。骨间膜重复局部注射普鲁卡因曾用于较长时间骨科手术的麻醉。胸骨后局部浸润注射普鲁卡因曾用于缓解重症哮喘时急性支气管痉挛。腹膜后局部浸润注射普鲁卡因曾用于治疗结肠憩室病所致的肠痉挛和绞痛。

2. 氯普鲁卡因 氯普鲁卡因皮肤或黏膜浸润麻醉可用于持续时间为 45~65 min 的手术。1% 氯普鲁卡因局部浸润即可达到皮肤镇痛效果。如果需要更完全的麻醉作用或运动神经阻滞,可选择 2％或更高浓度。确保没有血管内注射的情况下,1％氯普鲁卡因局部浸润总剂量达到 100 ml 时并不引起临床毒性反应。分娩过程中采用氯普鲁卡因行会阴局部浸润麻醉时,该药不进入胎儿循环,故在高危产科时显示其优越性。氯普鲁卡因注射液 pH 值低,为酸性溶液,局部注射可引起锐痛,此缺点限制了该药在局部浸润麻醉中的应用。

3. 丁卡因　低浓度丁卡因(0.01％)曾用于大范围的局部浸润麻醉。在此浓度,丁卡因并未显示其在其他麻醉方式作用持续时间长的优点,却保留了其起效慢的缺点。故局部浸润麻醉时丁卡因常与其他起效迅速的低浓度局麻药混合使用,或者仅选择酰胺类局麻药用于局部浸润麻醉。

(二)酰胺类局麻药

1. 利多卡因　利多卡因是用途最广、使用最普遍的一种酰胺类局麻药。利多卡因于 1943 年问世,是临床上使用的第一种酰胺类局麻药,因其价格低廉、起效迅速,作用持续时间适中、感觉阻滞完善,故为经皮手术操作行局部浸润麻醉时最常选择的局麻药。

局部浸润注射低浓度利多卡因(0.2％～0.5％)可迅速对表皮及皮下组织发挥麻醉作用,作用持续时间可达 60～90 min。添加肾上腺素可使利多卡因的极量从 4 mg/kg 增加至 7 mg/kg。

市售的利多卡因溶液常选择对羟基苯甲酸甲酯作为其保存液。羟基苯甲酸甲酯是利多卡因引起过敏反应的常见原因。

2. 甲哌卡因　0.5％～1％甲哌卡因可用于局部浸润麻醉。其起效时间类似于利多卡因,而麻醉持续时间长于利多卡因(可达 3 h)。添加肾上腺素可使甲哌卡因麻醉作用持续时间延长 20％～30％。皮内注射低浓度的甲哌卡因具有微弱的缩血管效应。高浓度的甲哌卡因可通过抑制血管平滑肌细胞钙离子移动而显示扩血管作用。用平衡盐溶液将甲哌卡因稀释至 0.2％浓度,可大大缓解甲哌卡因的注射痛。扳机点内注射 0.5％甲哌卡因,较生理盐水可提供更长的疼痛缓解期。

3. 丙胺卡因　0.5％～1％丙胺卡因用于局部浸润麻醉,与常用的利多卡因相比其起效速度快且作用持续时间较长(2～3 h)。

2％丙胺卡因可更有效地抑制牙科麻醉过程中有害的刺激。全麻下拔牙术后用丙胺卡因对牙龈进行局部麻醉可提供良好的术后镇痛,术后第一次疼痛感觉可延迟至 2～3 h 后出现。关节内注射丙胺卡因可对膝关节产生良好的镇痛作用,但是其血药浓度高于皮下浸润注射,且偶尔可出现高铁血红蛋白血症。丙胺卡因用于黏膜局部浸润麻醉时也可出现高血药浓度。曾有报道低容量高浓度丙胺卡因 (4％丙胺卡因 0.8 ml)用于新生儿唇裂腭裂手术 1 h 后引起进行性紫绀,同样小剂量丙胺卡因用于新生儿包皮环切术局部浸润麻醉也可引起高铁血红蛋白血症。也有儿童牙科手术采用丙胺卡因局部麻醉引起高铁血红蛋白血症的报道。宫颈病损激光汽化治疗前采用 3％丙胺卡因行宫颈局部浸润,可产生良好的麻醉作用且无明显毒不良反应,虽然与利多卡因和甲哌卡因相比,丙胺卡因宫颈旁阻滞较少引起胎儿心动过缓,但可使胎儿高铁血红蛋白浓度增高。

4. 布比卡因　布比卡因起效时间中等,作用持续时间较长,尤其适用于需要长时间麻醉而不能添加肾上腺素的病例,如关节内注射、指(趾)神经阻滞和包皮环切术。

布比卡因局部浸润麻醉起效时间与利多卡因相当,对皮肤镇痛持续时间比利多卡因长4倍,而且需考虑其起效慢、毒性大的特性。尽管布比卡因吸收慢,但由于其代谢率低,可导致血药浓度蓄积达较高程度,故大面积局部浸润麻醉选用布比卡因是不恰当的。曾有大剂量布比卡因局部浸润麻醉后相关毒性反应的病例报道。开颅术探针放置之前用布比卡因行头皮局部浸润可减轻全麻患者的交感神经反应。

低浓度低容积布比卡因局部浸润麻醉可用于术后镇痛。小儿腹股沟疝修补术后用0.5%布比卡因行切口局部浸润可提供良好的术后镇痛。经腹全子宫切除术前用0.25%布比卡因行切口局部浸润麻醉,可较其他镇痛方法如非甾体抗炎药和阿片类药更有效地缓解术后疼痛。

5. 依替卡因　当利多卡因或甲哌卡因内添加肾上腺素以延长时效为禁忌时,依替卡因局部浸润可为皮肤手术提供长时间麻醉效应。依替卡因对运动神经阻滞效果优于感觉神经,故依替卡因局部浸润不适于需要深度感觉阻滞的手术。

6. 罗哌卡因　关于罗哌卡因局部浸润麻醉的临床报告较少。基于其临床药理特点,罗哌卡因可能与布比卡因临床特性相似,即起效慢及感觉阻滞时间长。

罗哌卡因内在缩血管活性可能为其优点也可能为其缺点,视其使用部位而定。动物实验证实罗哌卡因皮肤局部浸润注射可产生强烈的缩血管作用。很多时候需要局部浸润麻醉能同时达到麻醉和缩血管的目的。在此前提下,罗哌卡因可能优于其他局部麻醉药。此外,强烈的缩血管作用可能是罗哌卡因皮肤局部浸润麻醉时效较布比卡因长2～3倍的原因。肾上腺素的缩血管作用大大强于罗哌卡因。目前还不知道罗哌卡因与肾上腺素混合用于局部浸润麻醉时其缩血管活性是否有相加作用。在缺乏血流、微循环不足、终末小动脉供血的组织需要局部浸润麻醉时,罗哌卡因自身的缩血管作用可为其缺点,尽管目前尚无与罗哌卡因缩血管作用相关不良反应的报道。

在胆囊切除术前,腹壁切口用0.125%或0.25%罗哌卡因局部浸润麻醉可减轻术后疼痛达6 h之久。胆囊切除术或腹股沟疝修补术前切口用罗哌卡因局部浸润可达到与布比卡因局部浸润相同的术后镇痛效果。腹股沟疝修补术后伤口用0.5%罗哌卡因局部浸润可提供长达6 h良好的术后镇痛。更大剂量罗哌卡因(总量375 mg)局部浸润用于疝修补术后镇痛时,其镇痛时间延长而血药浓度尚未达到中毒浓度。

7. 辛可卡因　过去曾报道大容积(100 ml)低浓度(0.1%)的辛可卡因可用于躯体和四肢大片节段,广泛地缓慢地局部浸润麻醉。过去,辛可卡因用于皮肤局部浸润麻醉总量可达 2 mg/kg 而无毒性反应。由于利多卡因可达到与辛可卡因相同的麻醉效果,且起效更快,毒性较小,故辛可卡因现在已不用于局部浸润麻醉。

（三）局麻药的混合使用

为数不多的随机双盲实验,评估混合使用短效局麻药和长效局麻药的长处。这些实验评估了混合使用利多卡因和布比卡因的临床优越性,但未得出两者混合使用有显著优越性的结论。当麻醉时间超过 30~60 min 时,推荐使用含肾上腺素的利多卡因或者不含肾上腺素的布比卡因。

第三节　局麻药在吸脂术中的应用

吸脂术可以通过局部麻醉完成。由于该手术涉及面积较广,故需相当容积的局麻药。为了满足大面积麻醉要求,同时减少中枢神经系统毒性,往往使用极度稀释的局麻药（浓度≤0.5%利多卡因）进行浸润麻醉。即使如此稀释的浓度,吸脂术中所需局麻药容积的总剂量往往超过最大推荐剂量。Gumucio 等研究发现,当局部皮下注射的利多卡因总量达到 10 mg/kg 时,其血浆药物浓度不超过 1 μg/mL,无显著中枢神经毒性症状。添加肾上腺素进一步减少局麻药吸收,且可减少术中失血。

吸脂术局部麻醉极少有与局麻药误注入血管无关的神经毒性报告。经测定,吸脂术局部麻醉时血中利多卡因浓度很低。但其他一些研究报道在皮下注射利多卡因后有相当高的利多卡因血药浓度,此种差异可能与注射部位不同有关。在头皮或乳房皮下注射利多卡因后血药浓度较高,而在下肢皮下注射利多卡因至脂肪组织后血药浓度很低。药物的高亲脂性可能是吸脂部位利多卡因释放缓慢的原因,而吸脂术时加压注射局麻药可能也是原因之一。

Klein 于 1987 年首先报道了肿胀麻醉技术后,该项技术就被广泛应用于临床脂肪抽吸术。Klein 采用更低浓度局部麻醉药加压输注至手术区域的皮下组织中,实施麻醉后局麻药血药浓度较传统方法更低。在相同压力下提高利多卡因输注速度可增加利多卡因血浆吸收。肿胀麻醉技术的优点在于持续输注局麻药,与传统的单剂量快速注射技术相比可减少局麻药经血管吸收。与传统的局部浸润麻醉相比其注射疼痛较轻,故患者满意率较高。采用多孔注射针头可增加组织麻醉覆盖区,在肿胀麻醉液中添加碳酸氢盐可减轻注射疼痛。局麻药低血药浓度可能由于皮下组织内血管有限,向皮下组织加压注射麻醉药可进一步减少组织血流,使得血药峰浓度可延迟至注射 12~14 h 之后出现。利多卡因的总剂量达到 35 mg/kg 而未发生毒性反应,也有医师报道,利多卡因总量达 55 mg/kg 而未出现毒性反应。但至少也有两例术后死亡病人尸检发现血浆利多卡因达到中毒水平,所以仍应引起警惕。肿胀麻醉液中加入 1 : 1000000 肾上腺素可减少吸脂术中出血。使用稀释局麻药进行真皮内注射的另一个好处是可减少注射疼痛。对一些困难塑形手术,可复合采用肿胀麻醉技术和传统利多卡因注射技术。

吸脂术应用肿胀麻醉有一些相关并发症报道。Klein 在 1997 年报道一例采用 58 mg/kg 利多卡因行肿胀麻醉的患者出现利多卡因毒性反应,该患者当时正服用可减少利多卡因代谢的精神类药物。有报道在 900 例接受肿胀麻醉的患者中,有一例健康成年男性患者在应用 7.9 L 利多卡因稀释液肿胀麻醉后发生了肺水肿,而该 900 例患者中最大用量可达到 15 L。脂肪栓塞和肺血栓栓塞也有报道。

有提倡将肿胀麻醉技术用于全身麻醉下行吸脂术的患者,作为辅助镇痛及减少术中失血的一种手段。Knize 和 Fishell 提倡在硬膜外麻醉下行吸脂术时,将含有稀释利多卡因/肾上腺素的肿胀麻醉液行皮下注射以减少术中失血。Lewis 和 Hepper 在全麻下行吸脂术的患者中发现,复合利多卡因/肾上腺素稀释液肿胀麻醉也可减少术中失血,效果较好。

(周雅春　李士通)

参 考 文 献

1　Tetzlaff JE. Clinical Pharmacology of Local Anesthetics. Boston：Butterworth-Heinemann, 1999, 62～234.

2　庄心良,曾因明,陈伯銮. 现代麻醉学. 第三版. 北京:人民卫生出版社,2003:1042～1049.

3　段世明. 麻醉药理学. 北京:人民卫生出版社,2001:107～117.

4　Miller. Anesthesia. 第五版. 北京:科学出版社,2001:491～522.

5　Achar S，Kundu S. Principles of office anesthesia：part I. infiltrative anesthesia. American Family Physician,2002,66：91～94.

6　Achar S，Kundu S. Principles of office anesthesia：part Ⅱ. topical anesthesia. American Family Physician,2002,66:99～102.

7　陈洁. 盐酸达克罗宁胶浆在上消化道内镜中麻醉润滑、祛泡效果的多中心、随机、对照研究. 中华消化内镜杂志,2005,22：402～403.

8　Lener EV，Bucalo BD，Kist DA，et al. Topical anesthetic agents in dermatologic surgery. a review. Dermatol surg,1997,23:673～683.

9　Keyes PD，talon JM，Rizos J. Topical anesthesia. Can Fam Physician,1998,44：2152～2156.

10　Tetzlaff JE. The pharmacology of local anesthetics. Anesthesiol Clin North Am,2000,18:217～233.

11　彭章龙,于布为. 局部麻醉在外科中的规范应用. 中国实用外科杂志,2006,26：19～21.

第 *11* 章 局部麻醉药在神经阻滞中的应用

神经阻滞也称传导阻滞或传导麻醉,是将局部麻醉药注射至神经干、束支或神经丛的周围,暂时阻断外周神经系统神经纤维的传导功能,达到阻滞神经所支配区域的麻醉或无痛。神经阻滞已广泛用于术中麻醉或疼痛治疗,本章将讨论局麻药在神经阻滞应用中的几个临床问题。

第一节 神经阻滞的选用

局麻药应用于神经阻滞可阻滞神经干或束支内的各类神经纤维的传导,包括感觉、运动和植物神经纤维。随着麻醉技术的进步、设备的完善和革新,以及更加安全的局麻药应用于临床,不仅提高了神经阻滞的安全性和麻醉质量,而且扩大了局麻药的临床应用,使神经阻滞的应用不断增加。目前神经阻滞不仅可以作为一种基本麻醉方法用于手术麻醉或疼痛治疗,而且还可以与其他麻醉方法或药物复合,这更加扩大了其应用范围。神经阻滞还可以把手术期间麻醉与手术后镇痛结合起来使用,把其作用由术中麻醉延伸到术后镇痛。

麻醉选用神经阻滞,首先要评估神经阻滞应用的利弊。神经阻滞的影响范围局限,对全身生理干扰小,患者神志清醒,不抑制呼吸和循环,血流动力学稳定,对认知功能损害轻,对免疫功能抑制小,术后恶心、呕吐、嗜睡、呼吸抑制等的发生率低,术后恢复快,离床活动早,并可缩短离院时间,适应证广,尤其对不能耐受全麻或椎管内麻醉的危重患者或老年人,其优点更加突出。

神经阻滞尽管简单易行,应用广泛,但也有一些问题。如:

1. 患者清醒,对长时间手术,特殊体位或止血带引起的不适和疼痛可能难以忍受;对创伤大、失血多、范围广的手术,单用神经阻滞也难以达到预期效果;小儿、不合作患者或恐惧紧张的患者,施行神经阻滞前必须应用术前药使患者有良好的镇静,或者先施行全麻,甚至考虑应用其他麻醉方法。

2. 神经阻滞的穿刺部位有感染,有周围神经病变,以及有凝血功能障碍和应用抗凝药治疗的患者,应避免使用。穿刺部位的局部感染,不仅可以引起感染扩散,而且局部炎症、pH 值变化也会影响局麻药作用。神经阻滞刺伤神经,可引起感觉异常,一般都能恢复。但是有周围神经病变的患者,神经阻滞可能加重神经损伤。

3. 神经阻滞必须根据手术或治疗的要求而选用,要考虑到手术范围、时间和手术种类对麻醉的要求。如根据阻滞范围选用阻滞一根或数根神经,或作神经丛阻滞。对于手术范围广或部位多,有时神经阻滞难以满足,就应权衡得失,选用其他麻醉方法,或神经阻滞与其他麻醉复合应用。手术时间长的要选用长时效局麻药,或局麻药中加入肾上腺素或复合应用阿片类药可延长局麻药时效。如仍不能满足临床要求时,可选用连续神经阻滞法经导管连续或分次给药。根据手术种类对肌肉松弛要求应用不同浓度的局麻药,由于阻滞运动、感觉与交感神经的纤维所需的局麻药浓度不同,其所需浓度高低依次为:阻滞运动>阻滞感觉>阻滞交感。而罗哌卡因、布比卡因产生运动和感觉分离阻滞的浓度差更明显。不同神经纤维对局麻药的敏感性不同,取决于轴突直径、髓鞘发育程度以及其他的解剖特性。阻滞直径粗的神经干所需的局麻药浓度高于阻滞直径细的神经干浓度。

4. 神经阻滞虽然没有全麻插管引起的应激反应,但患者焦虑紧张及神经阻滞操作时的短暂疼痛仍可有一定的应激反应。神经阻滞前或术中应用一些镇静药或阿片类药可减轻患者紧张和焦虑,并可提高神经阻滞效果。另外,地西泮等镇静药可减轻局麻药的全身毒性。

5. 局麻药虽然很少引起过敏,但对于有明确局麻药过敏史者,最好不选用神经阻滞。多见的是酯类局麻药过敏。酯类局麻药与酰胺类局麻药之间没有交叉过敏,因此对酯类局麻药过敏者可谨慎地选用酰胺类局麻药。

6. 神经阻滞可产生局麻药全身中毒反应。穿刺给药时将局麻药注入血管可以迅速产生全身中毒反应;如果注入药量过大,或局麻药注入部位血管丰富,加速局麻药的吸收,经一定时间局麻药的血药浓度达中毒水平也可发生全身中毒反应。

7. 神经阻滞产生的并发症还与穿刺部位有关,在颈部作锁骨上或肌间沟臂丛神经阻滞时有可能发生气胸,阻滞膈神经、喉返神经、颈交感神经等。颈丛神经阻滞偶有产生颈部硬膜外阻滞,甚至误入脊椎蛛网膜下腔。神经阻滞时所用局麻药浓度过高,可能产生神经毒性,损伤注药部位的周围神经。神经阻滞要避免神经内给药,注药时如产生剧烈的灼痛,提示针尖可能在神经干内,应及时调整针尖位置。局麻药浓度过高及局麻药注入神经干内均可造成严重的周围神经损伤。

第二节　神经阻滞的定位

神经阻滞必须把局麻药液注入到要阻滞的神经周围,才能发挥局麻药的作用。因此,正确的神经定位是神经阻滞成功的基础。如何确定注射针的针尖位于神经的周围,其定位方法有解剖定位和异感定位,以及借助神经刺激器、超声波和放射设备等仪器定位的方法。

一、解剖定位

这是最重要的也是最基础的定位方法。神经阻滞操作必须掌握周围神经分布以及神经与肌肉血管和骨性标志的局部解剖学知识,根据局部解剖关系,确定进针的位置、方向、角度与深度,使穿刺针的针尖达到正确位置。由于神经集中的部位不是某个单一的点,因此在临床操作中有多种神经阻滞径路。

二、异感定位

在解剖定位的基础上结合异感定位,用穿刺针寻找异感,使针尖更确切地位于神经周围。针尖接触神经或刺及神经均可以产生异感。用异感定位也有一些争议:① 用寻找异感定位,须多次改变针刺方向或深度,这样可能增加神经损伤和并发症;② 找到异感是否阻滞效果就一定满意;③ 在一些情况下,即使刺及神经也可能不产生异感。这些临床问题都值得深思。

三、神经刺激器定位

神经刺激器是一个恒电流输出的脉冲发生器,应用特殊的穿刺针(针体绝缘,针尖裸露),当针尖靠近神经时可出现异感,并可引起该神经支配肌肉的运动,这样可精确地确定针尖位置,而不刺伤神经。神经刺激器电流强度的调节范围为 $0.1\sim6.0$ mA,电流过强可能损伤神经。当针尖接近神经,在电流强度为 0.5 mA 时,即引起相应的肌肉收缩,这是最佳的针头位置。如果电流 1.0 mA 能引起肌肉收缩,在这种位置给药,阻滞效果仍可满意。神经阻滞应用神经刺激器定位,既可提高阻滞的成功率和阻滞效果,又可减少并发症,尤其对肥胖等解剖定位不清楚的患者。

四、超声定位

利用超声波的物理特性及成像技术,可以清楚地了解穿刺针与局部结构的关系,确定针尖位置;并可观察到局麻药液注入后在局部扩散及神经干被推动的过程,判断局麻药在神经周围的弥散,预期阻滞效果,并可根据弥散情况,调整针尖位置,提高阻滞效果。

五、放射设备定位

利用 X 射线或核磁共振技术的成像,指导穿刺针进针和确定针尖位置,这种定位方法要求特定的设备,不是普通手术室所能解决的。因此,这种仅用于一些特殊部位的神经阻滞,如腹腔神经阻滞等有较好的效果。

第三节　局部麻醉药的合理应用

局麻药注射到周围神经的附近，能否产生满意的阻滞效果，取决于两个因素，即药液的浓度与容量。① 阻滞不同的神经纤维分别要求不同的浓度，也就是局麻药浓度必须要达到阻滞运动或感觉的最低有效浓度。② 注入容量必须有足够的容量，保证要阻滞的神经干四周均能接触到局麻药液。阻滞一根神经，用药量要保证弥散到神经干的四周，而阻滞神经必定要使药液在筋膜间隙内弥散，包围所有要阻滞的神经，注入药液容量要足够大。而控制局麻药液总量是避免发生局麻药中毒的基本措施。神经阻滞所用局麻药总量是药液浓度与药液容量的乘积，在总量恒定的情况下，浓度与容量相互制约，两者间呈反比关系，既要控制局麻药总量，又要满足阻滞不同神经纤维的浓度要求和阻滞不同部位的容量要求。神经阻滞用药始终要掌握的原则是应用最低有效浓度和最低有效容量，始终在浓度与容量之间寻找平衡点，精打细算控制局麻药总量。对同时要做多个部位的神经阻滞，估计用药量要超过较多的常用药推荐药量时，就应选用其他麻醉方式；如果药量相差不多，可以考虑下列方法，减少局麻药中毒发生。

1. 不同部位不同神经阻滞所要求的药液的浓度与容量不一样，药液可以分开配制，各部位按要求使用不同的药液。

2. 局麻药液加肾上腺素可以延长局麻药作用时间，延缓局麻药吸收，减少局麻药中毒。局麻药加肾上腺素可增加局麻药用量约 $40\%\sim50\%$，但有些局麻药有血管收缩作用，合用肾上腺素并不能增加局麻药安全的用药量。

3. 延长给药时间，选用体内降解快，消除半衰期短的局麻药。如操作时先给试验量，以后再分次给药。延长给药时间使部分局麻药在体内代谢，普鲁卡因、氯普鲁卡因在体内分解快，普鲁卡因每分钟分解约 20 mg 左右，如果延长给药时间半小时，约可增加用量 500 mg 左右。

4. 错开不同部位作神经阻滞的时间，这样可避免不同部位的局麻药同时吸收入血，叠加形成血药高峰。

5. 神经阻滞的正确定位可减少局麻药用量，避免血管内注药。

6. 用连续法经导管给药，可根据阻滞效果调节药量，有较好的灵活性。

7. 注药期间和给药后要注意观察，加强监测，给患者吸氧或用一些镇静药具有减轻局麻药中毒的作用。

总的说来，这些措施具有一定的作用，但更好的措施还是正确的麻醉选择。此外，局麻药中应用肾上腺素还应注意应用浓度不能过高，常用浓度控制在 1∶200000～1∶400000 之间，肾上腺素浓度高，局部血管强力收缩可能影响血供。在指（趾）终末动脉血供的部位作神经阻滞，避免环形给药影响指（趾）血供，这些部位作神经阻滞时禁用肾上腺素。肾上腺素吸收可产生全身反应,对高血压、心律紊乱和心脏病的患者更应慎用或禁用。

第四节　局部麻醉药的最大用量

在教科书或一些专著中都有关于局麻药的最大用量的推荐量,这种药量常是临床上用于神经阻滞用药量的基准,见表 11－1。但是认真地考虑一下,这种推荐量有许多是值得商讨的。

表 11－1　神经阻滞常用局麻药的浓度与最大药量

药　名	浓　度	最大剂量(mg/kg)	神经阻滞时间(h)
酯类			
普鲁卡因	1.0%～2.0%	12	0.5～1.0
氯普鲁卡因	1.0%～2.0%	12	0.5～1.0
＊＊丁卡因	0.1%～0.25%	3	1.5～6
酰胺类			
利多卡因	1.0%～2.0%	＊4.5	0.75～2.0
布比卡因	0.25%～0.5%	3	1.5～8.0
酰胺类			
左旋布比卡因	0.25%～0.5%	3	1.5～8.0
罗哌卡因	0.25%～0.5%	3	1.5～8.0
甲哌卡因	1.5%～2.0%	＊4.5	1～2.0
丙胺卡因(口腔)	4%	8	0.5～1.0

＊利多卡因,甲哌卡因加肾上腺素,最大剂量可增加50%。
＊＊丁卡因在体内分解慢,很少单独应用,常与普鲁卡因合用,合液浓度丁卡因为0.1%,普鲁卡因浓度为1.0%,合液最大药量40 ml。

1. 这种推荐量是怎样来的,其中有些可能是根据临床经验总结出来的,有些可能是根据动物实验结果推算来的。

2. 不同的参考书其推荐量不一样,例如 Miller RD 在第 5 版麻醉学中的局麻药推荐量丙胺卡因是 500 mg,加肾上腺素是 600 mg,甲哌卡因是 300 mg,加肾上腺素是 500 mg。而 Cousins MJ 所著的神经阻滞一书中,丙胺卡因加与不加肾上腺素均是 600 mg,甲哌卡因为 400 mg,加肾上腺素是 500 mg。这两本书的丙胺卡因与甲哌卡因在不加肾上腺素时的推荐量是不一样的。

3. 在不同的国家和地区局麻药推荐量不一样,利多卡因和布比卡因在美国和欧洲不一样,此两药不加肾上腺素时,在美国利多卡因是 300 mg,布比卡因是 175 mg;而欧洲是利多卡因 200 mg,布比卡因是 150 mg。

4. 神经阻滞引起全身毒性反应量,在不同阻滞部位是不一样的。局麻药在血管丰富的组织,或邻近浆膜腔的部位吸收比较快,容易引起局麻药中毒,局麻药吸收快慢的顺序依次为:浆膜腔＞肋间＞硬膜外间隙＞臂丛神经筋膜间隙。所以推荐量不考虑用药部位与用药途径,显然是不妥的,理应根据不同部位有不同的最大用药量。

5. 全身情况影响局麻药中毒反应的局麻药量，因此应根据患者的病理生理情况控制局麻药总量。年龄、脏器功能、妊娠等影响人体对局麻药的敏感性、药效及局麻药在体内的分布与消除。如老年人的神经轴索对局麻药敏感，且脏器功能降低和血流量减少，相应地消除减慢，因而局麻药浓度应降低，总量应减少。又如局麻药的降解和消除与肝脏关系密切，分解酯类局麻药的酯酶由肝脏合成，酰胺类局麻药在肝内为酶代谢，因此肝功能降低及肝血流改变影响局麻药毒性，应减少局麻药应用总量。又如，妊娠期组织对局麻药的通透性增加，局麻药在血中与蛋白的结合量减少，妊娠后期致局麻药在血浆中的初始峰值较正常高，且孕酮增加局麻药对心肌的毒性，因此妊娠期局麻药中毒量降低，应相应减少局麻药应用总量。

6. 局麻药的药效及毒性与一些临床用药间存在相互影响。凡影响酰胺类局麻药代谢的细胞色素 P 450同工酶的药物，及影响酯类局麻药代谢的酯酶总量与活性的药物，均可因相关的局麻药的消除减少，而增强局麻药的作用，因而要减少局麻药总量。

综上所述，对临床上所推荐的局麻药最大用量，应结合具体情况和用药部位、全身情况等控制局麻药用量。

第五节　神经阻滞的临床应用

单独阻滞一根神经常用于疼痛治疗或满足较小范围的手术镇痛，而满足较大范围的手术无痛和术后镇痛治疗，常要阻滞多根神经或阻滞神经丛，这可应用于上、下肢，或躯干和颈前部手术。

如上肢手术选用臂丛神经阻滞，选用不同臂丛神经阻滞进路，在不同部位阻滞臂丛神经，可以满足从肩、上臂、前臂和手各部的手术。但不同臂丛神经阻滞进路，阻滞神经是不完全相同的。经肌间沟阻滞臂丛神经，C_5～C_7 皮区的阻滞效果较弱，致尺神经的阻滞效果相对较差。因此，用于上臂及肩部手术的效果更好。在肩部涉及到颈浅丛分支部位时，要同时阻滞该颈浅丛神经分支。经腋路阻滞臂丛神经时，尺神经阻滞效果最强，而离开腋鞘较早的神经阻滞效果不好，因此应用于肘关节及其以下部位的手术效果较好。为了要使经腋路臂丛神经阻滞的效果更好，有时要加大药液容量或在上臂上端用止血带压迫，防止药液向臂侧扩散，增加药液向头侧扩散。而经锁骨上或锁骨下作臂丛神经阻滞时，肩部区域的阻滞效果不及经肌间沟阻滞，但可应用于肩关节以下上臂、前臂及手部手术。

下肢手术阻滞股神经和坐骨神经或分别阻滞这两条神经的分支，隐神经、胫神经和腓总神经可以满足膝、下肢远端和足部手术，在大腿外侧手术除了阻滞股神经外，还要阻滞股外侧皮神经，在髂腰肌前方与髂筋膜之后的潜在性筋膜间隙内注入局麻药，可同时阻滞股神经、股外侧皮神经、闭孔神经和股生殖神经，可用于髋部、大腿和膝部手术。

躯干浅表手术如单纯乳房切除、腹股沟疝修补可用椎旁神经阻滞、肋间神经阻滞或局部神经阻滞。颈前部手术可阻滞颈神经丛。

总结：神经阻滞的选用一定要根据患者情况和临床需要,应用适当浓度和药量的局麻药,控制局麻药总量。应用最低有效浓度和最小药量是安全应用神经阻滞、减少不良反应的准则。神经阻滞的正确定位及合理应用局麻药,是神经阻滞成功的关键。

（焦志华　庄心良）

参 考 文 献

1 Berde CB, Strichartz GR. Local anesthetics：In Miller RD(eds)：Anaesthesia 5ed, Harcourt Publishers Limited,2001,491~521.

2 Sandhu NS, Capan LM. Ultrasound-guided infraclavicular brachial plexus block. Br J Anaesth, 2003, 90(1)：107~108.

3 Williams SR, Chouinard P, Arcand G, et al. Ultransound guidance speeds execution and improves the quality of supraclavicular block. Anesth Analg, 2003,97：1518~1523.

4 Chan VW, Perlas A, Rawson R, et al. Ultrasound-guided supraclavicular brachial plexus block. Anesth Analg, 2003,97：1514~1517.

5 Ford DJ. Differential peripheral nerve block by local anesthetics in the cats. Anesthesiology,1984, 60：28.

6 Swanson JG. Assessment of allergy to local anesthetics. Ann Emerg Med,1983,12：316.

7 Takman BH. The chemistry of local anesthetics agents：Classification of block agents. Br J Anaesth, 1975,47：183.

8 Reiz S, Nath S. Cardiotoxicity of local anesthetic agents. Br J Anaesth, 1986,58：736.

9 Butterworth JF, Strichartz GRL. Molecular mechanisms of local anesthesia：A Review Anesthesiology, 1990,72：711.

10 Lee A. Disposition kinetics of ropivacaine in humans. Anesth Analg,1989,69：736.

11 Wedel DJ. Nerve blocks：In Miller RD(eds)：Anaesthesia 5ed, Harcourt Publishers Limited, 2001：1520~1548.

12 Mcleod GA, Burke D. Levobupivacaine. Anaesthesia, 2001,56：331.

第 *12* 章　局部麻醉药在椎管内麻醉中的应用

第一节　概　　述

椎管内麻醉是中枢性的神经传导阻滞。包括蛛网膜下腔阻滞、硬膜外阻滞和骶管阻滞。前两者是将局麻药分别注入椎管的蛛网膜下腔和硬膜外间隙,而骶管阻滞是将局麻药经骶裂孔注入骶部的硬膜外间隙,因此骶管阻滞也是硬膜外阻滞。

椎管内麻醉有许多优点,如其脊神经阻滞的节段性,可以在体表测出其阻滞平面。因此,可以根据手术区域与要求,选择性地将阻滞分布在手术部位的脊神经而保持患者清醒。椎管内麻醉可以产生满意的肌肉松弛,阻滞手术区伤害性刺激的传入,可以消除手术疼痛所致的应激反应,还可减少手术失血和降低术后深静脉栓塞的发生率。椎管内麻醉阻滞的神经包括交感神经、感觉神经和运动神经。选择合适的局麻药及其药液浓度,可以做到只阻滞感觉神经而不阻滞运动神经,这扩大了其应用范围,由椎管内麻醉发展为椎管内镇痛,椎管内注入阿片类药或与局麻药复合应用,治疗术后疼痛和缓解慢性疼痛使椎管内镇痛又有了快速的发展。

椎管内麻醉也有其缺点,椎管内阻滞引起的生理变化包括对循环和呼吸功能影响,这与阻滞脊神经的部位与范围有密切关系。椎管内麻醉对腹腔内手术是一种不完全麻醉,其仅阻滞脊神经,而不阻滞颅神经,且腹部手术时椎管内麻醉达不到由颈 2～颈 4 脊神经分支组成的膈神经阻滞平面,因此腹腔内手术时不能阻断来自迷走神经或膈神经刺激所引起的不良反应。此外,椎管内麻醉还有一些与局麻药或穿刺操作有关的不良反应和并发症。

第二节　适应证和禁忌证

一、适应证

椎管内麻醉的选择与全麻一样,首先要考虑患者情况以及手术对麻醉的要求,然后根据椎管内麻醉作用和对生理的影响来决定麻醉方法和麻醉药。椎管内麻醉的适应证从理论上讲,凡是在脊神经支配的范围内进行的手术均可应用椎管内麻醉。过去椎管内麻醉曾用于从颈部至脚的所有手术,但临床实践逐渐改变了这种局面,椎管内麻醉阻滞平面过高、阻滞范围过广所引起的生理影响过大,主要是对呼吸和循环的影响,阻滞运动平面过高麻痹了腹肌和肋间肌,损害了患者咳嗽和排痰能力,阻滞了胸腹肌内本体感受器的反射,患者可能有呼吸困难感觉。阻滞平面更高达颈 2～颈 4 水平,可以影响膈肌功能。肋间肌肉松弛和膈肌功能受影响使通气功能降低,甚至呼吸暂停。对循环的影响也与阻滞范围与阻滞平面有关,椎管内麻醉阻滞了脊神经包括其中的交感神经。按传统的观念蛛网膜下腔阻滞时,阻滞交感神经的节段数较阻滞感觉神经高 2 个节段,而较阻滞运动神经高 4 个节段。阻滞交感神经使阻滞范围内的血管扩张,影响回心血量可使血压降低;阻滞平面超过胸 5 影响心加速神经,心率减慢使心脏对循环变化的代偿能力降低,影响组织的血流灌注。庄心良等曾比较不同阻滞平面和范围的硬膜外阻滞对血流动力学影响,证明胸腰段的硬膜外阻滞对循环的影响最大,其影响程度超过对颈胸段和腰骶段硬膜处阻滞对循环的影响。这主要是胸腰段硬膜外阻滞影响大部分躯干、下肢和腹部内脏血流所引起的。目前甲状腺和上肢手术已不再应用椎管内麻醉,胸壁乳腺手术应用椎管内麻醉也已减少,就是上腹部手术应用椎管内麻醉也在逐渐为全麻或全麻复合硬膜外阻滞所取代。前面已提到的椎管内麻醉做腹部手术实质上是一种不完全麻醉,因此在涉及膈肌和内脏牵拉刺激迷走神经时患者难免会感不适,虽然加用一些辅助药、镇静药和麻醉性镇痛药,有时仍不能完全使患者和手术者满意。椎管内麻醉最常用的手术是下腹部、会阴区、下肢和低位脊柱手术。

由于脊蛛网膜下腔和脑蛛网膜下腔相连通,注入蛛网膜下腔内的局麻药有可能向脑扩散的危险,而脊硬膜外间隙在枕骨大孔处,脊硬膜与枕骨骨膜结合使脊硬膜外间隙与脑硬膜外间隙不相通。所以高位硬膜外阻滞相对较安全,这也是腹部手术硬膜外阻滞较蛛网膜下腔阻滞使用较多的原因之一。硬膜外阻滞对血流动力学的影响与蛛网膜下腔阻滞相比,庄心良等曾作过对比研究。在阻滞部位和范围相同时,硬膜外阻滞对血流动力学影响相对较轻,这与硬膜外阻滞的起效慢有利于人体的代偿有关,因此出现低血压的时间晚,产生低血压的程度小,所以使用相对较安全。这也是硬膜外阻滞使用较蛛网膜下腔阻滞较广的另一原因。当然连续硬膜外阻滞可以分次小量给药对控制平面更加机动灵活。

表 12-1 是常用手术部位要求阻滞感觉神经的平面。

表 12-1　手术部位与感觉阻滞平面要求

手术种类	要求阻滞平面	手术种类	要求阻滞平面
上腹部手术	胸 4	阴道分娩	胸 10
下腹部手术	胸 6	下肢手术	腰 1
髋关节手术	胸 10	足部手术	腰 2～腰 3
经尿道前列腺手术	胸 10	会阴手术	骶 2～骶 5

二、禁忌证

椎管内麻醉有绝对和相对禁忌证,这要根据具体情况客观分析。局麻药用于椎管内麻醉和用于其他局部麻醉一样,对局麻药过敏应列为禁忌证。但人体如果对一种或一类局麻药过敏时,可以选择另一种或另一类局麻药,而对酯类和酰胺类局麻药均过敏的患者是非常罕见的。患者不愿在清醒状态下接受手术治疗,应尊重患者意愿选用其他麻醉。同样,不能配合实施椎管内麻醉的患者,也不应选用椎管内麻醉。椎管内麻醉操作可能损伤其内的血管,发生率虽不足 10%,但对有凝血机制障碍的患者,椎管内麻醉后发生硬膜外血肿和神经损伤的机会增多,应列为禁忌证。但对在术前、术中、术后需要应用抗凝药的患者,则应根据情况禁用椎管内麻醉,或者根据情况酌情处理,如停药或推迟椎管内麻醉操作或延迟应用抗凝药。总之应避免在抗凝药影响凝血功能状态下操作,但正在应用肝素和尿激酶的患者应不用椎管内麻醉。在背部椎管内麻醉操作区有感染或脊柱外伤患者应列为禁忌。全身脓毒血症患者在椎管内麻醉操作时,有可能损伤血管将带有细菌的血带入蛛网膜下腔或硬膜外间隙,而有产生脑脊膜炎或硬膜外脓肿的危险。这类患者在实施椎管内麻醉前,可以先选用适合的抗菌素治疗。急性失血、失液等严重低血容量患者,选用椎管内麻醉会发生或加重严重低血压而危及生命,这类患者不应首选椎管内麻醉,必要时要先纠正低血容量后再应用。对严重主动脉瓣或二尖瓣狭窄患者不应选用椎管内麻醉。神经系统疾病、神经脱髓鞘病变应视情况不选用或慎用椎管内麻醉。近年来有文献报告及临床病例讨论指出,在老年高血压、糖尿病、脑梗死以及椎间盘突出有下肢神经症状明显的患者,椎管内麻醉后神经损伤的几率较高,因此,也应列为相对禁忌证。椎管内麻醉禁忌证见表 12 - 2。

表 12 - 2　椎管内麻醉禁忌证

绝对禁忌证	相对禁忌证
患者拒绝或不合作	败血症
穿刺部位感染	神经系统疾病
凝血功能障碍	脊柱外伤、骨折、畸形
严重心瓣膜狭窄	应用抗凝药和抗血小板药
严重低血容量	
颅内高压	

第三节　局麻药在椎管内麻醉的应用

不是所有的局麻药都可用于椎管内麻醉,也不是可以用在蛛网膜下腔阻滞的局麻药均可用于硬膜外阻滞,同样不是所有用于硬膜外阻滞的药液均可用于蛛网膜下腔阻滞。例如普鲁卡因是蛛网膜下腔阻滞的常用药,但普鲁卡因的表面穿透作用弱,不适宜用于硬膜外阻滞。又如氯普鲁卡因过去曾用于蛛网膜下腔阻滞,结果发生了严重的神经并发症,虽然后来证明是与氯普鲁卡因制剂内含有抗氧化作用的重亚硫酸盐有关,且目前临床已有不含重亚硫酸盐的氯普鲁卡因制剂,但氯普鲁卡因用于蛛网膜下腔阻滞还有顾虑,而仅用于硬膜外阻滞。还有一些局麻药如苏夫卡因(sovcaine,nupercaine),曾用于低位蛛网膜下腔阻滞,此药麻醉效果好,时效长,非常适用于长时间的鞍区和下肢手术,但此药的毒性大且与神经结合较慢,阻滞平面固定时间长,注药后 20 min 左右体位变动仍有可能引起阻滞平面骤然升高,此药现已被其他长时效局麻药取代。另外,近几年陆续有许多新药应用于临床,如左旋布比卡因和罗哌卡因,这些药在硬膜外阻滞应用已很成熟,而在蛛网膜下腔阻滞应用尚需积累更多的临床经验。国内应用于蛛网膜下腔阻滞的局麻药,最常用的有普鲁卡因、利多卡因、丁卡因和布比卡因,至今应用左旋布比卡因及罗哌卡因的临床报告并不多,应用于硬膜外阻滞的局麻药,常用的有起效快、时效短的氯普鲁卡因,起效稍慢、中时效的利多卡因,以及起效慢、时效长的丁卡因、布比卡因、罗哌卡因、左旋布比卡因。而氯普鲁卡因在临床用于产科较多。此外,国内硬膜外阻滞还常用丁卡因与利多卡因的合液,目的是缩短丁卡因的起效时间和延长利多卡因时效,但实际效果如何尚需临床作进一步详情观察。

　　椎管内麻醉选用局麻药应根据手术要求,结合局麻药的药代动力学和药效动力学特点进行。丁卡因的起效慢,但肌肉松弛效果好,布比卡因、罗哌卡因和左旋布比卡因因浓度不同可产生明显的感觉和运动阻滞分离,低浓度可不阻滞运动神经而阻滞感觉神经,因此除用于手术麻醉外还适用于疼痛治疗,如术后镇痛和分娩镇痛等。这种阻滞分离应用罗哌卡因比布比卡因的效果更佳,但罗哌卡因的肌肉松弛作用较布比卡因弱,用于腹部手术硬膜外阻滞的浓度要达0.5%~0.75%。在利多卡因、布比卡因、罗哌卡因硬膜外阻滞的肌肉松弛效果欠满意时,复合丁卡因可能改善肌肉松弛效果。氯普鲁卡因在硬膜外阻滞的浓度为2%~3%,此药代谢非常快、时效短,在产科麻醉时,此药在胎儿和新生儿血内浓度低是其优点。酰胺类局麻药透过胎盘至胎儿的量取决于局麻药与蛋白结合率及在生理 pH 下的局麻药的离子化程度。布比卡因与血浆蛋白的结合率为95%,游离量仅为5%,其血药浓度脐静脉血/母静脉血的比率为 0.31~0.41,而利多卡因与血浆蛋白的结合率为64%,游离量仅为36%,脐静脉血/母静脉血的比率为 0.52~0.69。虽然连续硬膜外阻滞用药后,产生全身蓄积以及经过胎盘在母静脉血与脐静脉血之间浓度可达平衡,但蓄积程度不一,布比卡因比利多卡因低,但布比卡因对中枢神经和心脏毒性比利多卡因高,因此布比卡因应强调分次给药。罗哌卡因和左旋布比卡因的药效与布比卡因相似,但罗哌卡因和左旋布比卡因的心脏毒性和中枢神经毒性均比布比卡因低,因此较布比卡因更可取。椎管内麻醉常用局麻药的浓度与药量见表 12-3,12-4。

表 12 - 3　蛛网膜下腔阻滞常用的局麻药

药　名	制　剂	药量(mg)			时效 (min)	时效(加肾上腺素) (min)
		会阴及下肢	下腹	胸 4		
普鲁卡因	5%溶液	75	100	150	45~60	60~90
丁卡因	0.5%~1%溶液	6~8	8~10	12~15	60~90	120~150
利多卡因	5%(溶于1.5%糖水)	30	50~75	75~100	45~60	60~90
布比卡因	0.75%(溶于8.25%糖水)	4~6	6~10	12~15	90~120	120~150

表 12 - 4　硬膜外阻滞常用的局麻药

药　名	浓度%	起效(min)	时效(min)
氯普鲁卡因	2~3	5~15	30~90
利多卡因	1~2	5~15	60~120
布比卡因	0.25~0.75*	10~20	120~240
罗哌卡因	0.5~0.75	5~15	90~180

* 产科患者浓度为0.5%。

其他用于硬膜外阻滞的局麻药还有甲哌卡因、丙胺卡因和依替卡因,与利多卡因相比,甲哌卡因的强度及起效均与利多卡因相似,但其时效略长;丙胺卡因的强度与利多卡因相同,毒性较低、时效较长,但有发生高铁血红蛋白症的可能;依替卡因较利多卡因强2~3倍,时效较长,其脂溶性较大,与蛋白结合率较高,毒性比利多卡因大、比布比卡因小,且其肌肉松弛作用强。

第四节　局麻药在椎管腔隙内扩散及阻滞平面的调控

影响局麻药液在蛛网膜下腔内和在硬膜外间隙内扩散的因素不一样,蛛网膜下腔内有脑脊液,局麻药在脑脊液内扩散,影响其阻滞的质量与阻滞范围,这主要取决于所选用的局麻药药量、浓度、容量、比重及注药时和注药后的体位。而硬膜外间隙是一个潜在性腔隙,其间有神经、血管和结缔组织,脊神经在穿过硬膜外间隙时被硬膜所覆盖,局麻药液在硬膜外间隙扩散主要取决于局麻药的药量、浓度和容量,而不受药液比重的影响,体位对阻滞平面影响有限。

一、局麻药在蛛网膜下腔内的扩散

局麻药注入蛛网膜下腔后被脑脊液稀释,同时在脑脊液内扩散,注药部位的局麻药浓度最高,其余部位的浓度与注药部位距离有关,呈梯度下降。同时,药液比重、脊柱形状、注药速度及注药后体位改变时间,均影响局麻药在蛛网膜下腔的扩散。体温37℃时脑脊液的比重是1.003~1.008,局麻药比重比脑脊液高的称重比重液,比脑脊液低的称轻比重液,与脑脊液相同的称等比重液。由于比重不同,药液扩散受重力影响,重比重液和轻比重液分别流向脑脊液的低位和高位,因此利用局麻药配制的比重和注药后的体位,可以调节局麻药的阻滞平面。局麻药液比重的配制与稀释液有关,局麻药与葡萄糖液混合是重比重液,有些局麻药制剂将局麻药融合于固定浓度的葡萄糖液中,如含 8.25% 葡萄糖的布比卡因及含 7.5% 葡萄糖的利多卡因制剂等;局麻药用蒸馏水稀释是低比重液,如 0.3% 或低于 0.3% 的丁卡因,轻比重液在蛛网膜下腔的感觉阻滞可能会不完全;局麻药用脑脊液稀释即成为等比重液。注药时的体位对不同比重局麻药液在蛛网膜下腔扩散的影响是不同的,重比重液在坐位时向骶侧扩散,侧卧位时卧侧浓度高,阻滞效果好、时效长。而轻比重液在坐位时则向头侧扩散,另外,脊柱的生理弯曲在一定程度上限制了局麻药的扩散,如坐位时的屈颈会增加脊柱颈突的弯曲,则可减少轻比重液向颈侧扩散。等比重液的阻滞平面仅比穿刺注药的水平高 2~4 个节段,但注药速度快、压力大可以增加药液扩散范围。局麻药尚未与神经结合时,改变体位均可影响最终的麻醉阻滞范围,所以体位对局麻药液的扩散影响可延续至注药后数分钟。蛛网膜下腔阻滞常用局麻药配制与比重见表 12-5。

表 12-5　蛛网膜下腔阻滞常用局麻药配制与比重

	制　　剂	比　　重
普鲁卡因	1.5% 水溶液	1.0052
	2.5% 溶于 5% 葡萄糖	1.0203
利多卡因	2% 水溶液	1.0066
	5% 溶于 7.5% 葡萄糖	1.0333
丁卡因	0.5% 溶于 5% 葡萄糖	1.0203
布比卡因	0.5% 溶于 8.25% 葡萄糖	1.0278
	0.5% 水溶液	1.0058

二、局麻药在硬膜外间隙的扩散

决定硬膜外阻滞的起效、深度和时效与选用局麻药的药量、浓度和容量相关。硬膜外阻滞所需的药量与容量均较蛛网膜下腔大,药液注入硬膜外间隙后易向头侧扩散,童传耀、庄心良等曾在 X 线下观察药液在硬膜外间隙的扩散,无论是坐位或侧卧位、无论注药部位在脊柱胸段或腰段,药液向头侧扩散的范围较骶侧的范围大。曾经有专家认为,硬膜外间隙药液易向头侧扩散与呼吸时胸腔内负压有关,但庄心良等在机械通气时观察硬膜外间隙的药液扩散,发现即使持续正压通气,维持胸内正压,药液仍向头侧扩散;也有人认为易向头侧扩散与心动周期产生的负压相关,负压影响了硬膜外间隙内静脉回流、负压促使药液向头侧扩散,但实验观察到在心脏停搏的情况下,药液仍向头侧扩散,其主要原因可能与硬膜外间隙内的组织结构有关,以致使药液向头侧和骶侧扩散的阻力不一样。药液在硬膜外间隙内易向头侧扩散,这与局麻药液的比重无关;同样,体位对硬膜外间隙药液扩散的影响很小,因此试图通过改变体位来调控阻滞平面是难以达到的。尽管如此,但在侧卧位给药,卧侧的阻滞平面、效果较对侧好。影响硬膜外间隙药液扩散的重要因素是局麻药的药量。给药总量的重要性甚至超过药液的浓度与容量,此外,给药方法也会影响硬膜外间隙阻滞效果。庄心良等观察到,在总量与浓度相同的情况下,容量也会影响阻滞平面。如果容量相同而给药方式不同,一次性注入和分次注入对阻滞平面有影响;一次性大容量较分次小容量注入,药液扩散范围前者优于后者。但是通过计算机电子断层扫描观察药液分布的结果显示:一次性大容量注药分布的神经节段数虽然多,但在节段横截面观察药液分布的密度,一次性注入时其分布不均,甚至出现空白区,而分次给药虽然在纵轴上分布的神经节段数不及前者,但在横截面的分布均匀、药液密度高、分布区域大,这就提示:要阻滞平面广,可采用一次性给药,但分次给药可提高阻滞效果,使阻滞更完善。

三、缩血管药对椎管内麻醉的影响

局麻药中加肾上腺素($1:200\,000,5\ \mu g/mL$)或苯肾上腺素,可使注射部位组织的血管收缩,局部血流减少,即减少局麻药吸收,延长局麻药在局部与神经纤维接触时间,从而增强局麻药作用和延长时效。在蛛网膜下腔阻滞中添加肾上腺素,可增强局麻药的药效和延长时效。肾上腺素与利多卡因或布比卡因合用,其效果不及肾上腺素与丁卡因合用,此外,肾上腺素直接对脊髓肾上腺素 α 受体激动作用,也可能延长了蛛网膜下腔的阻滞作用。在硬膜外阻滞中,局麻药添加肾上腺素同样可以延缓局麻药吸收,降低全身的局麻药中毒反应,延长局麻药与神经纤维接触时间,增强局麻药作用与时效。硬膜外阻滞中肾上腺素增强利多卡因的作用似乎较布比卡因显著。

肾上腺素等血管收缩药可以延缓局麻药吸收入血,不仅可以延缓血药峰值产生,而且延长吸收时间,因而增加了局麻药的安全性。但是,肾上腺素吸收入血可增加血压和心律紊乱,肾上腺素 β 受体兴奋又能扩张血管,可能会增加硬膜外阻滞后的低血压作用。对有不稳定心绞痛患者,心律紊乱、没有控制的高血压患者,胎盘血供不足的产妇,椎管内麻醉的局麻药中应避免添加肾上腺素。缩血管药浓度过高、用量过大,常常影响神经组织血供和增加神经毒性,产生不良影响。缩血管药最常用的是肾上腺素,也有使用苯肾上腺素的,苯肾上腺素虽没有 β 受体兴奋引起的扩血管作用和心脏作用,但其缩血管作用强,容易产生血供不足和引起神经不良反应,应尽可能不用。

四、其他影响局麻药在椎管内扩散的因素

肥胖、妊娠等腹内压增高的患者,椎管内脂肪组织增加,影响了椎管内的静脉回流,静脉血管扩张使椎管内腔隙容积减小,这些因素均可减少蛛网膜下腔阻滞和硬膜外阻滞的药量,且使阻滞平面更易向头侧扩散。

第五节　椎管内麻醉的并发症和不良反应

椎管内麻醉的并发症和不良反应有两类,一类是麻醉操作引起,如:穿刺和置管损伤组织血管和神经;另一类是局麻药及其配伍用药所致的并发症和不良反应。

麻醉操作损伤局部组织,如损伤韧带、软组织或椎板骨膜,可引起局部疼痛或腰背痛;损伤硬膜外间隙内血管,就有可能发生硬膜外血肿的危险,凝血功能障碍或应用抗凝药的患者发生率更高;损伤神经或刺伤脊髓,可引起相应的神经症状或永久性神经损伤;刺破硬脊膜,脑脊液渗漏致硬膜外间隙可引起头痛;脊髓部脑脊液压力降低可牵拉部分颅神经,如影响视觉等;椎管内麻醉感染可引起硬膜外脓肿和脑脊膜炎。本节讨论的重点是椎管内麻醉应用的局麻药及其配伍用药所致的并发症和不良反应,还包括椎管内麻醉对生理功能的影响。

一、椎管内麻醉对生理功能的影响

椎管内麻醉阻断了交感神经、感觉神经及运动神经,可以影响呼吸与循环功能,其影响的大小与阻滞的范围和平面有关。交感神经阻滞后血管扩张,回心血量减少,可以产生血压下降,阻滞平面达到阻滞心加速神经水平,则心率减慢,并削弱心脏对血流动力学变化的代偿能力;阻滞平面达胸4以上,肋间神经阻滞影响通气功能,阻滞平面愈高通气功能影响愈大,阻滞平面达膈神经水平,呼吸功能完全抑制;蛛网膜下腔阻滞时,用药量过大,阻滞平面过高,即可引起循环和呼吸功能变化。Auroy曾总结5个月内所做103 730例各类麻醉的并发症,发生心搏骤停的有32例,发生率为0.31‰,其中蛛网膜下腔阻滞40 640例,发生心搏骤停26例,发生率为0.64‰,高于其他局部麻醉,而30 413例硬膜外阻滞发生心搏骤停的仅3例,发生率为0.1‰。蛛网膜下腔阻滞心搏骤停的死亡率26例中死亡6例,为0.15‰,而硬膜外阻滞无死亡;椎管内麻醉对内脏血流的影响,庄心良等曾观察犬胸腰段硬膜外阻滞前后的肝、肾血流变化,结果发现硬膜外阻滞后血压虽有降低,但肾血流量较阻滞前增加,而肝血流量大部分犬较阻滞前增加,大约30%犬肝血流量较阻滞前不变或略有下降。过去曾认为椎管内阻滞后肝、肾血流量随着平均动脉压降低而减少,实验证明,椎管内麻醉阻滞了支配肝肾的交感神经后,其肝、肾血管扩张,血管阻力降低,其血流量变化可以克服和减少平均动脉压降低的影响。此外,椎管内麻醉对子宫血流和胎盘的影响,实验和临床均证明妊娠增加子宫血管对局麻药的反应,血管收缩使血管阻力增加,但椎管内麻醉后疼痛缓解及交感神经阻滞,反而使血管阻力降低。药物分子量低于500道尔顿的药物均容易透过胎盘,而局麻药的分子量在234～288道尔顿之间,以单纯扩散的方式透过胎盘,与蛋白结合的局麻药不能透过胎盘。影响局麻药透过胎盘的因素除血流动力学因素外,还有胎盘的通透性及局麻药在母体血中游离浓度。交感神经阻滞后,支配胃肠道的迷走神经功能相对亢进,可以引起患者恶心、呕吐等不良反应。

二、椎管内麻醉局麻药毒性和不良反应

局麻药药量大、注药部位血管丰富、吸收快或误入血管均可使血药浓度迅速增高,而产生全身中毒反应。局麻药浓度过高和保持与神经长时间接触,有可能产生局部神经毒性反应。

（一）全身毒性反应

椎管内麻醉时硬膜外阻滞的用量要比蛛网膜下腔阻滞的用量高数倍,因此全身毒性反应是硬膜外阻滞较易发生的并发症。骶管阻滞发生局麻药全身毒性反应较其他部位的硬膜外阻滞的发生率高。这可能与骶管内血管丰富、局麻药吸收快以及易造成血管损伤促使药液吸收等因素有关,且骶管阻滞给药常是单次给药,使血药浓度容易达到中毒水平。局麻药吸收产生的中毒反应,主要是中枢神经兴奋发生惊厥,对心脏的作用是负性变时性和负性变力性作用,同时伴有外周血管扩张产生虚脱。长时效酰胺类局麻药布比卡因、依替卡因和罗哌卡因均有心脏抑制作用,可产生顽固性心律紊乱和室颤。罗哌卡因较布比卡因的毒性相对小,罗哌卡因发生心律紊乱其复苏成功率比布比卡因的高。Brown 等回顾性研究 25 697 例局部麻醉,其中发生惊厥 26 例,其发生率骶管阻滞最高——1 295 例发生 9 例,发生率为 6.9‰;臂丛阻滞次之——7 532 例发生 15 例,发生率为 2.0‰;硬膜外阻滞（不包括骶管阻滞）最低——16 870 例发生 2 例,发生率为 0.1‰。Auroy 等比较了局麻药中毒发生惊厥的比例,103 730 例各类局部麻醉中共发生惊厥 23 例,发生率为 0.22‰。其中30 413 例硬膜外阻滞发生 4 例,发生率为 0.13‰。在同期的 40 640 例蛛网膜下腔阻滞中,无一例发生惊厥。要防止椎管内麻醉发生局麻药中毒反应,应遵守以下原则:① 控制给药总量,不超过各种局麻药的最大用量;② 采用间隔一定时间分次给药法;③ 与血管收缩药合用,减慢局麻药吸收。此外应小心谨慎注药前回抽,防止局麻药误注血管内。

（二）局麻药的神经毒性

理想的局麻药阻滞神经产生的麻醉作用应该是可逆的,感觉与运动功能可以完全恢复,但是在临床上也遇到一些病例,麻醉后不能完全恢复,引起暂时性或永久性的神经损伤,产生感觉异常、感觉迟钝、感觉和运动缺损及永久性神经损伤。关于局麻药产生神经毒性的机理,目前尚不是很清楚,但与用药量大、浓度高或神经长时间暴露在局麻药液中有一定关系。如硬膜外阻滞时,将大量局麻药误注入蛛网膜下腔,长时间持续给药或重复给药发生神经损伤的几率增高。Auroy 曾报道 40 640 例蛛网膜下腔阻滞,其中 12 例穿刺过程顺利且未发生有神经损伤的临床表现,但后来这几例患者均出现了神经损伤的症状和体征,9 例发生马尾综合征,3 例为永久性神经损伤。分析发生马尾综合征的病例,所用局麻药均用 5% 葡萄糖液配制的利多卡因重比重液,其中 8 例利多卡因用量一次性注射 75～

100 mg，另一例连续使用利多卡因 350 mg。2004 年瑞典 Moen 等报告椎管内麻醉并发症（1990～1999），其中脊麻 1 260 000 例（1：2 000～1：30 000），硬膜外阻滞 450 000 例（1：25 000）；发生神经并发症 127 例（血肿、马尾综合征、脑膜炎、硬膜外脓肿及其他），永久性神经损害 85 例，发生率为 0.02％～0.07％。2007 年美国 Brull 等分析（1995.1.1～2005.12.31）已发表的 32 项研究，椎管内麻醉（4 185/1 260 000 例），神经并发症发生率为 3.78：10 000（95％ CI：1.06～13.50：10 000）。脊麻和硬膜外阻滞后永久性神经损害分别为 0～4.2：10 000 和 0～7.6：10 000。作者认为以往多数是个案报道，缺乏多方面分析，部位麻醉后永久性神经并发症较少见，但分析结果认为椎管内麻醉后神经并发症是 4：10 000（0.04％）。2007 年美国 Cameron 等报道（1999.1～2005.12）8 210 例硬膜外置管术后镇痛。后经 MRI 证实发生脓肿 3 例（0.1％），血肿 1 例（0.05％），没有永久性神经损害。局麻药神经毒性作用的原因有：

（1）局麻药的种类与神经的敏感性：所有局麻药均具有脊神经毒性，其顺序为利多卡因＝丙胺卡因＞丁卡因＞布比卡因＞罗哌卡因＞甲哌卡因。交感干神经节对局麻药毒性最为敏感，中枢神经敏感性中等，周围神经最不敏感。

（2）局麻药的毒性与浓度、剂量及暴露时间呈正比。浓度高、剂量大及暴露时间长则神经损害重。

（3）局麻药对脊髓和脊神经血流的影响：蛛网膜下腔注入利多卡因、布比卡因、甲哌卡因、丁卡因会引起血管扩张，增加脊髓血流，罗哌卡因和布比卡因引起浓度依赖性脊髓血管收缩，降低脊髓血流。局麻药中加用肾上腺素的质疑：① 肾上腺素延缓局麻药吸收不是椎管内血管收缩的结果。② 可推迟峰浓度出现时间，但不能降低其浓度，可能是肾上腺素全身作用引起心输量增加，药物分布容积变大所致。③ 肾上腺素减少局麻药中毒目前还无大样本数据支持。④ 有动物实验证实肾上腺素可增加局麻药的神经毒性。商业用肾上腺素含有亚硫酸盐防腐剂，可能与神经损害有关。另有报道 11 574 例椎管内 LA 复合应用苯肾上腺素，其 TNS 的发生率为 16.7％，也有出现马尾神经综合征的病例。因此建议不作为常规，如需要应严格控制浓度小于 1：400 000～1：500 000（2.0～2.5 μg/mL）。

（三）局麻药毒性与比重和药物再分布的关系

蛛网膜下腔重比重的局麻药可延长作用时间，使脊神经毒性增强。穿刺针尖部位可能是局麻药的敏感部位，在穿刺针或导管尖端所在位置，由于固定的追加局麻药同先前注入的局麻药分布相同，反复追加可使局麻药蓄积存在高浓度的部位。也有人用各种不同局麻药、不同浓度、不同比重、在不同手术体位时均有 TNS 暂时性神经损伤综合征（Transient neurologic symptoms，TNS）的报道。

当然，椎管内麻醉的神经并发症并非都是局麻药毒性所致，还应排除操作损伤、脊髓神经缺血（脊髓前动脉综合征、严重低血压、局麻药中的肾上腺素、血管痉挛、糖尿病血管病变者、硬膜外腔注射大量空气等）、感染并发症，以及患者并存的神经疾患（脊膜炎、脊动静脉瘘、血管畸形、血管瘤、椎间盘突出、格林-巴利综合征、多发性硬化症、脊髓血肿、肿瘤转移和地中海贫血等)。

现有的研究资料表明,蛛网膜下腔阻滞发生心搏骤停及神经损伤的发生率均较其他局部麻醉高。蛛网膜下腔阻滞发生神经损伤的报告中,最多见于利多卡因。临床研究还发现,利多卡因蛛网膜下腔阻滞的神经毒性与药量有关,其常用量为 100 mg,而布比卡因为 10~15 mg,两药的药量比为 6.7~10.0∶1,但布比卡因与利多卡因的相对强度比是 4∶1。按照此比例推算,蛛网膜下腔阻滞所用利多卡因用量偏大。蛛网膜下腔阻滞后最多见的神经损害是 TNS。即:蛛网膜下腔阻滞完全恢复后 24 h 之内(有明显间期,通常 2~5 h),出现钝性或搏动性背痛和/或臀部、大腿部或下肢的感觉迟钝,疼痛出现之前,没有任何神经功能不全的体征和症状。暂时性神经损伤综合征最早报道是蛛网膜下腔阻滞应用了利多卡因与 7.5% 葡萄糖混合液,以后甲哌卡因、布比卡因、丁卡因等均有报道发生。减少利多卡因可以降低发生暂时性神经损伤综合征。研究表明,利多卡因浓度降至 5% 以下可降低 TNS 发生率,用量控制在60 mg 以下其发生率明显降低。其他局麻药发生蛛网膜下腔阻滞后的 TNS 与药量也有密切关系,甲哌卡因浓度由 4% 降至 1.5% 未有发生,而其用量由 40 mg 增至 60 mg 即可能发生。此外,有些因素与局麻药蛛网膜下腔阻滞后发生暂时性神经损伤综合征有关,如局麻药中加血管收缩药和手术时体位等,因此对易发病例应采取以下措施是:① 尽可能不用利多卡因。② 控制局麻药用量,利多卡因 60~80 mg,布比卡因 7.5~10.0 mg。③ 尽可能不加肾上腺素和苯肾上腺素。苯肾上腺素强烈的 α 受体激动作用使脊髓血管强烈收缩,可以引起脊髓缺血,现已不再使用。硬膜外阻滞一次注入药量过多,可以压迫脊髓前动脉。过去硬膜外穿刺时,为测试穿刺针头是否位于硬膜外间隙,采用注入空气观察阻力及气泡回流,现已证明在硬膜外间隙内注入过多空气同样可以压迫血管,影响脊髓血供而产生神经症状。此外,蛛网膜下腔内注入局麻药或其他药物,其刺激作用而引起的粘连性蛛网膜炎可引起神经症状。综上所述,局麻药的神经毒性与所用药种类、药量、浓度及其配伍用药有一定关系,应用时应加以重视并注意防治。

(王莹恬)

参 考 文 献

1 Bernards CM. Epidual and spianal anesthesia. In:Barash PG, Cullen BF, Stoelting RK, eds. Clinical Anesthesia. 3rd edn. Philadelphia:Lippincott Williams & Wilkins,1997:645~668.

2 Aguilar JZ,Sierra JC. Transient neurologic symptoms following Spinal anesthesia. Choice of Local anaesthetic. In:Zundert AV,Rawal N, eds. Highlights in Regional Anesthesia and Pain Therapy,XI. Cyprus:Cyprint Ltd,2002:301~309.

3 Santos AC,Pedersen H,Finster M. Local anesthetics. In:Chestnut DH,ed. Obstetric. Anesthesia. St. Louis:Mosby,1994:202~220.

4 Riegler FX. Spinal Anesthesia. Gaiser RR. Epidual Anesthesia. In：Longnecker DE，Tinker JH，Morgen. GEJr. et al. eds，Principles and Practice of Anesthsiology. 2nd edn. St. Louis：Mosby，1993：1363～1391，1392～1407.

5 庄心良,童传耀,徐国辉等. 药液在硬膜外腔内扩散的实验研究. 临床麻醉学杂志,1986,2(3)：132～135.

6 童传耀,庄心良,陆惟俊等. 犬硬膜外阻滞. 中华麻醉杂志,1988,8(5)284～285.

7 Schug SA. Regional anaesthesia and outcome-cardiovascular and pulmonary implications. in：Zundert AV, Rawal N, eds. Highlights in Regional Anaesthesia and Pain Therapy, XI. Cyprus：Cyprint Ltd. 2002；125～126. Andall L. Garpenter. Regional Anesthesia,1996,21(6S)：75～80

8 Stoelting RK，Miller RD. Spinal and epidual anesthesia. In：Stoelting RK，Miller RD,eds. Basics of Anesthesia. 3rd edn. New York：Churchile Livingstone,1994：163～177.

9 Tetzlaff JE. Spinal, Epidual, & Caudal Blocks. In：Morgan Jr. GE, Mikhail MS, eds. Clinic Anesthesiology. 2nd edn Stanford, Connecticut：Appleton & Lange,1996：211～244.

10 Bevacqua BK. Continuous spinal anesthesia：What's new and what's not, Best Practice and Research Clinic Anesthesiology,2003,17：393～406.

11 Ingelmo PM, Fumagall R. Central blocks with Levobopivacaine in children. Minerva Anestesiol,2005,71：339～345.

12 Gelleno D, Parpaglioni R, Frigo MG, et al. Intrathecal levobupivacaine and ropivacaine for cesarean section. Minerva Anestesiol,2005,71：521～525.

13 Ruppen W, Derry S, Mcquay H, et al. Incidence of epidural hematoma, infection, and neurologic injury in obstetric patients with epidural analgesia/anesthesia. Anesthesiology,2006,105：394～399.

14 Waters JH, Watson TB, Ward MG, et al. Conus medullaris injury folling both tetracaine and lidocaine spinal anesthesia. Journal of Clinical Anesthesia,1996,8：656～658.

15 Dahlgren MV,Irestedt L. Severe neurological complication after central neoraxial blockades in Sweden 1990-Anesthesiology,2004,101(4)：950～959.

16 Cameron CM, Scott DA, Mcdonald WM, et al. A review of neuroaxial epidural Morbidity. Anethesiology,2007,106：997～1002.

17 BrullR, McCartneyCJ, ChanVW, et al. Neurological Complications after Regional Anesthesia：Contemporary Estimates of Risk. Anesth Analg,2007,104(4)964～974.

18 Wedel DJ. Complication of centroneuroraxial blocks. IARS Review Course Lectures,2007：97～100.

19 de Sèze MP, Sztark F, Janvier G, Joseph PA. Severe and long-lasting complications of the nerve root and spinal cord after central neuraxial blockade. Anesth Analg,2007 Apr,104(4)：975～979.

20 庄心良,吴玮琳,王珍娣等. 连续硬膜外阻滞对气流动力学的影响. 中华外科杂志,1979,17(6) 403～404.

21 庄心良,屈桂莲,吴玮琳等. 高位硬膜外阻滞对循环功能的影响. 中华外科杂志,1981, 19(9) 569～570.

第13章 局部麻醉药在局部静脉麻醉中的应用

第一节 概 述

局部静脉麻醉(intravenous regional anesthesia,IVRA)也称 Bier 阻滞。1908 年 8 月,德国外科医师 Bier 首次报道了该项技术,即用止血带阻断肢体近端血流,通过预先留置于肢体远端的静脉针注入普鲁卡因,可使该区域获得麻醉效果。但直到 1963 年,Holmes 引入驱血带,并使用利多卡因将其改进后,该技术才得以在临床推广。IVRA 现多是指向使用驱血带的肢体静脉内注射局麻药,以达到麻醉部分或整个肢体的方法。多用于上肢和下肢远端的手术,手术时间宜为 30~120 min。由于该技术效果确切、操作简单、费用低廉且较少需要辅助用药,因此尤其适用于门诊实施短小手术的患者。IVRA 在欧美国家应用较为普遍,但在我国的应用和相关研究相对较少。

第二节 适应证和禁忌证

一、适应证

局部静脉麻醉对于四肢短小手术都有确切麻醉效果,如闭合和开放性骨折复位术、骨与软组织的清创术、腕关节等关节镜检查术、腕管减压术、肌腱修复术、脓肿切开引流术、植皮术等。局部静脉麻醉对于小儿和老年患者都能成功使用,但由于止血带疼痛的问题,其手术时间通常被限制在 1.5 h 以内。

二、禁忌证

局部静脉麻醉禁用于患有精神疾病或由于各种原因导致意识障碍而无法合作的患者;对局部麻醉药过敏的患者;患有神经系统疾病如多发性神经病、糖尿病末梢神经病变和凝血功能障碍、镰状细胞性贫血、全身脓毒血症和败血症患者;注射部位存在感染灶的患者。而妊娠、患有动脉粥样硬化症、癫痫、严重心脏病和肝功能障碍的患者应视为相对禁忌。

第三节　操作方法

一、麻醉前准备

局部静脉麻醉应事先准备好性能良好、与患者肢体匹配的双气囊止血带、全身麻醉用具、吸氧装置、抗惊厥药物和标准的复苏设备以及生命支持的药品和设备，以便于一旦发生局麻药中毒反应可及时处理。实施麻醉前应进行标准的心电图、血压和脉搏氧饱和度监测，并在非手术侧肢体建立通畅的静脉通路。

二、操作方法

首先在四肢手术区近端连续绑缚两个止血带，如手或前臂手术，止血带应缚于肘关节以上；足和踝的手术止血带应放置在腓骨头水平以下，以防止神经损伤。在位于手术区远端的静脉内，如手背静脉或踝部静脉内置入 20 G 或 22 G 的静脉留置导管，以肝素帽封闭后备用。抬高肢体用埃斯马赫(Esmarch)驱血带由远及近驱血后，将近端止血带充气，至远端动脉搏动消失。此时的压力即为动脉已被完全阻断时的"闭合压"。实际应用时通常需要保持较该压力高100 mmHg的压力水平，并确保止血带不会漏气。充气后放平肢体，经备用的留置静脉导管缓慢注入适量局麻药，3～10 min 后即可产生麻醉作用。

通常，多数患者会在止血带充气后 30～45 min 出现止血带疼痛，因此宜在疼痛发生之前，将位于麻醉区域的远端止血带以同样的压力充气，然后放松近端止血带。两个止血带的充气时间总和不应超过 1～1.5 h。如果手术在该时间内尚未完成，则应暂时放松止血带，使肢体恢复循环 5～10 min 后重新驱血，再次将远端止血带充气，并注入首次局麻药用量的1/2，重新阻滞手术区域，完成手术，该法可延长手术时间 1 h。手术结束后远端止血带减压 30 s，再加压至 200 mmHg 并持续 2～3 min。如此重复两次后，将远端止血带彻底松开，同时严密观察患者有无局麻药中毒症状，如 5～10 min 后无异常表现，可允许患者离开手术室。

第四节　局部麻醉药的应用

一、局麻药选择及用法

局部静脉麻醉最常用的局麻药是利多卡因，但丙胺卡因、普鲁卡因、氯普鲁卡因、布比卡因和甲哌卡因等也可成功选用。

（一）利多卡因（赛罗卡因、lidocaine、lignocaine、xylocaine）

利多卡因是最常用于局部静脉麻醉的局麻药。通常，对于体重 70 kg 的患者，上肢手术常使用不含防腐剂和肾上腺素的 0.5% 利多卡因溶液约 40~50 ml;下肢手术常使用 0.25% 利多卡因溶液 50~100 ml,总剂量不宜超过 3 mg/kg。

但有学者发现应用更低浓度,如 0.15%~0.2% 的利多卡因也可获得满意效果,因此推荐上肢手术可将总剂量 1.5 mg/kg 利多卡因稀释成 60~70 ml;而下肢手术则可将 2 mg/kg 利多卡因稀释成 80~90 ml 使用,也有较好麻醉作用。

1997 年,一项对北美麻醉医师进行的问卷调查显示,在 321 人中有 86% 的医生常规使用局部静脉麻醉;其中 98.5% 的医生选用利多卡因进行局部静脉麻醉,其浓度为 0.33%~1.5%,选用 0.5% 者最多。而局麻药容量的中位数根据止血带放置的位置不同分别为前臂 30 ml(20~50 ml);上臂 50 ml(20~60 ml);踝部 45 ml(20~90 ml);大腿 60 ml(30~100 ml)。

尽管利多卡因最常用于成人,但 Gingrich 等报道,0.5% 利多卡因也可成功用于小儿麻醉,而总剂量也应限制在 3 mg/kg 以内。

(二)丙胺卡因(波瑞罗卡因、prilocaine,propitocaine,citanest)

丙胺卡因是另一种较常用于局部静脉麻醉的局麻药,其代谢较快、结构及相对诱导-阻滞效能与利多卡因相似。当患者高铁血红蛋白含量正常时,丙胺卡因与利多卡因用于局部静脉麻醉具有相同的麻醉效果。通常推荐的浓度和剂量为 0.5%~1% 丙胺卡因 3 mg/kg。将总剂量 3 mg/kg 丙胺卡因稀释成 40 ml,可用于上肢远端手术,而 Karalezli 等发现,如将止血带置于腕关节以上 3 cm 处的较低位置,则 1.5 mg/kg 的丙胺卡因 10 ml 即可完成平均时间为 17 min 的手部手术,感觉阻滞平均起效时间为 4.5 min,不仅减少了局麻药的用量,且无任何并发症发生。而 0.5% 丙胺卡因,总剂量为 3 mg/kg,即可为下肢远端手术提供良好的局部静脉麻醉。Valli 等发现大剂量(400 mg)的丙胺卡因可缩短起效时间,而麻醉作用也长达 90 min,但如果在注射后 60 min 以内放松止血带将会导致神经系统毒性并发症,因此并不推荐使用该剂量。

丙胺卡因经肝脏代谢产生甲苯胺,甲苯胺可使血红蛋白氧化成高铁血红蛋白,较大剂量应用丙胺卡因将引起高铁血红蛋白血症。通常 600 mg 的剂量可在成人引发明显症状的高铁血红蛋白血症,而通常用于局部静脉麻醉的丙胺卡因剂量则较少引起高铁血红蛋白血症。在应用此药前需对患者进行严格筛选,以排除可能患有高铁血红蛋白血症的患者。

(三)氯普鲁卡因(2-氯普鲁卡因、chloroprocaine,2-chloroprocaine,nesacaine)

有学者认为选用氯普鲁卡因进行局部静脉麻醉效果明确,止血带松开后,氯普鲁卡因可被胆碱酯酶迅速水解而失活,因此毒性小。但 Pitkanen 等发现,即使不加入抗氧化剂,氯普鲁卡因用于局部静脉麻醉时对静脉的刺激仍大于丙胺卡因。Harris 等发现部分患者有发生血栓性静脉炎(thrombophlebitis)的可能,因此其临床应用受到一定限制。通常 0.5% 氯普鲁卡因 40 ml 即可完成前臂手术,Marsch 等的研究发现,1% 氯普鲁卡因 40 ml 与该传统用量相比可使起效时间缩短,麻醉作用时间延长,但不良反应的发生率会增加 4 倍,因此并不建议使用高浓度的氯普鲁卡因。相同容量的 0.5% 氯普鲁卡因与 0.5% 丙胺卡因比较,起效时间稍慢,而风疹等静脉激惹的相关并发症发生率却高出 1 倍。

（四）布比卡因（丁吡卡因、丁哌卡因、bupivacaine，marcaine）

目前布比卡因用于局部静脉麻醉的安全性尚存在争议。研究发现 0.25% 布比卡因按 0.5 ml/kg(1.25 mg/kg)使用有明确的麻醉效果。布比卡因用于局部静脉麻醉能提供较长时间的感觉神经和运动神经阻滞,而且在止血带放气后其麻醉作用的消失相对较慢,因此有一定的术后镇痛作用。但是在使用中发现,如果麻醉中途止血带漏气或者过早将止血带放气都会导致严重的并发症,如惊厥、心律失常甚至不可逆性心搏骤停,因此临床应用远没有利多卡因广泛。布比卡因的心血管并发症在老年患者、已患有心脏疾病或合并高钾血症、酸中毒的患者更易发生,临床应用时需严格选择患者,保证止血带性能良好,规范操作,并做好急救复苏准备。

（五）普鲁卡因（奴佛卡因、procaine，novocaine，planocaine）及其他

普鲁卡因是最早用于局部静脉麻醉的局麻药。1908 年,Bier 首次使用 0.5% 普鲁卡因进行局部静脉麻醉,上肢手术局麻药容量为 50～80 ml;下肢手术容量为 100 ml,麻醉完全起效时间为 2 min。另据报道 0.5% 甲哌卡因应用于局部静脉麻醉也可取得满意效果,其起效时间为 3～4 min,运动阻滞时间为 13 min。但目前上述药物已较少应用。

二、局麻药使用的注意事项

（一）局麻药的容量和浓度关系

有学者指出当局麻药用于局部静脉麻醉时,存在容量—浓度—剂量的相关性,首先要有足够容量的局麻药使血管充盈,才能获得良好的麻醉效果。局麻药的容量取决于拟麻醉肢体的组织量,与止血带放置的位置和肢体的体积密切相关。局麻药浓度应根据总剂量和相应的容量进行调整,在剂量相同的情况下,高浓度局麻药的毒性发生率较低浓度者高。因此在条件允许的情况下,应选择最低有效浓度的局麻药。

（二）局麻药中添加辅助用药

为改善阻滞效果,减少局麻药用量,提高局部静脉麻醉的安全性,许多学者尝试在局麻药溶液中加入辅助药物:如下肢手术时,在利多卡因溶液中加入可乐定,不仅不会影响肢端血流供应,而且可延长感觉阻滞时间。也有学者在利多卡因溶液中加入肌肉松弛剂,以获得更好的肌肉松弛效果,而在手部手术中并不需要常规使用肌肉松弛剂。Pitkanen 等在丙胺卡因中加入芬太尼,发现不仅没有增强麻醉作用或者产生明显的术后镇痛作用,而且在止血带放气后患者反而出现呕吐等阿片类药物的不良反应,因此尚未在临床推广。

Choyce 等的一项关于局部静脉麻醉辅助用药的系统评价显示:截止至 2002 年,在临床

研究中已使用过的 IVRA 辅助药包括：阿片类药物(芬太尼、苏芬太尼、吗啡、哌替啶和曲马多)；非甾体类镇痛药 (non-sterodial anti-inflammatory drugs NSAIDs,如替诺昔康、酮络酸和赖氨匹林)；肌肉松弛剂(阿曲库铵、泮库溴铵和米库氯铵)，α_2 受体激动剂(可乐定)和碱化剂(碳酸氢钠)等。这项研究指出,非甾体类镇痛药能缓解局部静脉麻醉后较早出现的疼痛,其证据最为充分,其次为可乐定。

近年来,随着相关研究的深入进展,陆续用于临床研究的还包括抗胆碱酯酶药(新斯的明)、镁剂(硫酸镁)、激素类(地塞米松)、扩血管药物(硝酸甘油)、组胺受体阻滞剂(苯海拉明、异丙嗪)、抗精神病和抗抑郁药物(加巴喷丁、阿米替林)、静脉麻醉药物(异丙酚、氯胺酮)和挥发性麻醉药物(乳化异氟醚)等。但上述药物改善局部静脉麻醉的效果和机理仍需进一步深入研究。

需要指出的是,通常利多卡因等局麻药溶液中加入肾上腺素等血管收缩药物可延长麻醉作用时间,但局麻药用于局部静脉麻醉时,不应加入该类药物,以免使手足等肢端血管收缩,导致缺血。

(三)静脉辅助药物的应用

为消除患者的紧张情绪,或缓解对止血带的不适感,也可使用静脉辅助药物。如可在麻醉开始前或进行时,静脉给予适量镇静药物或镇痛药物,通常咪达唑仑 0.05 mg/kg,或地西泮 0.1 mg/kg,不仅可以减轻患者的焦虑程度,而且可以提高局部麻醉药的致惊厥阈值。芬太尼 0.5～2.0 μg/kg 和布托啡诺 0.5～2.0 mg 也可用于镇静和镇痛。

第五节　局部静脉麻醉的并发症及防治

实施局部静脉麻醉时,可能会发生与麻醉操作相关以及麻醉药物相关的并发症。

一、麻醉操作相关的并发症

实施局部静脉麻醉操作时可能会发生感觉和运动阻滞不全、驱血不彻底、局麻药注射痛、严重的止血带疼痛、甚至神经缺血性损伤等与该麻醉技术操作相关的并发症。

二、麻醉药物相关的并发症

(一)局部麻醉药的毒性反应

通常在注射局麻药和放松止血带即刻发生,但手术过程中任何可能导致止血带功能失常,从而使局部隔离不彻底的因素也可使大量局麻药快速进入血液循环,产生毒性反应。

局麻药的毒性反应主要表现为中枢神经系统症状和心血管系统症状。随着局麻药血药浓度的逐步升高,患者可出现较轻的头痛、头晕、口周和肢体远端麻木、耳鸣、眩晕;较重的肌肉震颤、惊厥、意识障碍以及严重的昏迷、呼吸停止、室性心律失常、心搏骤停等重要脏器功能衰竭等症状,如果复苏不及时即可导致死亡。

（二）局部麻醉药的其他并发症

此外,还可发生局麻药过敏反应,但较为少见。使用氯普鲁卡因时可能因静脉受到刺激而发生静脉炎、风疹等并发症。使用丙胺卡因时,如剂量过大,则会导致高铁血红蛋白血症等。

三、并发症的防治

首先要由麻醉专业人员实施规范操作,重视麻醉前的基本生命体征监测以及急救设施的准备。麻醉前需抬高患肢,尽可能做到驱血完全。

局麻药毒性反应是实施局部静脉麻醉导致死亡的主要原因,重点在于预防。首先应确保止血带的功能良好,实施麻醉前要反复充气检查止血带功能,如气囊漏气应及时更换,电动止血带需保证可持续充气并维持在指定的压力水平。止血带的宽度应与肢体周径相适宜,使用时应先测定闭合压,并将止血带压力升高至较闭合压高 100 mmHg 水平,以消除因止血带型号、放置位置不同,以及实际压力与压力表读数之间的偏差所导致的偏倚。使用中应极力避免任何机械原因所导致的漏气,一旦发生,及时处理。

注射局部麻醉药时应缓慢恒定,建议注药时间应在 60～90 s 以上,注射局部麻醉药速度过快将导致静脉压力迅速增加,一旦超过止血带压力,将会使局麻药进入血液循环引起全身毒性反应。有报道经肘前静脉注射药物也会增加局麻药泄漏的风险,因此不建议使用。尽量在远心端注射局麻药会降低发生毒性反应的风险。

在注射药物后至少 20～25 min 以内切忌放松止血带,以免尚未代谢的大量药物进入血液循环引起严重毒性反应。手术结束时止血带应缓慢放气,并且最好是先放气 30 s 后再充气,如此重复 2～3 次后再彻底放松止血带。采用这种方法可延缓局麻药血药浓度达到峰值的时间,有学者建议两次充气之间间隔以 10 s 最为适宜。

局麻药的毒性反应与剂量密切相关,因此使用局麻药不能过量,如利多卡因应限制在 1.5～3 mg/kg,丙胺卡因为 3～4 mg/kg,布比卡因为 0.75～1.5 mg/kg。对于老年、妊娠、肝功能障碍等局麻药耐量下降的患者应适当减少局麻药用量以防中毒。

第六节　局部静脉麻醉中局麻药的作用机制

局部静脉麻醉用于临床已有近百年的历史,但对局部静脉麻醉的机制及局部麻醉药的作用部位尚存争议。目前有 3 种观点:

一、作用于感觉神经末梢

Miles 等通过电生理的研究发现,与单纯缺血的上肢比较,应用利多卡因进行局部静脉麻醉的上肢,感觉神经动作电位潜伏期增加 180%,而运动神经的传导则无明显差异,提示局麻药作用于感觉神经末梢。

二、作用于神经肌肉接头处

Miles 等通过神经生理学研究发现,利多卡因在神经肌肉接头处产生双相效应,既可抑制乙酰胆碱的产生,又抵抗其作用。此后 Harvey 等的研究也支持该结论。

三、作用于神经干

Shanks 和 Mcleod 通过对实施局部静脉麻醉的患者神经传导的研究,提出利多卡因不仅作用于神经末梢,也作用于神经干。此后利用放射性利多卡因等的研究也得到了相似结论。

关于局部静脉麻醉的具体机制和局部麻醉药的作用位点仍需进一步深入研究。

第七节　局部静脉麻醉的优势和不足

一、优势

局部静脉麻醉效果确切,据报道其成功率高达 94%～98%。局部静脉麻醉操作简单,创伤小,费用低。尤其是放松止血带后麻醉作用消除快,利于肢体活动,便于外科医师早期观察患者神经功能状态,评估手术效果。更重要的是患者意识清醒,可在短时间内离开医院,有利于日间手术的开展,符合今后医学发展的方向。

二、不足

局部静脉麻醉必须应用止血带造成一个相对封闭的区域,因此其麻醉持续时间受限于患者耐受止血带疼痛的时间。止血带不适多在麻醉后 30～45 min 发生,使用双止血带也仅能使麻醉时间延长至 60～90 min,而且还要考虑长时间缺血对肢体可能造成损伤,因此手术时间大多需要控制在 120 min 以内。应用局部静脉麻醉不当,将会引起局麻药中毒等严重并发症。

三、改进

权衡局部静脉麻醉的优势和不足,许多学者对其进行了不同形式的改进。如在手术允许的情况下,尽量将止血带绑缚于远心端,可使局部麻醉药的用量减少;在局部麻醉药中加入辅助用药以延长有效镇痛时间,同时减少局麻药用量;静脉应用镇静药物以提高患者对止血带的耐受能力等。近期有学者在手部短小手术中,对经典的局部静脉麻醉方法进行改进，加用压脉带（即用于外周静脉穿刺的普通橡胶带），分区域先后给予局麻药，可有效减少局麻药用量，加快起效，该方法可控性好，不良反应少，值得推广。其他改良方法还包括预缺血法、再驱血法、连续局部静脉麻醉法和局部静脉麻醉-局部浸润联合应用法等。

（姚俊岩）

参 考 文 献

1 Bier A. A new method for anaesthesia in the extremities. Ann Surg，1908，48：780.

2 Holmes CM. Intravenous regional analgesia：a useful method of producing analgesia in limbs. Lancet，1963，i：245~247.

3 Miller RD. Miller's anesthesia. 6th ed. Philadelphia：Churchill Livingstone，2005：587.

4 刘俊杰，赵俊. 现代麻醉学. 第二版. 北京：人民卫生出版社，1997：593~595.

5 薛富善. 临床局部麻醉技术. 北京：人民军医出版社，2005：436~442.

6 Cybthia L，Henderson，Frcpc C. A north American survey of intravenous regional anesthesia. Anesth Analg，1997，85：858~863.

7 Karalezli N，Karalezli K，Iltar S. Results of intravenous regional anaesthesia with distal forearm application. Acta Orthop Belg，2004，70：401~405.

8 Marsch SC，Sluga M，Studer W. 0.5% versus 1.0% 2-chloroprocaine for intravenous regional anesthesia：a prospective，randomized，double-blind trial. Anesth Analg，2004，98：1789~1793.

9 Kalso E，Rosenberg PH. Bupivacaine and intravenous regional anaesthesia—a matter of controversy. Ann Chir Gynaecol，1984，73：190~196.

10 Ling Y，Jin L，Tao Z，A Useful Modification of the Bier's Block. Anesth Analg，2006，103：257.

11 Choyce A，Peng P. A systematic review of adjuncts for intravenous regional anesthesia for surgical procedures. Can J Anaesth，2002，49：32~35.

第 *14* 章　局部麻醉药在小儿麻醉中的应用

第一节　小儿应用局部麻醉药的特点

一、概述

在局麻药药理学方面,区域阻滞小儿(尤其是新生儿和婴儿)与成人间的确存在差异,在实施前应加以考虑。局麻药的效果取决于在注射部位(婴儿通常较好)、硬膜外腔和沿神经鞘的扩散情况,还取决于是否与细胞膜上的蛋白和类脂等结合部位牢固结合,以及是否容易渗透入神经纤维。小儿的神经内膜较疏松,双向扩散均较易。随着年龄的增长,相邻神经纤维间的内膜逐渐增厚,渗透性随之下降,神经阻滞的起效时间和维持时间也相应增加。

局部麻醉药都包含一个亲脂的苯甲酸基团,通过酯键或酰胺键和一个亲水的叔胺基团连接,以离子(阳离子)和非离子形式(弱碱)存在。局部麻醉药的亲水和亲脂基团确保它们既能通过脂质膜也能通过含水层,此特性使局部麻醉药能够跨过神经束膜和轴突膜阻断神经冲动的传导,而不影响细胞的功能和代谢。当足够浓度和容量的局部麻醉药围绕在神经周围时,钠离子通道可被阻断。表面钠通道的开放并不是局部麻醉药的作用部位,相反,局部麻醉药中亲脂的不带电荷部分渗透入神经细胞膜到达轴浆,在轴浆带电的离子和不带电的碱基达到平衡。其相对浓度取决于组织的 pH 值和复合物的 pKa。一旦进入轴浆,带电的阳离子基团进入到内部开放的钠离子通道并阻断了钠离子传导。在复极化过程中,局部麻醉药并不阻断 K^+ 自钾通道外流。

频率依赖性阻断是局部麻醉药的又一重要特性。大多数的局部麻醉药在去极化过程中钠通道开放时进入其中,同低频去极化(运动神经)的神经纤维相比,高频去极化的神经,例如感觉和痛觉纤维,更容易被局部麻醉药阻断。感觉和运动功能分离阻断对临床工作应用非常有益。利多卡因和布比卡因是去极化频率依赖性,而丁卡因和依替卡因则无依赖性。所以,依替卡因有相对多的运动阻断,不宜用于术后硬膜外镇痛。

二、注射部位的吸收

非解离状态局麻药几乎可以自由通过注射部位周围的毛细血管内皮。婴幼儿的心排出量和局部血流量是成人的 2～3 倍,局麻药的全身吸收也相应增加,而血管活性药如肾上腺素则可明显减慢局麻药的吸收。

早期的研究认为小儿使用表面麻醉后血浆药物浓度可迅速上升,但是随后的研究并不支持这一观点,改变了对表面麻醉的认识。

腔隙阻滞如肋间神经、胸膜腔、椎旁神经、髂腹股沟神经及髂筋膜间阻滞时局麻药的吸收面积很大,使血药峰值浓度上升得更早更快(即峰值时间 T_{max} 小和峰值浓度 C_{max} 高)。这在成人肋间神经阻滞(T_{max} 约 10 min 而硬膜外阻滞为 30 min)和婴幼儿胸膜间阻滞的研究中已得到证实。相反,远离心脏的阻滞部位如髂腹股沟神经阻滞和髂筋膜间阻滞即使是连续注射也不会导致高 C_{max},仍可以用于小儿。

传导阻滞的局麻药有多种吸收途径,尤其是硬膜外麻醉。酯类局麻药与脂质分子如硬膜外脂肪结合,血中的吸收过程呈双向。利多卡因血管外给药吸收迅速,重复注射后血药浓度上升很快。相反布比卡因及罗哌卡因在注射部位滞留较多,多次注射后血药浓度上升较慢。成人的这一缓慢吸收过程与血清蛋白和红细胞的缓冲作用有关,长效局麻药的血药浓度上升平缓,从而降低了毒性。缓慢吸收对药物代谢动力学参数也有影响,使血药浓度下降的速度较慢,低于根据单次注射的实验数据推导出的预计值。重复血管外给药会使药物半衰期延长和分布容积增加。用于小儿时布比卡因也存在此效应,但罗哌卡因则无。硬膜外(如骶管内或腰段)注射后,布比卡因的 T_{max} 约为 30 min,近似成人;罗哌卡因婴儿的 T_{max}(115 min)较 3～5 岁儿童(62 min)明显延长,5～8 岁才降至成人数值(30 min)。令人惊奇的是尽管 T_{max} 的延迟通常伴随着 C_{max} 的下降(清除率恒定时),但婴幼儿的 C_{max} 仍然较高,从 0.5 mg/L(1～2 岁)至 0.45 mg/L(3～4 岁)至 0.42 mg/L(5～8 岁)。对此矛盾现象最可能的解释是肝脏未发育完善。婴幼儿清除率较低也许是骶管注射后出现延迟性药物浓度高峰的主要原因。和肾上腺素一样,具有内在缩血管特性的左旋同分异构体局麻药(如左旋布比卡因和罗哌卡因)可明显延迟浓度高峰。

局部麻醉药值得注意的特性是其组织渗透性。然而这方面的研究还不是很深入,没有确凿的资料。局部麻醉药的起效时间并不是仅由它的解离常数决定的,氯普鲁卡因的解离常数是 9.1,按理起效时间应该比较长,但其起效时间快。为了更好解释这个现象,提出了组织渗透性的概念,氯普鲁卡因组织渗透性高,能快速穿透神经周围组织,因此起效快。

三、红细胞内的储存

血液中的局麻药分布于血浆和红细胞,其全血/血浆浓度比为 0.60～0.85,即红细胞内药物含量占血内总量的 20%～30%(视药物种类和血细胞比容的不同而有所变化)。通常红细胞并不作为缓冲室,但以下情况其缓冲能力可能有显著意义:生理性贫血的婴儿血清蛋白已充分饱和(如已达中毒血药浓度);新生儿血细胞比容超过 70% 且红细胞体积增大(如生理性巨红细胞症)。

四、血浆蛋白结合力

局部麻醉药的时效决定其蛋白结合能力。在透过脂质膜后,局部麻醉药进入蛋白结构的钠通道发挥其效能,因此和蛋白质结合的程度与时效直接相关。

局麻药在血浆中主要与 α_1-酸性糖蛋白(AAG)和白蛋白结合。出生时 AAG(如血清类黏蛋白)的含量较低(0.2～0.3 g/L),1 岁后才达正常水平(0.7～1.0 g/L)。由于 AAG 的血浆浓度较低,酯类局麻药的非结合(游离)形式显著增加,易出现全身毒性。AAG 属于应激蛋白,在炎症反应期如术后其血浆浓度会上升,使局麻药的非结合部分在术后 3～6 h 内迅速减少。然而由于长效局麻药如布比卡因和罗哌卡因的肝摄取率相当低,游离药物的减少将伴随着肝清除率平行下降,因此这类局麻药的非结合部分浓度无明显改变。

局麻药可与白蛋白结合并与已结合的其他药物相竞争。白蛋白与局麻药的亲和力比 AAG 小 5 000～10 000 倍,只有当 AAG 的结合力被饱和后白蛋白才发挥与红细胞类似的作用。蛋白结合力受几个因素的影响:局麻药的同分异构形式,左旋体结合更牢固;酸中毒,可导致有临床意义的蛋白结合力下降;其他药物或生物分子竞争血浆蛋白,但这种情况较少(包括 β 受体拮抗剂、钙通道阻断剂和其他酰胺类局麻药)。

五、分布相

局麻药经过全身吸收和与白蛋白结合后分布至不同的体液室和组织内。体液的分布随年龄而改变,早产儿含水量为体重的 80%,新生儿为 75%,婴儿为 65%,年长儿和成人为 60%,体液室的相对重要性也相应地改变。细胞内液从早产儿的 20% 增加到青少年的 30%,而细胞外液从出生到成年减少了 50%,这些改变对局麻药的药物代谢动力学(药代动力学)影响非常显著。幼年期所有药物的分布容积均明显增加。单次注射一定剂量药物后婴儿的血药峰值浓度较成人的低,减低了局麻药的毒性,也抵消了由于局部血流丰富导致的全身吸收量增加。同时,在出生头两年所有酰胺类局麻药的清除率都低,半衰期相当长,多次给药后易出现药物蓄积。到出生后第 2 年,清除率逐渐上升并高于成人,小儿可以耐受相当于成人中毒量的局麻药。当然,这并不意味着对小儿可以使用超量的局麻药。

随着持续输注技术水平的提高,我们应该重视局麻药单次注射和重复或持续注射的药代动力学参数的变化,尤其是长效类。在小儿罗哌卡因的药代学模式与布比卡因不同,布比卡因单次注射后的分布容积高于罗哌卡因,但是连续输注后布比卡因的分布容积逐渐下降,罗哌卡因则逐渐上升并最终反超。

六、代谢

局部麻醉药的代谢是由化学键决定的。酯类局部麻醉药由血浆中酯酶降解,酰胺类局部麻醉药则在肝内代谢。酯类化合物常可引起过敏反应。局部麻醉药在脂质中的溶解度决定其效能,这是因为神经细胞壁是脂质结构的缘故。然而脂质溶解度和药效并不呈直线相关。局部麻醉药的起效和其特定的解离常数(pKa,即局部麻醉药 50% 呈不带电荷的碱基和 50% 呈离子状态时的 pH 值)相关。非离子化的碱基可穿透细胞壁。所有的局部麻醉药其 pKa 值均大于 7.4,pKa 值越低,能够穿过脂质膜的不带电分子数目就越多,局部麻醉药的起效作用就越快。

局麻药经过全身分布后逐渐在血浆内降解和在肝脏代谢清除,少量以原形通过尿液和胃液排泄,新生儿以原形排泄更多。酯类主要被血浆胆碱酯酶水解,而该酶的活性于出生后 1 年内逐渐增高。酰胺类主要由肝微粒体酶(如细胞色素 P450〔CYP〕酶超家族)代谢,出生后一个月内该酶活性降低。布比卡因主要由 CYP3A4 代谢。其活性在 1 岁时仍低,但可被胎儿期主要的酶 CYP3A7 替代。罗哌卡因主要依靠 CYP1A2 代谢,其功能要到 3 岁才完善。CYP3A4 在罗哌卡因的代谢中起次要作用,其功能是否完善的临床意义不大。两类局麻药的清除率出生时均低,2~6 岁时有轻微增加。小儿患者酶的活性已达满意水平,局麻药中毒的危险不会随年龄而改变。

七、清除

利多卡因的肝摄取率为 0.65~0.75,其体内的清除为血流限速型而非酶限速型,任何导致心排出量下降的因素均会使肝清除率明显下降。持续输注时也会出现此效应,使其清除率显著降低,说明利多卡因的代谢产物会延迟其代谢。利多卡因不推荐用于连续输注,因为它比其他局麻药更容易出现快速耐药性。布比卡因和罗哌卡因的肝摄取率较低(0.30~0.35),清除方式为酶限速型,蛋白结合力是影响总清除率的主要因素(它们的内在清除率通常恒定)。术后蛋白结合力随着血清内 AAG 的增加而上升,而清除率可见平行下降。但是由于血清内的药物总浓度也相应改变,游离部分的浓度仍维持原水平。单次注射布比卡因和罗哌卡因后机体总清除率相似,出生时较低而在出生后 1 年逐渐增加。两者连续输注后清除率则有不同改变,罗哌卡因的清除率不变,布比卡因则减少了 40% 以上。

八、局麻药的全身毒性反应

出现毒性反应时的局麻药血浆浓度目前仍不清楚,只能通过个案报道推测。注射常用剂量的局麻药(如利多卡因或甲哌卡因 6~8 mg/kg、布比卡因 1.5~2 mg/kg)后出现的血药峰值浓度(包括结合和未结合状态)为 $3\sim5\ \mu g/L$(利多卡因或甲哌卡因)和 $0.5\sim1\ \mu g/L$(布比卡因)。据报道出现临床中毒症状时的血浆药物浓度为 $7\sim10\ \mu g/L$(利多卡因或甲哌卡因)、$1.5\sim2\ \mu g/L$(布比卡因,术中)或 $2\sim2.5\ \mu g/L$(布比卡因,术后)。然而有时布比卡因血药浓度即使超过 $4\ \mu g/L$ 也很少出现临床中毒症状。只有游离(未结合)部分的局麻药才会引起毒性反应,但是这一部分难以直接测量,与浓度测定值的相关性也差。对成年志愿者的三项研究证实了之前的动物实验结果:罗哌卡因和左旋布比卡因的毒性小于消旋布比卡因。通过以上实验得出成人局麻药的中毒阈值为游离布比卡因浓度 $0.3\ \mu g/L$ 及游离罗哌卡因或左旋布比卡因浓度 $0.6\ \mu g/L$。婴幼儿较成人相对不易出现中枢神经毒性,但较易出现心脏毒性。新生儿或幼婴由于血清结合力低,容易出现毒性反应。

局部麻醉药的毒性作用可分为 3 类:过敏反应、局部神经毒性和全身毒性。酯类局部麻醉药偶尔可引起过敏反应。酯类局部麻醉药主要由血浆中的酯酶降解,形成对氨基苯甲酸(PABA),是可能导致过敏的物质,PABA 可以存在于避光剂中,所以曾有过避光剂过敏的患者不宜使用酯类局部麻醉药。皮试可用于诊断局部麻醉药是否过敏。如果对酯类局部麻醉药过敏,可使用酰胺类药物,目前并没有证实两者之间有交叉反应。

任何一种局部麻醉药都会引发神经毒性,但发生率很低,也比较轻微,可以完全恢复。更为常见的是由针刺创伤和含有肾上腺素的高浓度局部麻醉药直接注入神经内引起的损伤所致的神经病变。5%利多卡因用于脊麻时可能引起暂时性的神经系统症状(TNS),需要特别注意,其症状表现为阻滞的 24 h 内放射至臀部的背痛,运动功能丧失和感觉缺失,$3\sim10$ 天内症状可消失。施行任何局部麻醉时都应使用最低有效浓度。局部麻醉药中的防腐剂也可能引起神经病变。含 0.2%重亚硫酸盐的氯普鲁卡因制剂在骶管麻醉和硬膜外麻醉后可能引起神经病变。现在已经有不含防腐剂的制剂。

局部麻醉药的血药浓度过高可能导致全身毒性,多发生于误注入血管内。延迟的全身毒性还可因过量局部麻醉药用于硬膜外麻醉及外周神经阻滞吸收入血而引起。所有的局部麻醉药中枢神经系统毒性均表现相似的症状,在神志清醒的情况下,大多表现为耳鸣、唇周围麻木、感觉异常以及精神状态改变。抽搐过后多伴随癫痫发作。局部麻醉药一般不会导致不可逆的神经损伤,然而由于抽搐导致的气道阻塞从而引发低氧血症,可发生持久的神经系统损害。局部麻醉药的毒性作用可以是累加的,所以当给予患者一种局部麻醉药达到最大推荐剂量后,不可再使用第二种局部麻醉药。

心血管系统的抑制或心搏骤停是最为严重的毒性。产生心血管系统改变的血药浓度要高于神经系统症状的浓度。

个别的局部麻醉药还可以有特殊的毒性作用。丙胺卡因代谢可生成邻甲苯胺,引起高铁血红蛋白血症。在推荐剂量内使用很少会发生高铁血红蛋白血症。布比卡因和依替卡因对心脏传导组织的影响比利多卡因要大,而且可能会导致返折性心律失常及心搏骤停。

有时这种毒性仅仅表现为血药浓度稍高于可引发癫痫发作的水平。成功复苏的关键是要有快速的氧供和通气,应用除利多卡因之外的抗心律失常药,大剂量肾上腺素可治疗心电机械分离。体外循环转流已成功应用于临床,以使布比卡因的心脏毒性消失。

第二节　常用局部麻醉药

一、丁卡因

丁卡因是酯类局部麻醉药,pKa8.5,起效慢,时效长(60～360 min),是当今使用强效的局部麻醉药之一。然而其毒性也最大,最大剂量是 1 mg/kg。丁卡因常用于脊麻(常用剂量 0.2～0.6 mg/kg)及眼部表面局麻。在小儿脊麻中,丁卡因有两种剂型,一种是重组冻干晶体,另一种是 1% 溶液,分别用注射用水、脑脊液、葡萄糖配成轻比重、等比重、重比重溶液。加肾上腺素可以延长丁卡因的作用时间。0.5% 的盐酸丁卡因也可用于眼结膜表面麻醉,常用剂量是每眼 1～2 滴。

二、2-氯普鲁卡因

2-氯普鲁卡因在小儿硬膜外镇痛方面应用越来越广,原因是它被血浆酯酶迅速代谢,没有蓄积作用,毒性作用罕见。氯普鲁卡因 pKa 值为 9,在生理 pH 值下仅有 5% 以非离子化形式存在。其起效速度快(5～10 min),接续时间只有 45 min(加肾上腺素可以延长至 70～90 min)。其药效只有丁卡因或布比卡因的四分之一。

自 1980 年以来,因为 0.2% 重亚硫酸盐防腐剂的神经毒性,氯普鲁卡因在硬膜外麻醉中的使用大为减少。现有无防腐剂的氯普鲁卡因供硬膜外麻醉使用,即使这样,大剂量用于硬膜外时仍有报道成人发生背痛。硬膜外常用剂量为 2%～3% 氯普鲁卡因 1 ml/kg,加肾上腺素 1:200 000,极量为氯普鲁卡因 20～30 mg/kg。连续硬膜外阻滞已用于六个月以下的婴儿,用量是 1.5% 氯普鲁卡因,0.6～0.8 ml/(kg·h)。

三、利多卡因

利多卡因是首先应用的酰胺类局部麻醉药,至今仍广泛使用。它的 pKa 值为 7.9,在生理 pH 值下有 25% 以非离子化形式存在。它起效快,时效中等(60～90 min),加肾上腺素时效可延长,它的药效是布比卡因和丁卡因的八分之一。最大剂量为 5 mg/kg,加肾上腺素后可至 7 mg/kg。除了用于硬膜外和外周神经阻滞外,利多卡因还有皮肤贴片用于透皮麻醉,也可口服用于治疗神经痛,它也是最常用于静脉局部麻醉的局麻药。

四、布比卡因

布比卡因的 pKa 值为 8.1,在生理 pH 值下有 15% 非离子化形式存在,所以它的起效时间要慢。布比卡因的蛋白结合能力强,因此时效比较长,加肾上腺素后不会延长作用时间,但可以减少全身吸收的速度,从而减低血药峰浓度,减少它的潜在毒性。布比卡因是效力最强的局部麻醉药之一,它的对映体——左旋布比卡因心脏毒性小,但药效却相同。布比卡因和左旋布比卡因的最大剂量是 2.5 mg/kg。布比卡因产生严重的心血管抑制的血浆浓度稍高于产生神经系统症状的浓度。它对心脏传导系统的抑制作用强于利多卡因,但对血压及心输出量的影响并不比利多卡因大。它能减少传导时间,增加折返心律的发生率;与蛋白结合能力强,所以作用时间长,从钠通道排出的时间也长,复苏时间可能延长,但并非不可能恢复。

五、罗哌卡因

罗哌卡因是最新的酰胺类局部麻醉药,是由于布比卡因的心脏毒性而被研究开发出来的。其化学结构和布比卡因相似,不同的是其含有一个丙基侧链,而布比卡因含一个丁基侧链。其 pKa 值为 8.0,在生理状态下非离子化形式比例稍多。罗哌卡因的蛋白结合力比布比卡因稍弱,所以它起效快,而时效比布比卡因稍短(150～300 min)。和布比卡因一样,加肾上腺素后持续时间不再延长。

罗哌卡因只以左旋对映体形式存在,左旋体的心脏毒性弱,这是所有酰胺类局部麻醉药的一个共性。在相同强度镇痛作用下,罗哌卡因在感觉运动分离作用强于布比卡因。罗哌卡因的药效是布比卡因的四分之三。用于硬膜外和周围神经阻滞时剂量和布比卡因相似,最大剂量为 2.5～3.0 mg/kg,加肾上腺素最大剂量为 4.0 mg/kg。

六、5%恩纳乳剂(EMLA)

5%恩纳乳剂(EMLA)是一种外用局部麻醉镇痛制剂,1g 含利多卡因 25 mg,丙胺卡因 25 mg,其制剂为油/水乳化剂,赋形剂为羧基聚亚甲基-聚氧乙烯氢化蓖麻油、氢氧化钠(调节 pH 至 9)、净水。恩纳乳膏作为皮肤、黏膜表面麻醉药,具有使用方便、没有痛苦的特点,可用于小儿静脉穿刺、经皮肤静脉导管置管和动脉穿刺,对年长小儿也可用于腰穿、骨穿、小的泌尿科手术、肢端缝合等。EMLA 吸收慢,需 1 h 或更长时间才起效,因此,薄膜敷贴至少 1 h 后才可穿刺。由于不同年龄,皮肤的吸收速度不同,年龄越小,吸收越快,所以 EMLA 的用量在不同年龄儿童差别较大(见表 14 - 1)

表 14 - 1　不同年龄儿童恩纳的用量

年龄	最大量(g/200 cm^2)
6～11 岁	20
1～5 岁	10
2～11 个月	2
0～2 个月	1

第三节　小儿椎管内阻滞

小儿椎管内阻滞麻醉产生完善的镇痛及肌肉松弛作用,而且可复合全身浅麻醉,既能满足某些手术需要,又大大减轻了全身麻醉可能带来的不良反应,同时术后小儿苏醒快,镇痛良好。因而小儿椎管内麻醉已越来越多用于小儿外科手术,并且已成为疼痛治疗的一种有效方法。

一、蛛网膜下腔阻滞

新生儿脊髓下端在 L_3 水平,硬膜囊下端在 S_3 水平。1 岁即可达成人水平,分别止于 L_1 和 S_1 水平。不同年龄小儿进行蛛网膜下腔阻滞时,应注意脊髓圆锥的高度。婴幼儿的腰穿部位都应该选择在 $L_4 \sim L_5$ 或 $L_5 \sim S_1$ 椎间隙,以避免损伤脊髓。15 kg 以下小儿,脑脊液容积(4 ml/kg)大于成人(2 ml/kg)。穿刺时多为侧卧位,以患侧在下为好,屈髋屈膝,颈部不屈。对于会阴部手术,可采用坐位穿刺。小儿棘突间隙容易扪及,确定穿刺点后,采用 1% 利多卡因作局部皮内及皮下浸润。新生儿、婴幼儿采用 22 G,而年长儿童则可采用 26 G 穿刺针穿刺。铅笔尖形(pencil-point)的穿刺针头端尖锐而封闭,在近头端处开有侧孔,可减少对组织的损伤,而脑脊液流出依然流畅,值得应用。小儿穿刺针进入黄韧带及硬脊膜可有明显的穿破感。皮肤至蛛网膜下腔的距离较短,婴儿为 1.0~1.5 cm,5~8 岁为 3.5 cm± 0.5 cm,9~12 岁为 4.2 cm±0.5 cm。一般穿刺针斜面指向头侧。药液不用脑脊液稀释,以 0.2 ml/s 的速度一次注射全量。

关于小儿蛛网膜下腔阻滞局部麻醉药用量的标准,有按照体重计算,也有按照年龄计算。鉴于不同年龄患儿可有相同身高及体重,而不同的体重及身高可见于相同年龄的患儿。因此,小儿蛛网膜下腔阻滞常用局部麻醉药的剂量报道各不相同。丁卡因的常用剂量为 0.2~0.6 mg/kg,大于 10 kg 则按 0.2~0.3 mg/kg 或 1 mg/岁,小于 3 岁按 0.2 mg/kg 计算。药液多按 1% 丁卡因＋10% 葡萄糖 1 ml 配置。0.5% 布比卡因以 0.5 mg/kg 计算。上海交通大学医学院附属新华医院经长期的临床研究,并通过近万名患儿的临床应用,提出按小儿椎长(自第七颈椎棘突至骶裂孔的长度)计算局麻药剂量。如丁卡因、布比卡因均以 0.15 mg/cm 计算,其剂量用于小儿蛛网膜下腔阻滞效果确切,阻滞平面易于控制,取得了非常满意的效果,值得临床应用。

小儿蛛网膜下腔阻滞期间极少发生低血压,如有发生通常见于大于 10 岁的小儿。10 岁前不论交感神经阻滞的平面多高,即使不预先扩大血容量,血液动力学仍稳定。这可能是因为小儿交感神经活跃,使低血压得到代偿。另外两个因素也起作用,即:① 小儿膈下血容量较成人低;② 小儿血管阻力低而稳定,血管扩张可能相对不重要。但小婴儿术前禁食超过 4 h,有中度低血容量倾向时可有发生低血压。

新生儿脊柱生理弯曲尚未形成,局部麻醉药容易随脑脊液扩散,从而导致阻滞平面过高。即使在脊柱生理弯曲形成后,小儿实施蛛网膜下腔阻滞仍易发生阻滞平面过高,可能与药物用量相对较大以及脑脊液循环较快有关。

小儿蛛网膜下腔阻滞期间恶心、呕吐的发生率介于 13%～42% 之间。其高平面阻滞使副交感神经张力增高,胃肠道蠕动增加为主要原因。阿托品、氟哌利多等可预防或减轻症状。

二、硬膜外阻滞

腰硬膜外阻滞较多地用于小儿,穿刺层次感分明。小儿硬膜外间隙由疏松而无纤维小梁的脂肪组成,有利于药液扩散。经放射学注入造影剂证实,小儿椎间孔相对通畅,药液也容易经椎旁间隙扩散。但不能完全按增加局部麻醉药剂量的方法来增加阻滞范围。

穿刺时小儿侧卧,术者先触及棘突连线间凹陷处,确定穿刺间隙,穿刺点应根据手术部位作出确定。用 5 cm 长 18 号硬膜外穿刺针。缓慢进针,稍有阻力感时,连接带有生理盐水的注射器,边进针边对注射器芯加压。出现阻力消失后,回吸无血、无脑脊液,硬膜外导管向头侧置管。

腰部硬膜外阻滞可按体重计算局部麻醉药剂量。自新生儿至 18 个月应用的容量是 0.75 ml/kg(因药液自脊神经根周围漏出),18 个月以上小儿用量是 0.5 ml/kg,重复注射每次用 0.25 ml/kg。

小儿硬膜外腔脊神经细而神经鞘膜薄,故麻醉作用较成人出现早,药液浓度也可相应降低。常用药物浓度为 0.7%～1.5%利多卡因、0.1%～0.2%丁卡因、0.25%～0.5%布比卡因。利多卡因的剂量为 8～10 mg/kg、丁卡因 1.2～2.0 mg/kg、布比卡因 1.5～2 mg/kg。试验剂量为总量的 1/4。

与腰部相比,小儿胸部硬膜外腔阻滞较少采用,一是由于要求穿刺的技术颇高,稍有不慎,极易引起严重损伤。其次该法容易发生呼吸循环功能抑制。此外,小儿硬膜外药液较易扩散,腰段穿刺也可达到胸段阻滞的平面。

三、骶管阻滞

骶管阻滞是一种广泛应用于小儿的部位麻醉。这主要是由于骶管解剖标记明显、操作简易方便,以及对局麻药用于小儿的药代学的了解较充分。骶管阻滞的优点在于镇痛完善,术中、术后血液动力学稳定,通常不需气管插管,对吸入全麻药所需甚少。因此,术后苏醒迅速,镇痛完善,减少患儿躁动的可能性。

小儿骶管容积很小,仅 1～5 ml,从骶管腔给药,药物可向腰部甚至胸部硬膜腔扩散。婴幼儿按常规剂量给药后,麻醉平面可达 C_4～C_5 脊神经水平,学龄前儿童达 T_{10} 水平,年长儿已很少超过腰脊神经支配区。

骶管穿刺方法多数采用单次注射法。穿刺时取侧卧位,皮肤消毒后贴粘胶纸。确定骶裂孔最好的方法是扪到由骶裂孔和二髂后上棘组成的等边三角形的下顶端。如骶骨融合不全(5%病例),即使骶裂孔定位困难,穿刺者也无穿破骶部硬膜的危险。用 21 G 肌肉注射针作穿刺,经中线与颌面呈 $65°\sim70°$ 角穿刺。通过骶尾韧带时感到阻力消失,然后针与皮肤呈水平位,随后依据小儿年龄进针约 $0.5\sim1\ cm$。为避免并发症,应作抽吸实验,不应有血液或脑脊液抽出。注入生理盐水 $1\sim2\ ml$ 应无阻力。先注入试验剂量的局麻药0.1 ml/kg(含 1:20 万肾上腺素)。全部局麻药注完后,将小儿置于平卧位。

常用骶管阻滞的局部麻醉药用量有多种计算公式。有基于体重、年龄以及椎管长度($C_7\sim$骶裂孔长度),但在实际应用中多数以体重计算。利多卡因最大量 10 mg/kg,布比卡因为 2.5 mg/kg。小儿骶管阻滞的容量与阻滞的平面密切相关,如欲达 $T_7\sim T_8$,应用 1 ml/kg;阻滞平面欲达 $T_{12}\sim L_1$,应用 0.75 ml/kg;阻滞平面欲达 $L_5\sim S_1$,应用 0.5 ml/kg 即可。常用局部麻醉药浓度与硬膜外阻滞基本相同。

第四节 小儿外周神经阻滞

在小儿麻醉中,外周神经阻滞(peripheral nerve block,PNB)常作为全麻的辅助或补充,不仅可减少术中用药、加快患儿术后苏醒速度,还可提供可靠的术后镇痛、减少阿片类药物用量及其不良反应。随着各种神经定位辅助仪器的推广和应用,以及对局部麻醉药药理和毒性的深入研究,PNB 技术的准确性及安全性得到明显提高。因此,该技术在小儿麻醉和镇痛中的地位日益受到重视。

一、常用的神经定位技术

(一)解剖定位

实施阻滞前需明确神经的解剖分布。由于小儿发育尚未完善,解剖标记(骨性突起、血管搏动、肌性标志)不明显,常难以准确定位。

(二)异感定位

异感定位要求患儿保持清醒,而穿刺探寻神经会引起疼痛和不适,患儿常难以配合。

(三)神经刺激器定位

神经刺激器通过电刺激神经,引发相应肌群运动反应,进行神经定位。其指标客观、明确,可在充分镇静或浅全麻下对患儿实施操作、舒适度高,特别适用于无法配合的患儿。Bosenberg 等通过"体表神经绘图"法,即在操作前通过神经刺激器在体表刺激诱发肌肉收缩先作出小儿神经分布走向的体表标记,再依据体表标记选择进针点,从而克服了直接穿刺法必须依赖解剖标记定位的局限性,并明显减少了盲探引起的神经、血管损伤。小儿外周神经较成人表浅,因而此方法更适用于小儿。尽管神经刺激器定位已广泛应用于小儿 PNB,但在操作中仍无法完全避免血管、神经损伤。对于不易配合的饱胃患儿,应尽量保持患儿清醒以免发生呕吐、误吸,此时神经刺激器的应用往往受到限制。

（四）超声定位

目前，超声技术已能清晰地分辨神经、血管以及周围组织。在超声图像引导下进行神经定位，可提高操作的准确性和成功率，最大限度地避免血管、神经损伤，并可观察到局部麻醉药注射后的扩散规律，缩短药物起效时间并减少药物用量。小儿外周神经较成人相对表浅，因而更易成像。由于超声定位可避免刺激神经诱发肌肉收缩引起的不适，患儿及家属满意度高，因而也特别适用于需保持清醒的饱胃患儿。对于因肥胖、创伤、肿瘤、先天畸形而导致解剖变异的患儿，超声定位技术的优势就更加明显。

二、常用的 PNB 技术

（一）臂丛神经阻滞

锁骨上或肌间沟阻滞适用于小儿肩部手术。但由于小儿膈神经与喉返神经距以上两个穿刺点位置较近，容易被意外阻滞。幼儿完全靠膈肌呼吸，膈神经阻滞可引起呼吸抑制，而喉返神经阻滞因声带麻痹可致呼吸道阻力增加。此外，婴幼儿肺尖位置较高，容易发生气胸。因此，以上两种方法不建议用于小儿臂丛麻醉。

腋路阻滞穿刺简单、成功率高、并发症少，是小儿最常用的方法。成人腋路单次阻滞，其阻滞不全发生率高，采用分支阻滞法（即对正中、尺、桡、肌皮神经进行选择性阻滞）常能提高其成功率。小儿腋路单次阻滞成功率则常高于成人。Carre 等用相同剂量的局部麻醉药分别对小儿行腋路单次阻滞和分支阻滞，结果两种方法成功率相同，只是分支阻滞起效时间更快，其原因可能与局部麻醉药在小儿腋鞘内更易扩散有关。

近年来锁骨下阻滞用于小儿麻醉逐渐增多。与腋路阻滞相比锁骨下阻滞对腋神经与肌皮神经的阻滞效果更好，可为小儿上臂、前臂和手部手术提供有效的术中及术后镇痛，上臂外伤手术时还可避免外展上肢引起的疼痛、便于操作。为避免刺破胸膜造成气胸，目前多选择在远离胸膜顶的锁骨外侧进行穿刺，Greher 等则建议所有的锁骨下阻滞都应在超声引导下进行。Marhofer 等利用超声定位技术为 40 例 1～10 岁的患儿实施了锁骨下外侧臂丛神经阻滞，其成功率为 100%，无一例出现并发症。

（二）腰丛神经阻滞

腰丛神经阻滞可同时阻滞腰丛的三大分支，即股神经、股外侧皮神经、闭孔神经。小儿常用的方法是腰大肌间隙阻滞，此法可不同程度的阻滞与腰丛位于同一解剖平面的骶丛神经，适用于大腿和臀部手术的麻醉。Dadure 等通过 CT 扫描发现，小儿腰大肌间隙阻滞实际进针位置应较传统方法定位的体表标记更靠近内侧，即在传统进针点与腰椎垂直连线的中外 1/4 处。研究还发现腰丛神经皮下深度与患儿年龄及体重有关，如穿刺不当有可能造成血肿、硬膜外麻醉、局部麻醉药入血等并发症，因此对操作者技术要求比较高。Dirchmair

等将超声成像技术用于 3～12 岁小儿后路腰丛神经阻滞,通过检查能够清楚地看到患儿的腰丛神经及其周围结构。而在成人,由于腰丛位置较深、周围肌肉组织发达,超声成像有一定困难。

（三）股神经阻滞、血管旁（又称"三合一"）阻滞、髂筋膜间隙阻滞

股神经阻滞常用于大腿和膝部手术的麻醉及术后镇痛。对于股骨中段骨折或大腿受伤的患儿,股神经阻滞可起到镇痛、解除肌痉挛、舒张血管等作用,不仅在转运、查体、放射性检查、包扎时可改善患儿的临床状态,而且可明显减少出血。股神经和股动脉相距较近,因而抗凝或恶液质的患儿建议在超声引导下进行操作,以免误伤血管。

血管旁阻滞和髂筋膜间隙阻滞实质都是改良的股神经阻滞。传统观点认为,在阻滞股神经的同时按压注射点下方可使局部麻醉药向上扩散,同时阻滞股神经、股外侧神经和闭孔神经。但有研究显示单次血管旁阻滞只能有效阻滞股神经,其他两支神经的阻滞成功率较低,这在小儿也不例外。

Dalens 等首次报道将髂筋膜间隙阻滞用于小儿麻醉,其进针部位在传统股神经阻滞点的近外侧,腹股沟韧带中外 1/3 下 1～2 cm,针头偏向头侧。该处单次局部麻醉药注射同时阻滞股神经、股外侧皮神经和闭孔神经的成功率超过 90%,优于血管旁阻滞。该阻滞用于小儿下肢单侧麻醉或镇痛效果优于成人。

（四）坐骨神经阻滞

坐骨神经阻滞常用于足部手术的麻醉。与腰丛神经阻滞一起应用,可完成所有的下肢手术。小儿常用的坐骨神经入路有经典后路、改良臀肌下后路和腘窝侧路。Andrew 等在超声引导下臀肌下区为 1 例 7 岁患儿成功实施坐骨神经阻滞。与成人相比,小儿坐骨神经周围肌肉组织相对不发达、解剖位置相对表浅,超声容易成像。Schwemmer 等通过研究 0～11 岁患儿坐骨神经及其在腘窝分支的超声成像,证实了超声定位用于小儿坐骨神经阻滞的可行性。

三、小儿 PNB 中局部麻醉药的选择

所有用于成人的局部麻醉药均可用于小儿。但是新生儿和婴幼儿的肝酶代谢系统尚未成熟,血浆蛋白和 α_1-酸性糖蛋白浓度较低,较年长儿童和成人易发生局部麻醉药中毒,因此根据患儿的年龄、体重选择正确的局部麻醉药物和剂量至关重要。小儿单次 PNB 局部麻醉药推荐剂量见表 14－2,利多卡因、布比卡因、罗哌卡因、左旋布比卡因起效时间分别为 5～15 min、15～30 min、5～12 min、15～30 min;作用维持时间分别为 0.75～2.0 h、2.5～6.0 h、2.5～4.0 h、2.5～4.0 h。其中最大剂量（其毒性取决于未结合的游离局部麻醉药血浆峰浓度,而不是取决于注射的药物总量）指单次注射时的最大安全剂量。目前常用的罗哌卡因作用时间长、心血管毒性小、能产生感觉/运动阻滞分离,不仅是成人也是小儿 PNB

的最佳选择之一。

表 14-2　小儿单次 PNB 常用局部麻醉药推荐剂量

局部麻醉药	常用浓度（%）	常用剂量（mg/kg）	最大剂量（单用）（mg/kg）	最大剂量（加肾上腺素）（mg/kg）
利多卡因	2.5～2.00	≤5	7.5	10.0
布比卡因	0.25～0.50	≤2.5	2.5	3.0
罗哌卡因	0.20～1.00	≤3.0	3.5	—
左旋布比卡因	0.25～0.50	≤3.5	4.5	4.5

第五节　小儿部位麻醉的注意事项

一、选择合适的阻滞方法

部位麻醉可解除疼痛并使患儿更舒适，使用前必须与其他可用的镇痛方法（如给予阿片类镇痛药）比较并权衡利弊。由于小儿部位麻醉通常在全麻下实施，应清楚了解常用阻滞技术的风险，只有当该方法不需要患儿合作时才考虑应用。除了阻滞不全，部位麻醉极少出现并发症，通过在大量儿科患者中的使用，其有效性和安全性已得到证实。在选择阻滞方法时需考虑以下因素：手术疼痛的程度和术野范围（如止血带的位置、取皮或取骨的位置）；感觉阻滞的时间是否能超过术后疼痛的预计时间；患儿的一般情况；穿刺部位的局部情况；患儿的伤情会不会影响阻滞所需的体位的放置；麻醉与手术的重要性是否一致（如一般情况下行小手术不需椎管内麻醉）以及麻醉医生的经验。术前还应预计到可能出现的定位困难，应预备有详细的替代方案。如果阻滞失败，在重新确认患儿体位和定位标志之前不应再试。在任何情况下也不应对同一个患儿使用同一种阻滞技术超过 3 次。

二、选择合适的局麻药

合理的部位麻醉用药应根据手术种类、术后疼痛的预计时间以及所用的局麻药药理学特性选择。左旋布比卡因现已进入临床，但是用于儿科的资料还很少。作为布比卡因的纯左旋同分异构体，它的适应证与布比卡因相同，但是全身毒性较低。罗哌卡因儿科方面的文献较多，相对消旋布比卡因它具有不少优点，尤其适用于以 0.2% 的浓度持续输注。合用局麻药具有相互取长补短（尤其是缩短了感觉阻滞的起效时间）和减少全身毒性（使血药峰值浓度下降和到达峰值时间分离）等优点，然而不容忽视的是不同局麻药的毒性可以叠加。使用前加温可减轻局麻药渗透导致的疼痛。

麻醉药液内加入肾上腺素是基于药代动力学的理由，如减少血管吸收、延长作用时间以及早期发现误入血管等。然而在末梢动脉供血的部位使用肾上腺素可能导致缺血和坏死,故禁用于阴茎、眼球周、会阴及指/趾神经阻滞。具有内在缩血管效应的局麻药如罗哌卡因是否应加入肾上腺素也有争议。阿片类药物如吗啡椎管内注射可提供长时间的镇痛,但是不良反应发生率高,要求进行 24 h 的术后呼吸监测,只能用于行大手术后的住院患者。可乐定及仍处于评估阶段的氯胺酮与局麻药合用于椎管内和外周神经阻滞的前景良好,镇痛维持时间更长,效果更确切。

三、选择合适的用具

部位麻醉所需的无菌材料相对简单,有不同型号的穿刺针可供选择,但同时应了解不同穿刺针入针时的手感。根据小儿年龄、阻滞部位及阻滞方法推荐常用的穿刺针有使用皮内针(25 G);浸润和区域阻滞使用标准肌内注射针(21~23 G);脊髓麻醉使用带管芯的脊麻针(24~25 G,长 30 mm、50 mm 或 100 mm,Quincke 斜面),或者新生儿腰穿引流针(22G,长 30~50 mm),Whitacre 脊麻针;骶管内麻醉,使用短杆(25~30 mm)、短斜面(45°)带管芯针;硬膜外麻醉,使用 Tuohy 针(22 G,20 G 和 19 G / 18 G),或规格合适的 Crawford、Whitacare 或 Sprotte 硬膜外针。

对神经干和解剖间隙的定位必须依靠物理学方法,因为患儿多数不合作或处于全麻状态。以电刺激仪引发肌肉收缩可对神经丛和混合神经定位。神经刺激仪可发出波宽为 50~100 μs、每秒 1~5 个脉冲的矩形波。正极与紧贴于穿刺部位远端的皮肤电极相连,负极与阻滞针相连。为避免穿刺损伤,应在针头接触神经干前即引发出运动神经纤维去极化,同时也要尽可能接近神经干以利于阻滞成功。关键在于电刺激的强度。以 0.5~1 mA 的电刺激在针尖距离神经约 0.5~1 mm 的范围内可使运动神经纤维去极化,引起肌肉收缩。在此范围内针头间断发出电刺激引起肌肉持续收缩,注射点位于神经鞘内,而针尖的斜面与神经纤维还有一段距离,避免了损伤。

四、注射技术

注射技术对保证安全至关重要,无论进行何种阻滞都应遵守以下五项基本安全守则:

(一)注药之前要回抽。一旦回抽到液体,尤其是血液,必须停止穿刺并拔出穿刺针。

(二)注入 0.5~1 ml 的试验量(内含 0.5~1 μg/kg 的肾上腺素)后应注意观察 30~60 s 内循环系统有无出现变化。如出现以下情况应考虑误入血管:短时间(15 s)内 ST 段抬高和 T 波改变,随后血压升高,还可能在心动过缓后继发心动过速。出现以上任何症状均应立即停止注射。

(三)注射速度不应超过 10 ml/min,视不同注射量在 60~120 s 内注射完。

(四)如阻力异常应立即停止注射。这样可防止神经内注射带来的损伤。

(五)注射时反复(每 5 ml)回抽,如经导管给药,每次注射前应再次确认,有助于发现针尖或导管移动或穿破血管。

五、监测与安全措施

（一）监护

区域阻滞具有一定风险，所需的监护设施与全身麻醉一样。给予任何局麻药前必须先建立静脉通道。基本的监护要求包括胸前放置听诊器和监测心电图、血压、温度、呼吸频率等。婴儿最好同时监测潮气量、呼气末二氧化碳和外周氧饱和度。

（二）患者的镇静

能合作、术前未用药的患者不需要镇静即可施行区域阻滞。急诊手术尤其是饱胃的情况下最好避免全麻。令人惊讶的是处于疼痛中的患儿往往能够很好地配合各种操作。许多小儿对针头有恐惧感，择期手术时一般会要求进行全麻。如无医学方面的禁忌证，浅全麻在儿科使用安全且应用广泛。未麻醉患儿不应接受一些具有潜在危险的操作如肌间沟阻滞或胸段硬膜外阻滞，因为即使小儿看上去合作，也无法保证操作过程中始终配合良好，有报道指出这种情况同样可能发生于成人。

（三）部位麻醉基本安全守则

1. 选择最安全的阻滞方法。

2. 即使情况紧急也应有详细的麻醉计划，并权衡利弊。

3. 正确面对阻滞失败，解释有何替代方法。

4. 签署书面麻醉同意书。

5. 仔细评估患者的一般情况，必要时补充实验室、影像学或其他有必要的检查。

6. 对患儿进行与全身麻醉一样的监测和管理。

7. 处理所有并发症。

8. 完成麻醉后，准确评估阻滞的恢复。

9. 所有经硬膜外或鞘内给予吗啡的患者必须收入麻醉后恢复室，术后 12 h 内每小时记录呼吸参数，随后至术后 24 h 改为每两小时记录一次。

（尤新民）

参 考 文 献

1 杭燕南,庄心良,蒋豪等.当代麻醉学.上海:上海科学技术出版社,2002;844～850.

2 胡同增,陈知进,金熊元等.主译.实用小儿麻醉学.北京:人民卫生出版社,1995;397～410.

3 崔旭蕾,徐仲煜,郭向阳等.小儿外周神经阻滞的临床应用进展.临床麻醉学杂志,2007,23;702～705.

4 姚尚龙,于布为.主译.小儿麻醉学.北京:人民卫生出版社,2007;170～174.

5 Marhofer P，Sitzwohl C，Greher M，et al. Ultrasound guidance for infraclavicular brachial plexus anaesthesia in children. Anaesthesia,2004,59;642～646.

6　Greher M，Rerzl G，Niel P，et al. Ultrasonographic assessment of topographic anatomy involunteers suggests a modification of the infraclvicular vertical brachial plrxus block. Br J Anaesth，2002，88：632～636.

7　Corre P，Joly A，Cluzel FB，et al. Axillary block in children：Single or multiple injection? Pacdiatric Anaesth，2000，10：35～39.

8　连庆泉.局部麻醉药,小儿麻醉手册.上海：上海世界图书出版公司,2007:46～49.

第**15**章 局部麻醉药在老年患者麻醉中的应用

近年来,老龄患者已成为主要的手术群体。进行手术治疗的老年人相对于施行同等手术的中青年人来讲会面临更为复杂的情况:解剖及生理机能的退行性改变并存有更多的疾病(如心血管、呼吸和内分泌疾患),且疾病多已进入晚期或严重阶段,由于认知功能障碍使医生与老年患者交流困难。因此,对于老年患者来说,选择合适的麻醉药物及方法是安全度过围术期的关键。部位麻醉对呼吸和循环的扰乱较轻,尤其是四肢手术,周围神经阻滞使用较多。本章对局麻药在老年患者中的应用进行深入讨论。

20世纪早期,50岁以上就被认为老年而不适于施行疝修补之类的手术。目前以65岁为界限。一般来说,人体各项生理功能于30岁左右到达顶峰,此后开始逐渐衰退或"老化"。但不同的人之间,甚或同一个人的各系统器官之间,"老化"的过程往往各不相同。一个65岁的人,其老化程度可能超过另一个75岁的人。到目前为止,还没有测定"老化"程度的客观指标。临床工作中强调依据各人的生理病理情况估计其生理年龄。从麻醉角度看,同样年龄的年轻人,其生理功能情况和对麻醉手术的耐受力,往往比较相近;而相同年龄的老年人之间,则常有很大的差异,因而应详细了解患者术前情况并作出正确评估,同时更须强调麻醉用药和麻醉处理的个体化。

第一节 老年人局麻药的药理特征

局麻药可以分为短效、中效和长效三类,普鲁卡因的作用时间较短,中时效局麻药的麻醉作用时间通常可维持1～2 h,长时效局麻药可维持3～5 h。

一、老年人局麻药体内的变化

局麻药脂溶性较高,仅有1%～6%以原形经肾脏直接排泄,体内消除主要经肝脏代谢转化为极性较大的物质,然后由肾脏排泄。

（一）分布

利多卡因静脉给药后,在老年人其稳态分布容积(Vdss)明显增加。原因:① 老年人体内脂肪含量由年轻人的 20% 增加到 40%,使脂溶性较高的局麻药体内分布增加。② 酰胺类局麻药的血浆结合蛋白主要为 α_1 -酸性蛋白(α - acid glycoprotein),其血浆含量因增龄而升高。局麻药的血浆蛋白结合增加,从而降低了游离型药物血浆浓度。

(二)代谢

增龄使肝脏代谢药物能力降低。主要原因包括:① 增龄使老年人心排血量减少,肝脏血流量相应降低。② 与局麻药代谢有关的肝脏微粒体酶活性因衰老而减低。③ 老年人基础代谢率下降。如在老年男性,利多卡因静脉注射后,其清除率(CI)较年轻人降低了 35%,消除半衰期延长了 60%,文献报道,老年人硬膜外腔注入布比卡因,其清除率降低程度与肝血流量减少幅度呈平行关系。

脂类局麻药主要经血浆胆碱酯酶分解失活,增龄可使肝脏功能减退,无疑会减少血浆胆碱酯酶的合成,造成普鲁卡因失活延迟。尽管尚未在老年人得到验证,但有肝脏疾病患者的研究支持该观点。

(三)排泄

老年人肾脏血流量、肾小球滤过率与肾小管转运的能力大大降低。由于许多局麻药的代谢产物仍具有生物活性,在老年人体内存留时间延长可能会产生一些毒不良反应。因此,应适当调整老年人局麻药用量和给药间隔时间。

二、老年人蛛网膜下腔阻滞(脊麻)的药理学特点

关于脊麻与增龄之间的关系,已有许多研究。0.5% 布比卡因等比重液实施脊麻时,增龄可使脊麻镇痛作用起效时间和下肢运动神经达到最大阻滞的时间均缩短,脊麻阻滞平面升高,T_{12} 痛觉恢复时间和镇痛持续时间明显延长。虽然有人报道丁卡因重比重液实施脊麻时增龄对脊麻作用几无影响。通过年轻人与老年人的对比研究,文献报道了 0.5% 布比卡因重比重液实施脊麻时增龄对其的影响,发现老年人脊麻镇痛平面较高,运动神经阻滞起效时间缩短,T_{12} 痛觉恢复时间延长。后者还发现布比卡因重比重液脊麻时,老年人镇痛作用持续时间亦明显延长。

以上结果表明:① 增龄对脊麻的作用确有一定影响。② 老年人局麻药在蛛网膜下腔内扩散广、麻醉平面高,与其脑脊液压力低、容量小有关。③ 等比重液和重比重液脊麻时,老年人感觉、运动神经阻滞起效时间较短,麻醉作用时间延长,可能系老年人局麻药在蛛网膜下腔内吸收缓慢,脑脊液的药物浓度增高,脊髓及周围神经因退行性变对局麻药敏感性增强的缘故。

局麻药在蛛网膜下腔的吸收扩散主要通过以下途径:① 局麻药的脂溶性较高,注药后首先弥散进入富含脂质的脊髓发挥局部麻醉作用。② 经脊髓表面及内部的血管吸收。③ 弥散通过硬膜进入硬膜外腔,或与硬膜外腔脂肪结合或经硬膜外腔的血管吸收入血。与

硬膜外给药血管吸收不同,局麻药在蛛网膜下腔内的吸收较为缓慢,类似于硬膜外给药的缓慢吸收相。

使用 0.5% 布比卡因等比重液脊麻,老年人与年轻人局麻药药代学的比较有一定差别:发现老年人布比卡因血药浓度峰值(C_{max})较高,清除率(CI)较低,达到血药浓度峰值的时间(T_{max})和消除半衰期($t_{1/2}$)无明显变化。当改用 0.5% 布比卡因重比重液脊麻时,则发现老年人 T_{max} 延长(老年人 107 min,年轻人 65 min),CI 降低,$t_{1/2}$ 延长,而 C_{max} 无显著变化。进一步比较两者药代学结果,证实增龄仅使 T_{max} 延长,CI 降低。认为 T_{max} 延长,系老年人局麻药吸收缓慢、脂质结合量增大、脊髓血流缓慢的缘故。由于吸收缓慢,使注药部位局麻药浓度升高,存留时间延长。以上结果进一步说明,脊麻时麻醉作用随增龄变化主要与老年人局部和全身解剖结构和器官功能改变有关。与影响脊麻作用的其他因素相比,增龄引起的改变虽然不是很大,但在老年人脊麻时应考虑到增龄所致麻醉作用的改变。

三、老年人硬膜外阻滞药理学特点

早期研究证实,阻滞一个神经节段所需的局麻药剂量随增龄减少,两者呈线性关系。并认为主要是由于老年人椎间孔闭缩,局麻药向椎旁间隙扩散减少,椎管内扩散增加所致。但另有研究与之相反,硬膜外阻滞时局麻药剂量与受阻滞神经节段数目之间的线性相关,仅存在于 20～40 岁之间的患者,50 岁以上患者则没有此种线性关系。另有报道,硬膜外阻滞局麻药剂量不变时,受阻滞的神经节段数目随增龄而增加,但其幅度较小,且个体之间差异很大,在老年人,局麻药容量加倍,硬膜外阻滞的神经节段数目仅提高 3～4 个。目前认为,老年人硬膜外阻滞时,局麻药剂量大小与受阻滞神经节段数目多少之间的关系较为复杂。

老年人硬膜外阻滞,镇痛作用起效时间明显缩短,阻滞平面宽于年轻人,且与剂量多少关系不显著,但麻醉作用持续时间不因增龄而有所延长。

硬膜外阻滞的起效快慢、平面宽窄、时间长短和质量好坏主要依赖于局麻药在注药部位的分布和消散。诸多决定因素中,局部血流量和吸收面积的大小与局麻药药代学变化紧密相关。局麻药在硬膜外腔内扩散随增龄而增加,因而也增大了老年人局麻药的吸收面积。另有学者认为由于增龄使心排血量和局部血液灌注减少,导致老年人局麻药在硬膜外腔内吸收缓慢。Rosenberg 观察到,老年人硬膜外腔给予布比卡因,C_{max} 较高,T_{max} 明显缩短。给予利多卡因后,同样可见到老年人的 C_{max} 高于年轻人 20%,T_{max} 明显缩短,一般都在 10 min 以内。老年人骶管阻滞后,利多卡因的 T_{max} 有缩短趋势。但也有研究发现增龄对 C_{max}、T_{max} 无明显影响,认为属于个体间差异较大。老年人硬膜外阻滞后,C_{max} 升高、T_{max} 缩短除与局麻药在硬膜外腔内吸收面积增大有关外,还与下列因素有关:① 老年人中央室的器官、组织的血流量减少。② 老年人硬膜外腔注入局麻药后,硬膜外腔压力明显升高,加快了局麻药的吸收。③ 随增龄结缔组织通透性增大,导致硬膜外腔局麻药弥散加快,吸收入血的量和速度均增大。

有关局麻药在老年人体内的分布、代谢和排泄的过程,既往以静脉给药方式研究较多,硬膜外腔给药者报道较少。文献报道 0.5% 布比卡因硬膜外阻滞时,老年人药代学特点与年轻人比较,老年人布比卡因的 $t_{1/2}$ 明显延长,CI 显著降低。这些结果与静脉给药时基本一致。

由于生物学年龄与实际年龄之间并无必然的关联,且衰老进程个体间差异很大。增龄对硬膜外阻滞的药理学影响程度也有较大的差别,研究结果亦不甚一致。鉴于上述药理学特点,老年人实施硬膜外阻滞,宜减少局麻药剂量,可小量分次注药,避免血药浓度过高,麻醉平面过广。连续硬膜外阻滞重复注药时,应考虑到老年人的局麻药清除率较低,清除半衰期较长,避免局麻药在体内蓄积,减少局麻药中毒的机会。

第二节　局麻药在老年患者中的应用

一、氯普鲁卡因

氯普鲁卡因是酯类局麻药,在未改变剂型前是一种短效且具神经毒性的局麻药,如果不小心误入蛛网膜下腔会导致粘连性蛛网膜炎,而在 1996 年获得不含防腐剂的氯普鲁卡因后,没有再见到这类神经毒性报告。在门诊手术不断增加的今天,结合应用 2-氯普鲁卡因和置管术可获得满意的麻醉效果和时程,并使患者在最短时间内恢复行为能力。一般应用 2%～3% 的浓度。应用 3% 浓度可获得满意的麻醉效果,2% 浓度则用于无需肌肉松弛的手术。曾有证据显示应用大剂量(>25 ml)以依他酸为防腐剂的 2-氯普鲁卡因可导致术后背痛;但应用大剂量不含防腐剂的氯普鲁卡因是否还会引起背痛尚未明确结论,有待进一步研究。

二、布比卡因

布比卡因是应用最广泛的长效局麻药,浓度为 0.5%～0.75%,用于术后镇痛的浓度是 0.125%～0.25%。虽然加入肾上腺素可延长麻醉时间至 240 min,但其延长时间的作用并不能持续增加。值得注意的是,与其他局麻药相比,布比卡因和依替卡因的心脏毒性较大,依替卡因对小纤维的阻滞弱于布比卡因,所以其对运动神经的阻滞强于感觉神经而不常用于硬膜外阻滞。布比卡因被广泛地应用于脊麻,通常是应用葡萄糖液配成重比重。国外有现成制剂,即 8% 葡萄糖液含 0.5% 的布比卡因溶液 3 ml(布比卡因 15 mg),广泛应用于老年患者的下肢和肛门会阴手术。

三、罗哌卡因

罗哌卡因适用于硬膜外阻滞、脊麻和外周神经阻滞,它的麻醉效能类似于布比卡因,而发生心脏毒性的可能性又小于布比卡因,且其对运动神经的阻滞弱于布比卡因。实验证明 0.5% 罗哌卡因对脊神经基本无影响,短暂可逆,用于脊麻是安全的。等浓度的罗哌卡因与布比卡因作用相似,等剂量较布比卡因弱。重比重罗哌卡因较布比卡因作用好,恢复快。感觉和运动阻滞与罗哌卡因的剂量呈明显依赖性,分离明显,运动阻滞轻(Bromage 评分为 3 分,4 mg=100%,8 mg=52%,10 mg=3%)。血流动力学稳定,运动恢复快,尿潴留发生低。心脏、神经毒性小,暂时性神经综合征发生率罕见。可用于门诊麻醉,尤其是老年患者。

四、丁卡因

丁卡因可以是结晶形式的或 1% 的水溶液,可被葡萄糖液稀释为 5% 葡萄糖-0.5% 丁卡因的重比重溶液。0.1% 丁卡因的水溶液为低比重溶液(丁卡因溶于无菌水),可用于肾切除手术、肛门直肠手术或髋部的手术。偶尔应用脑脊液或 0.9% NaCl 液与 1% 的丁卡因溶液混合获得等比重溶液。鞘内注射丁卡因可产生与布比卡因相似的麻醉过程。但是,两者还是有差别的。丁卡因的感觉神经和运动神经阻滞都明显长于布比卡因。也适用于老年患者的脊麻和硬膜外阻滞。

五、利多卡因

利多卡因是酰胺类局麻药,起效很迅速,药物扩散较好,可用于硬膜外和外周神经阻滞。老年人硬膜外阻滞利多卡因试验剂量的浓度为 1.5%,3~5 ml,然后可追加适量的 0.5% 罗哌卡因维持麻醉。外周神经阻滞可分别注入 1% 利多卡因和 0.375% 罗哌卡因,以达到起效快、维持时间长的效果。

第三节　老年患者的部位麻醉技术

老年人特有的生理变化,给麻醉与手术带来一定的困难和风险,为了给老年患者提供更好、更安全、更合乎生理的手术条件,麻醉方法的选择显得尤为重要。全身麻醉固然是一种安全、有效的麻醉方法,而全身麻醉以后可能导致的心、肺、脑并发症也相应增加,全麻的恢复也较局部麻醉来得缓慢而复杂,而局部麻醉的优点包括:① 减少术后负氮平衡。② 减少手术刺激引起的内分泌系统的应激反应。③ 减少失血量。④ 减少术后血栓形成。⑤ 减少术后中枢神经功能障碍。因此,迄今为止,部位麻醉仍是老年患者手术(尤其是四肢手术)麻醉的主要方法。

一、椎管内麻醉

（一）老年患者椎管内麻醉的神经系统变化

老年人硬膜外腔内的结缔组织增加，椎间孔因组织硬化而闭缩，硬膜外间隙狭窄。硬膜外腔脂肪随全身脂肪含量增加而增多。伴随全身心血管系统变化，硬膜外腔内静脉张力相应降低，动脉壁弹性减低，动脉硬化，血流缓慢。脊麻时，脑脊液的理化特性直接影响着局麻药的扩散。与年轻人相比，老年人脑脊液压力较低，脑脊液比重较高，增龄所致的体内水分和细胞外液的减少，导致老年人脑脊液容量减少。

（二）老年患者椎管内麻醉对血流动力学与呼吸的影响

1. 血流动力学影响　硬膜外阻滞一方面因阻滞了交感神经的节前纤维，使阻滞范围内的阻力血管和容量血管扩张致血管床扩大引起血容量相对不足，硬膜外阻滞因减少回心血量、降低总外周血管阻力，影响心脏前后负荷；阻滞平面超过 T_5 又因阻滞了心加速神经，削弱了心脏对血流动力学改变的代偿能力。以上几个因素均是导致硬膜外阻滞后血压下降、心率增快的原因。在老年人由于机体的代偿能力较差，因此血压、心率波动要明显大于青壮年，伴有高血压的老年患者血压下降更为明显。由于躯干和下肢的血管容积较胸、上肢和颈的血管容积大，中上腹部手术时使用中下胸段硬膜外阻滞使躯干和部分下肢以及腰部内脏的血管扩张，因此，其血管床扩大较多，再加上阻滞平面超过 T_5 而阻滞心加速神经，或两者兼而有之，以致其对血流动力学影响较颈胸段或腰骶段硬膜外阻滞影响更大。因此，老年人中上腹手术是否选用硬膜外阻滞尚有争论，并有待深入研究。

老年患者硬膜外注入肾上腺素，未见循环系统的不良反应，而且能明显提高镇痛质量，延长作用时间，但浓度不能超过1∶20万。比较下腹部及下肢手术时的下胸腰段硬膜外阻滞及蛛网膜下腔阻滞对血流动力学影响，如果阻滞平面两者相仿，两者对血流动力学影响最终结果基本一致，但由于硬膜外阻滞的起效时间长，有利于机体有较多时间充分调动代偿功能，因此，其血流动力学改变相对较小、较慢。

脊麻阻滞交感传出神经释放去甲肾上腺素作用于血管平滑肌、窦房结、房室结心脏传导系统和心肌细胞。交感神经受到阻滞的程度决定于麻醉药的扩散，扩散局限可能仅阻滞下胸段的交感神经，但向头侧的扩散较容易产生包括心交感神经（$T_1 \sim T_4$）在内的阻滞。关于一个节段的感觉阻滞能产生多少交感神经阻滞的问题仍有相当多的争论，但至少有一项研究显示部分的交感神经阻滞能够高于同等节段感觉阻滞以上数个节段。因此，即使在低位的脊麻也应预计到有明显的低血压发生。显然，确定交感神经阻滞的节段是非常重要的。虽然，压力反射的感觉输入是由迷走神经完成的而不受脊麻影响，但广泛的交感神经阻滞将阻断大部分的交感神经输出通路。抑制交感神经不仅降低机体部分血管收缩的代偿作用，而且可能会消除对心脏的刺激作用从而限制压力反射器对抗低血压的能力。尽管年龄对血管收缩的影响轻微,但年老的心脏对 β-受体刺激引起的反应不如年轻的心脏那么敏感,因此老年人的心率和心肌收缩性增加不明显,通过这些机制增加心排血量也不如年轻人有效。

有文献报道,70 岁以上老年人,单一剂量脊麻较分次注射局麻药的脊麻更易引起血流动力学波动。文献报道一组是单一剂量组(SDSA),二组是分次注药组(CSA),SDSA 组一次注射 0.5% 布比卡因 10~15 mg,CSA 组首次剂量 0.5% 布比卡因 5 mg,15 min 以后每 5 min 注射 2.5 mg 直到感觉阻滞平面达 T_{10}。比较二组脊麻后 4 h 血流动力学变化,SDSA 组平均动脉压下降幅度和频率明显高于 CSA 组,SDSA 麻醉后 MAP 较基础值下降 40.2%±1.9%,而 CSA 仅下降 19.9%±1.6%,SDSA 组所有患者均需注射麻黄碱,平均剂量 19.4 mg±3.3 mg,CSA 组有 37% 患者需注射麻黄碱,平均剂量 1.8 mg±0.7 mg,因此在老年患者分次脊麻注药较一次剂量脊麻注药血流动力学更稳定。

2. 对呼吸功能的影响　硬膜外阻滞对呼吸功能的影响,取决于阻滞平面的高度,尤以运动神经被阻滞的范围更为重要。平面愈高,影响愈大,当感觉阻滞平面在 T_5 以下时,呼吸功能影响较小,感觉阻滞达到 $T_2 \sim T_4$ 以上时,因膈肌功能受累可致肺通气储备功能下降。曾有文献对老年患者腹部与胸部硬膜外阻滞后对呼吸的影响作比较,发现 65 岁以上老年患者不用术前用药,腰部硬膜外阻滞后肺储备功能与肺通气功能均无明显改变;而胸部硬膜外阻滞后,有 13% 患者每分钟通气量下降,14% 患者潮气量下降。对高碳酸血症和低氧反应腰部硬膜外阻滞后增加,但胸部硬膜外阻滞后无增加,因此老年患者行硬膜外阻滞以下腹部和下肢手术为主。

脊麻对呼吸的影响,同样取决于麻醉平面,低位脊麻对通气影响不大;随着阻滞平面上移,肋间肌的麻痹愈广泛,愈可能引起通气量不足。因此,老年人脊麻麻醉平面应严格控制在 T_{10} 以下。

硬膜外阻滞、蛛网膜下腔阻滞在老年患者中的应用各有其优缺点,硬膜外阻滞的血流动力学变化相对较稳定,麻醉维持时间长,容易管理。蛛网膜下腔阻滞麻醉效果更为确切,肌肉松弛效果好,尤其是对有凝血功能障碍,因解剖异常等原因无法施行硬膜外者更为适宜。但蛛网膜下腔阻滞在老年人需严格控制好麻醉平面,减少对呼吸、循环的影响。

脊麻-硬膜外联合阻滞(CSEA)不但可充分发挥腰麻与硬膜外阻滞各自的优点,而且具有麻醉药用量小,作用发挥快,效果确切,肌肉松弛效果好,对循环及呼吸影响轻微,手术时间不受限制,便于术后硬膜外镇痛等优点。适于老年患者下腹及下肢手术中应用。在实施过程中应注意减少脊麻的局麻药剂量(一般为青壮年的 1/3 剂量),转为平卧位时应立即测量血压,必须防治低血压的发生。

二、外周神经阻滞

对于老年人群,年龄相关的变化,对神经阻滞的方法和局麻药的反应与年轻人不同,在临床工作中应该加以注意。外周神经阻滞最重要的生理变化为神经本身对局麻药的反应。在药代学上除老年人对局麻药的清除率降低外，其余参数基本无改变，因此反复给药可能导致药物蓄积，致毒性增大。药效学方面，老年人的神经纤维体积缩小，同时外周神经的数量减少，至 90 岁，外周神经中有髓神经纤维的数量减少 1/3。加之，随着年龄增加，神经传导速度减慢，神经纤维的体积减小，使得老年人对局麻药更为敏感。故老年患者应避免使用大剂量的局麻药。

与年龄相关的心血管及呼吸系统的变化一般不影响外周神经阻滞，但在局部麻醉中要避免对这些系统的刺激。

老年人易发生精神错乱，并且对小剂量镇静药更为敏感。故在神经阻滞中应用镇静药辅助时应尽量减少剂量。长效的药物如安定及巴比妥类药应尽可能避免使用。应用短效的苯二氮䓬类药物如咪唑安定时，剂量要较年轻人常用剂量减少 1/2 或 2/3。如有可能应避免使用镇静剂，以保持老年患者的精神定向力。老年人对镇静药物敏感的另一原因为呼吸抑制的发生率提高，由于对镇静剂的敏感性提高及肺功能降低，老年人用镇静剂后更易缺氧，故老年人使用局麻时都应经鼻吸氧。

神经阻滞是近年来重新受到重视的一种局部麻醉方法，由于神经刺激器和超声定位技术的推广应用，使神经阻滞效果更为确切和满意，尤其适用于四肢手术。对于一些重危或伴有出血倾向的老年患者，硬膜外阻滞与蛛网膜下腔阻滞都可能产生较大风险和并发症，因此可用上下肢神经阻滞方法取而代之。目前常用上肢神经阻滞方法有颈丛神经阻滞和臂丛神经阻滞，颈丛和臂丛阻滞适应证和方法掌握恰当，一般并发症较少。颈丛阻滞局麻药中不宜加入肾上腺素，以免心率增快和血压升高。臂丛神经阻滞，借助神经刺激器，在老年患者判断能力和主诉欠正确时，有助于提高成功率。下肢神经阻滞，也逐渐推广使用，简要介绍如下。

（一）腰丛神经阻滞

可同时阻滞股神经、股外侧皮神经、闭孔神经，其主要适用于髋部以下的下肢手术。特别适用于膝部的复杂手术或使用近腹股沟处止血带的手术。

（二）股神经阻滞

其一次注射阻滞股神经、闭孔神经和股外侧皮神经，常与腰丛神经阻滞联合应用于下肢手术。单纯用股神经阻滞，可用于植皮术时大腿内侧取皮。

（三）坐骨神经阻滞

也常与腰丛神经阻滞或股神经阻滞联合应用于下肢手术，或单独应用于不需要止血带的小腿下部及足部的手术。

除了穿刺部位附近有感染或血肿外，下肢神经阻滞没有特殊的禁忌症，因此是非常适合于老年患者下肢手术的麻醉与镇痛方法，甚至可用于有心脑并发症的危重患者。

上海交通大学医学院附属仁济医院对重危老年患者在神经阻滞下施行下肢血管手术,根据手术部位采用腰丛+后路坐骨神经,后路坐骨神经+股神经阻滞或腰丛+后路坐骨神经+股神经阻滞,药物可选用1%利多卡因和/或0.375%罗哌卡因,腰丛与后路坐骨神经阻滞可给予20～40 ml,股神经阻滞可给予10～15 ml。这些伴有心肺脑疾患行下肢血管手术的老年患者,在麻醉选择上受到诸多因素的限制,90%以上行下肢血管手术的患者,术中或术后需抗凝治疗,同时许多患者往往合并有神经系统疾病的后遗症,故不宜选择硬膜外阻滞,而手术时间往往超过2 h,蛛网膜下腔阻滞也欠恰当,以往惟一可选择的麻醉方法为全身麻醉,但全身麻醉对于高龄老年患者,尤其合并重要脏器病变者,术中麻醉深度较难掌控,血压、心率的波动很大,术后苏醒延迟的发生率明显高于青壮年,部分患者需在手术后行呼吸支持,同时术后精神障碍,肺部感染的发生率也明显高于部位麻醉。我们采用上述局麻药行下肢神经阻滞,适当考虑患者的身高与体重增减麻醉药剂量,都取得了满意的麻醉效果,可满足手术时间在5 h以内的下肢手术。我们还研究了老年患者应用0.375%罗哌卡因进行腰丛-坐骨神经阻滞,盐酸罗哌卡因的总剂量为3 mg/kg,两处神经阻滞给药量相等。腰丛-坐骨神经阻滞的操作特点是两次给药,患者的血药浓度-时间曲线均成双峰形,因此在药代动力学统计上分别计算了两次的达峰时间和峰浓度,药代动力学参数结果为:C_{max1}(3.09±0.89)mg/L, C_{max2}(3.84±1.58)mg/L, $t_{1/2}\alpha$(7.56±4.65)min, $t_{1/2}\beta$(890.3±365.8)min。从药代动力学参数上,可以发现盐酸罗哌卡因腰丛-坐骨神经阻滞与硬膜外麻醉相比,前者的血药浓度峰值明显高于后者,消除半衰期也较长。这可能与盐酸罗哌卡因的浓度和剂量有关,也可用来解释为什么临床上外周神经阻滞的术后镇痛时间较硬膜外阻滞的术后镇痛时间长。

一例69岁的老年心力衰竭患者,因糖尿病足部坏死感染,但患者还合并脑梗死和肺部感染,心率140次/min,心功能Ⅲ-Ⅵ级,很难选择其他麻醉方法。我们选择腰丛神经阻滞(1%利多卡因10 ml+0.375%罗哌卡因20 ml)和坐骨神经阻滞(1%利多卡因10 ml+0.375%罗哌卡因15 ml),麻醉效果完好。术中仅静注咪达唑仑0.5 mg,持续输注胺碘酮,控制心率在120次/min以下,血压稳定,手术历时1 h,术毕患者清醒,术后恢复良好。由此可见,外周神经阻滞对机体生理功能影响极小,适用于老年患者下肢手术。

总之,下肢神经阻滞操作简便、容易掌握,不仅降低麻醉费用,而且成功率高,在下肢血管手术或重危患者截肢手术中应用具有明显的优势。同时下肢神经阻滞可以改善下肢血液循环,减少术中下肢血管再栓塞的发生率,与椎管内麻醉相比,可以减少术中出血与术后渗血,并能维持血流动力学的稳定,减少心率、血压的波动,减少尿潴留;由于神经阻滞持续时间较长,也可减少术后吗啡类镇痛药的用量。老年患者部位麻醉只要掌握好指征,正确选择,严格管理,仍不失为一种安全、有效的麻醉方法。

(刘万枫　王珊娟　杭燕南)

参 考 文 献

1 刘万枫,王珊娟,张马忠等.下肢神经阻滞在老年危重患者血管手术中的应用.临床麻醉学杂志,2006, 22(8):595～596.

2 Padmanabhan A. Local anesthetics and the elderly. In Sieber FE. ed. Geriatric Anesthesia New York McGraw-Hill Medical Publishing Division,2006:91～103.

3 Veering BT. The role of ageing in local anaesthsia. Pain Rev,1999:167.

4 Veering BT,Burn AG,Vletter AA,et al. The effect of age on the systemic absorption, disposition and pharmacodynamics of bupivacaine after epidural administration. Clin Pharmacokinet,1992,22:75～84.

5 Kopacz DJ,Allen HW,Thompson GE. A xomparison of epidural;levobupivacaine 0.75% with racemic bupvacaine for lower abdominal surgery. Anesth Analg,2000,90:642～648.

6 Simon MJ,Veering BT,Stienstra R,et al. Effect of age on the clinical profile and systemic absorption and disposition of levobupivacaine after epidural administration. Br J Anaesth,2004,93:512～520.

7 肖洁,王祥瑞,蔡美华等.盐酸罗比卡因腰丛-坐骨神经阻滞的药代动力学研究.临床麻醉学杂志,2005, 21(11):731～733.

第 **16** 章 局部麻醉药在孕产妇麻醉中的应用

局麻药用于孕产妇须从两个方面考虑,既要能提供有效的神经阻滞,又要将局麻药对孕妇、胎儿的不良反应降至最低。一种理想的产科局麻药除了需满足一般局麻药的特点外,还需满足以下 5 点要求:① 能提供有效及可控的镇痛作用。② 母体、胎儿安全。③ 不削弱母体子宫的收缩力。④ 不改变母体的产道。⑤ 不延长产程。

第一节　局麻药用于产科麻醉的特点

一、酯类局麻药

局麻药根据其分子结构分成两大类:酯类局麻药及酰胺类局麻药。酯类局麻药如普鲁卡因、氯普鲁卡因及地卡因,该类药物中的酯键在血中可被血浆胆碱酯酶以不同的速度水解代谢,较少通过胎盘。

（一）氯普鲁卡因（2-氯普鲁卡因,chloroprocaine,2-chloroprocaine,nesacaine）

氯普鲁卡因的水解速度最快,其半衰期母体血内为 21 s,在脐带血中为 43 s,在其通过胎盘到达胎儿体内之前就已被快速分解。其主要代谢产物对氨基苯甲酸,可自由通过胎盘到达胎儿体内,但并未对胎儿产生明显的抑制作用,故该药毒性低,从胎儿角度来看,氯普鲁卡因是产科手术中最安全的局麻药。但从母体角度来看,并不是这样。首先氯普鲁卡因溶液的 pH 值为 3.3,若不慎注入蛛网膜下腔,可能会引起蛛网膜下腔黏连;其次有研究显示若与布比卡因合用或先后使用,其代谢产物可能会影响布比卡因的作用效果。该药起效快,只需 6～12 min,作用时效短,35～50 min,加用肾上腺素时效可达50～65 min。1.5%～2%的浓度可用于第一产程的分娩镇痛,3%的浓度可满足剖宫产手术。

（二）丁卡因（地卡因,邦妥卡因,tetracaine,pontocaine,pantocaine,amethocaine,dicaine）

丁卡因作用时效长,为蛛网膜下腔阻滞中最有效的药物。但因其对运动阻滞过深而不适用于产科分娩的硬膜外镇痛,这种对运动的阻滞可削弱母体经产道分娩婴儿的动力。

二、酰胺类局麻药

酰胺类局麻药包括了当今最强有效的局麻药:利多卡因、布比卡因及罗哌卡因。遗憾的是这些药物均在肝脏内分解代谢,且半衰期长。常用的局麻药都能通过胎盘迅速转移至胎儿,只是药物通过胎盘的量和速度不同。扩散常数高者易透过胎盘。促进扩散的因素包括:① 分子量小于 600 道尔顿;② 高脂溶性;③ 低解离度(生理 pH 条件下,非解离形式的游离药物越多,其扩散性越强);④ 低蛋白结合率。目前产科多使用酰胺类局麻药中的利多卡因和布比卡因,前者分子量为 270.79,后者为 324.89,脂溶性分别为 29 和 28,与母体血中的蛋白结合率分别为 63% 和 92%,因此,胎盘通透性分别为 40% 和 23%,可通过胎盘迅速转移至胎儿。局麻药与蛋白的结合抑制了其向胎儿转移,布比卡因蛋白结合率较利多卡因高,脐静脉/母体动脉血药浓度的比率为 0.32,明显低于利多卡因的 0.73。因此,虽然胎儿血中游离局麻药与母体相似,而与蛋白结合的局麻药低于母体,当胎儿有酸中毒时,局麻药向胎儿的转移增加,可导致局麻药蓄积和不良反应。利多卡因作为短时效、布比卡因作为长时效局麻药广泛应用于产科麻醉,但产妇在应用布比卡因时,其心肌毒性增强,可能与妊娠期间黄体酮增加有关,故应用于硬膜外阻滞时最高浓度不能超过 0.5%。

（一）甲哌卡因（卡波卡因，mepivacaine，carbocaine）

甲哌卡因是一种起效快、麻醉强度较大、作用时效长于利多卡因的酰胺类局麻药。但因该药在新生儿体内的半衰期长(9 小时,利多卡因仅小于 3 小时),故不适合用于产科麻醉。

（二）丙胺卡因（prilocaine，propitocaine，citanest）

丙胺卡因起效快,麻醉性能强,作用时效中等,代谢速度快,毒性低,一度被认为是有效的适用于产科的局麻药。但后来发现当其使用剂量超过 600 mg 后,其代谢产物容易引起高铁血红蛋白血症,可因携氧障碍而对胎儿造成氧供不足,因此不提倡在产科麻醉中使用。

（三）利多卡因（赛罗卡因，lidocaine，xylocaine，lignocaine，xylotox）

多年来,盐酸利多卡因一直是产科硬膜外麻醉的标准药物。5 min 起效,时效达 60 min,加用肾上腺素(1∶200 000),时效达 70 min。尽管有部分药物可通过胎盘转移至胎儿,但新生儿的 Apgar 评分始终未受影响,且新生儿出生后的憋气时间短暂。但据新生儿的神经行为学研究显示:在硬膜外使用利多卡因、甲哌卡因后,发现一些新生儿的反射有潜在受抑的可能性,而在使用布比卡因、氯普鲁卡因、依替卡因后未见反射受抑。有更多的研究关注这些神经行为学变化的实际意义及是否与药物剂量相关。根据长年的临床使用记录,目前仍认为利多卡因用于产科硬膜外麻醉是安全可靠的。利多卡因用于蛛网膜下腔阻滞,神经毒性的发生率较高,故不提倡使用。

自 1970 年起,碳酸利多卡因就开始被应用于临床。开始的临床研究显示此药用于臂丛神经、骶管及腰段硬膜外阻滞,具有起效快、阻滞节段镇痛效力更强的优点,尤其是 $L_5 \sim S_1$

节段。但后来在产科麻醉的双盲研究中,与盐酸利多卡因相比,对碳酸利多卡因的这一优势提出了质疑。在以后进一步的双盲研究中证实,尽管在产科麻醉中因产妇的硬膜外间隙血管扩张,使碳酸利多卡因在注射部位吸收较快,削弱了其起效快、药效强的优势,但碳酸利多卡因优质阻滞质量还是得到了肯定。

（四）依替卡因（衣铁卡因,etidocaine,duranest）

依替卡因为利多卡因的长效衍生物,与其他药物相比,其对运动神经的阻滞较感觉神经更为显著,因此适用于要求有满意肌肉松弛的剖宫产手术;而对于需主动分娩的硬膜外镇痛,因其能产生运动阻滞而不宜选择。

（五）布比卡因（丁吡卡因,丁哌卡因,唛卡因,bupivacaine,marcaine,sensorcaine）

布比卡因为甲哌卡因的衍生物,在其氮己环上加三个甲基侧链,使其脂溶性及蛋白结合力增加。1963 年开始应用于临床。

布比卡因用于产科麻醉有两大优点:① 可通过改变药液浓度而产生感觉和运动神经阻滞的分离。② 持续时间长,但在加用肾上腺素之后持续时间无进一步明显延长。当浓度稀释至 0.125% 时,仍能有效减轻第一产程的分娩疼痛。当然,布比卡因的不足之处为起效慢,即使使用 0.5% 的布比卡因溶液,仍需等待 15～30 min,才能开始剖宫产手术。尽管 0.75% 的布比卡因能缩短起效时间,提供更好的手术条件,但因其心肌毒性大,曾有导致产妇发生心搏骤停的严重不良反应,故禁用于产科的硬膜外麻醉。布比卡因用于产妇,其心脏毒性发生率增加的原因尚不明了,可能与产科使用布比卡因频率更高有关,也可能与硬膜外导管更容易误入产妇扩张的硬膜外静脉有关。同样,由于产妇的生理变化,使她们对此毒性反应更敏感,比常人更难心肺复苏成功。

布比卡因碳酸盐与布比卡因盐酸盐相比,在产科镇痛上并没有更多的优势。

（六）罗哌卡因（ropivacaine,naropin）

化学结构与布比卡因、甲哌卡因很相似,起效和作用时间与布比卡因相同,麻醉强度比布比卡因稍弱。罗哌卡因产生感觉神经和运动神经阻滞分离的程度要大于布比卡因。神经毒性和心脏毒性也较布比卡因低,对子宫胎盘血流无影响。0.5% 的溶液适用于产科阻滞或镇痛,可避免运动神经的阻滞。起效时间 2～4 min,感觉神经阻滞可达 5～8 h。使用罗哌卡因,剂量的选择能明显影响麻醉效果。有文献报道,在硬膜外给予试验剂量时,罗哌卡因误入血管并未表现出心脏毒性。

第二节　剖宫产麻醉

剖宫产与经阴道分娩相比,对镇痛的要求是完全不同的。首先,胎儿的娩出不需要保留活跃的宫缩;其次,镇痛必须完全,以完全阻断手术刺激;第三,镇痛节段必须扩展至胸4至胸6水平,以确保整个腹腔的镇痛。需要通过穿刺技术及药物来达到这种神经阻滞的深度及广度以满足临床手术的要求,且不能抑制胎儿。对于剖宫产,可选用蛛网膜下腔阻滞及腰段硬膜外阻滞两种部位麻醉方法。因骶麻需用超大剂量的局麻药,故不推荐剖宫产使用。

（一）蛛网膜下腔阻滞

由于产妇脑脊液的低蛋白使局麻药的非结合部分增加,即有活性的游离药物增多。因此,在剖宫产麻醉中,脊麻所需的局麻药量需减少 30%～50%。蛛网膜下腔阻滞用于剖宫产手术,有它的优点:仅需要少量的局麻药就可快速获得又广又深的镇痛平面,且血中局麻药的浓度不会达到可对胎儿产生抑制作用的水平。然而,脊麻的难点在于镇痛阶段的控制及母体低血压的防治及术后头痛的防治。脊麻很难预测阻滞平面的上限,根据剂量表使用的药量通常会使麻醉平面扩展至胸 10 至胸 2 水平,有时甚至更高。有研究发现,脊麻的阻滞平面既不与产妇身高、孕期增加的体重、产妇现有体重相关,也不与体表指数相关,而可能与注药后体位的重新调整有重要关系。脊麻后交感神经的快速广泛阻滞,会迅速产生严重的血流动力学改变。结果动脉性低血压的发生率很高,有时即使已采取了预输液及左倾卧位等措施,仍发生低血压,所以常需使用血管加压药来处理。近年来发现,在脊麻的局麻药液中加入少量麻醉性镇痛药,如芬太尼 10～25 μg,可减少术中子宫牵拉时的内脏不适感。随着利多卡因神经毒性的报道逐渐增多,限制了其在脊麻中的应用。0.5% 布比卡因向头侧弥散后,也可以引起剖宫产患者血流动力学不稳定的高发生率。当相同剂量的布比卡因换成不同浓度使用时,容量的改变并不能改变阻滞平面的高度,不同浓度的布比卡因 15 mg,有相似的阻滞平面高度。当丁卡因的剂量从 8 mg 增至 12 mg,胎儿娩出时的内脏疼痛程度下降。高比重布比卡因与丁卡因-普鲁卡因合液相比,使用布比卡因后的运动阻滞时间更短,低血压的发生率更低。尽管在剖宫产中使用丁卡因进行腰麻已很广泛,但有证据表明在丁卡因中加入普鲁卡因能在术始产生更强的感觉阻滞,监测到术中辅助用药的使用率下降。对于糖尿病产妇,选用腰麻与选用全麻相比,其新生儿在出生点的 pH 更低,这可能与腰麻引起的低血压相关。若要减少剖宫产手术中腰麻布比卡因的剂量,高比重的布比卡因比等比重的更可靠。

（二）硬膜外阻滞

硬膜外阻滞为近年来国内外施行剖宫产术首选的麻醉方法。与蛛网膜下腔阻滞不同,硬膜外阻滞所需要的局麻药剂量足以通过胎盘到达胎儿体内,有使胎儿受抑制的可能性。因为阻滞平面出现较晚,母体的心血管系统较脊麻更容易调整。从连续的硬膜外导管内给药,可以得到更精确的阻滞节段水平。产妇产生同样程度的硬膜外阻滞所需的局麻药用量比非产妇为少。其原因包括硬膜外静脉扩张引起的硬膜外腔空间减少,且减少了药物自椎间孔流失。因此,在剖宫产麻醉中,硬膜外所需的局麻药量减少 30% 左右。穿刺点多选腰 2～3 或腰 1～2 间隙,向头或向尾侧置管 3.5 cm。麻醉药可选用 2% 利多卡因或 0.5% 布比卡因 17～25 ml。布比卡因不易透过胎盘屏障,硬膜外使用后胎儿血药浓度低,优于利多卡因。3%的氯普鲁卡因与0.5%的布比卡因相比用于择期剖宫产,都能提供完美的手术条件。使用氯普鲁卡因,起效时间更快,与起效速度相关的低血压也更多。0.5%的罗哌卡因提供的手术条件等同于0.5%的布比卡因,除了有轻微的血管收缩性能外,对子宫的血流及胎盘的循环均无影响。注入0.5%罗哌卡因后引起的运动阻滞时间要短于0.5%的布比卡因。临床上也可采用几种局麻药组成合剂,以增强麻醉效果及减少并发症。依替卡因作为剖宫产的硬膜外用药欠理想,因为其感觉阻滞作用较弱。若其他药物产生的运动阻滞效果欠佳,用依替卡因来增强这方面的作用是一个很好的选择。利多卡因与布比卡因的合液能获得良好的手术条件,且比单用布比卡因所产生的心脏毒性要小。

(三)脊麻与硬膜外联合阻滞(CSEA)

硬膜外麻醉可用于剖宫产,仍有些不足之处,包括起效较慢,因骶神经阻滞不全导致的膀胱扩张痛及某些选用的局麻药运动阻滞弱。有人提倡在剖宫产中使用CSEA,是由于CSEA结合了腰麻及硬膜外这两项技术的优点。由于CSEA分两阶段给药,脊麻选择较低剂量局麻药,如可在鞘内注射5~7.5 mg高比重布比卡因,并联合放置硬膜外导管,若平面低,再经硬膜外导管注入利多卡因扩展平面,机体代偿时间充分,低血压发生缓慢,有利于及时处理。因此,CSEA既避免了由于脊麻所致的突发性的低血压,也减少了由于硬膜外骶1神经根阻滞不全所致的膀胱痛。

第三节　分娩镇痛

(一)硬膜外麻醉用于分娩镇痛

在分娩期间强烈的宫缩疼痛和情绪紧张,可使分钟通气量急剧升高,而使 $PaCO_2$ 降至 25 mmHg以下,pH上升到7.5以上,这种极度的过度通气和呼吸性碱中毒,可引起子宫血流和胎儿血供减少,对胎儿极不利。此外,碱血症使孕妇在宫缩期间换气不足,而造成间断性低氧血症。因此,适当使用分娩镇痛对母子均有益。

硬膜外麻醉用于分娩镇痛的效果依赖于所选择的局麻药及其浓度。理论上讲各种局麻药均可,包括1%~2%利多卡因,2%~3%氯普鲁卡因,0.25%~5%布比卡因。其中,布比卡因除了有较强的心脏毒性外,对于无痛分娩来说仍不失为一种有效的药物。当用于分娩的硬膜外麻醉时,能产生高质量的镇痛效果,运动神经阻滞小,而作用时程相对较长。目前最常用的为最低浓度长效局麻药与麻醉性镇痛药的混合液。既可以根据药物的持续时间间断重复注射来维持镇痛效果,也可根据患者的临床症状来追加药物。有研究显示对于产科患者而言,与硬膜外间断加药技术相比,使用微泵持续注射布比卡因行硬膜外镇痛,后者不良反应更少,镇痛效果更佳,且无任何不良后果。持续输注布比卡因时将其浓度降至0.125%或更低,仍可获得满意的镇痛效果,甚至可防止运动阻滞,而其血浆药物水平与那些使用间断推药技术的相同或更低。

硬膜外阻滞分娩镇痛可用的各种局麻药配伍方案很多,现行的方案在产妇宫口扩张至 2～3 cm 开始进行,方法为:试验剂量后,初量:布比卡因 10 mg 加芬太尼 0.1 mg,用生理盐水稀释至 10 ml,分 2～3 次加入;维持量:布比卡因 50 mg 加芬太尼 0.1 mg,用生理盐水稀释至 50 ml,泵速:5～8 ml/h。随着产程的进展,一般可调整注药速度,及按需追加药液。每次硬膜外注药后的 20 min 内,应隔 5 min 测一次血压,以后每 15 min 测一次血压即可,血压下降可给予麻黄碱 5～10 mg 纠正。

1974 年,Scanlon 等报道了产妇在分娩中使用利多卡因硬膜外镇痛,并发了新生儿神经行为改变的不良反应。在另一项研究中发现,与布比卡因及氯普鲁卡因相比,硬膜外使用利多卡因及甲哌卡因的婴儿在肌肉强度及张力方面的评分明显降低。但也有人得出阴性的比较结果,而且暂时性的神经行为改变,对一个健康的新生儿而言,不会引起喂养困难及进一步的神经性、心理性损害,因此利多卡因仍不失为分娩镇痛的合理选择。

(二)脊麻用于分娩镇痛

脊麻也可用于分娩止痛。目前蛛网膜下腔注入小剂量短效亲脂性麻醉性镇痛药行分娩镇痛的做法越来越普遍,也可同时加入少量局麻药。推荐使用苏芬太尼 10 μg 或芬太尼 25 μg,加布比卡因 1.25～2.5 mg。止痛作用常可在 5 min 内出现,并可持续 1.5～2 h。

(三)宫颈旁阻滞用于分娩镇痛

过去,常使用宫颈旁阻滞来控制分娩过程中的疼痛,能部分减轻分娩过程中宫颈扩张及胎儿通过产道所产生的疼痛。当使用布比卡因或氯普鲁卡因行宫颈旁阻滞时,两者的起效时间相似,布比卡因的维持时间更长。在受研究的患者中,有 5%～10% 的胎儿发生心动过缓。在一系列使用甲哌卡因的研究中,有大于 13% 的宫旁阻滞发生了心动过缓。尽管与利多卡因、甲哌卡因相比,使用丙胺卡因更少发生心动过缓,但其发生率也高达 11%。即使将氯普鲁卡因的容量及浓度降低,在那些选择做宫颈旁阻滞的患者中仍有 2% 的胎儿发生了心动过缓。因为母亲的疼痛控制有限,有几例发生了药物注入胎儿颅内,及胎儿的药物血浆水平有所升高。在一侧宫颈旁阻滞中,发生颅内注射导致胎儿体内甲哌卡因大量增加,发生了新生儿心搏骤停,需通过输血换血来处理。

在临床操作中,为了安全起见,仍在使用宫颈旁阻滞技术的应谨慎使用。患者的选择必须限制在健康的孕妇,拥有正常生理功能的子宫胎盘。建议使用局麻药的最小剂量,避免使用肾上腺素,注意最大程度地增加子宫胎盘血流及积极处理胎儿的心动过缓。

第四节　在产科麻醉的局麻药中添加肾上腺素

在硬膜外麻醉的局麻药中添加肾上腺素可以降低药物的全身性吸收速度及局麻药的血浆峰值,以提供更长的作用时间,加深运动阻滞。此外,加在试验剂量中便于确认有无局麻药误入血管。但在产科麻醉中使用肾上腺素还是有争议的。将 15 μg 肾上腺素加入初量中的做法,在产科麻醉中并不能广泛采纳。首先,因为产妇的心率在分娩时存在很大的个体差异,而且有发生假阴性的危险存在。其次,考虑到从硬膜外腔中吸收的肾上腺素会增高血浆中肾上腺素的水平。在0.5%的布比卡因中添加肾上腺素,行腰段硬膜外镇痛,与不加肾上腺素的阻滞相比,血浆中肾上腺素浓度增加4倍。尤其对于先兆子痫的患者,一旦肾上腺素注入血管,一方面会进一步增加高血压反应的危险性;另一方面会引起胎盘血管收缩而导致子宫血流明显下降,使胎儿心率变异性降低。

另一种观点认为,肾上腺素10~20μg加入血管内确实会引起子宫血流明显的短暂的下降。但这种子宫血流的下降与分娩时的子宫收缩相似。因此认为,肾上腺素作为局麻药误入血管的指示剂所带来的益处要胜过其引起的短暂的子宫血流下降所带来的危害。在阴道分娩的硬膜外麻醉中,除了试验剂量,其他时候不必添加肾上腺素,因其所需的局麻药总量小,不需要运动阻滞;而且,全身性吸收的肾上腺素的β样作用,可能会降低子宫收缩性及延长产程。但在小剂量肾上腺素作用下,这种子宫活动性的下降也许并不会发生(如肾上腺素20~30μg/次硬膜外注射),或者当吸入氧气时,这种下降变得不明显。临床研究证实,在硬膜外使用的氯普鲁卡因中添加肾上腺素后,子宫血流未发生下降。剖宫产时需使用更大剂量的局麻药以提供更完全的运动阻滞,在局麻药溶液中添加1:200 000的肾上腺素也许是有益的。在择期的剖宫产手术中,将肾上腺素添加到蛛网膜下腔的布比卡因中,尽管最终获得的神经阻滞质量会有所改善,但会延迟神经阻滞的起效时间。

第五节　局麻药对妊娠母体及胎儿的作用

一、妊娠母体对局麻药的反应

临床研究提示:妊娠晚期,布比卡因的心脏毒性增加。

基础研究提出了妊娠会对神经阻滞产生影响。在体外将完整的神经暴露于孕酮中,神经更容易被布比卡因阻滞。在妊娠患者的正中神经阻滞时,患者在利多卡因作用下,较年龄配对的非妊娠对照组患者,更易发生传导阻滞。相反,妊娠大鼠的脊髓神经根轴突未对布比卡因表现出更敏感,提示有弥散障碍变化或有其他内源性化学物质造成了妊娠期局麻药作用的差异。长期暴露于孕酮中,可增加鞘内苏芬太尼的作用强度及增加隔离神经对神经阻滞的敏感性。尽管在妊娠过程中,脑脊液中孕酮增加,但这与腰麻平面的扩散并无直接关系。罗哌卡因与布比卡因除了在化学性能上相似外,罗哌卡因并不增加妊娠期潜在的毒性。当局部麻醉药物发生误注入血管事件时,罗哌卡因较布比卡因更安全,因为其有更快速的重分布率及清除率。

在孕酮对产科患者心脏毒性影响的研究中,评估了孕酮对猫发生心律失常的影响,发现麻醉状态下的猫,孕酮能明显增加心律失常的发生率及对其细胞结构的影响。

在妊娠过程中血液稀释的基础上,血清蛋白减少了。这样来假设血浆中局麻药与蛋白的结合作用发生改变是合理的。在评估利多卡因时,发现其有与蛋白结合部分下降,血浆游离部分增加的现象发生,但这种变化很微小,以至于缺乏明显的临床意义。在正常妊娠过程中,利多卡因的整体代谢未见明显受损。

（二）局麻药对胎儿的影响

大剂量的局麻药用于一些产科麻醉,特别是剖宫产中的硬膜外麻醉,局部麻醉药会通过胎盘传递给胎儿,因此分娩前局麻药对胎儿的影响正日益受到关注。

胎儿所接受的局麻药的剂量与药物的品种有关。因为药物与蛋白结合后就不易穿透过胎盘,因此药物（布比卡因、依替卡因）和蛋白结合的越多,传递给胎儿的药物就越少。虽然罗哌卡因用于产科硬膜外麻醉的临床表现与布比卡因相似,尽管其血浆水平大大低于中毒阈值,但它在胎儿体内的血浆水平却更高。酯类局麻药因为血浆半衰期较短,较少到达胎儿体内。由于胎儿体内有接近正常水平的血浆胆碱酯酶,酯类局麻药在胎儿体内因快速水解而得到进一步消除,在脐带血中几乎检测不到氯普鲁卡因。母体中异常的胆碱酯酶水平可明显延长手术过程中及过程后的硬膜外氯普鲁卡因作用时程。尽管在体外实验中发现,当血小板暴露在利多卡因溶液中时,会使血小板功能降低,但血浆中的利多卡因水平对胎儿的血小板功能无影响。

在所有的产科麻醉及镇痛所使用的药物中,利多卡因获得最高的母体－胎儿比率,母体和胎儿血浆浓度接近一致。当胎儿由于缺氧或窒息引起酸中毒时,因为胎儿体内局麻药离子化的关系,这个比率还要上升。在所有的 pH 为 7.23 或更低的新生儿中,发现若母体硬膜外使用利多卡因麻醉,则新生儿体内的利多卡因水平升高。注射乳酸使绵羊胎儿体内的 pH 值下降至 7.1 时,在同一时间,胎儿体内的利多卡因水平超过了母体。在实验兔,胎儿的酸血症会增加胎儿体内的布比卡因水平。当胎儿的血浆水平中出现布比卡因时,胎儿的心律异常将增加。当胎儿 pH 为 7.22 或更低时,氯普鲁卡因均不会出现在胎儿体内。因此,当怀疑胎儿可能酸中毒时,氯普鲁卡因可能是硬膜外麻醉的一个良好选择。甚至当使用利多卡因进行腰麻时,即使其总量明显低于硬膜外麻醉,也已证实在胎儿出生时体内可检测到利多卡因水平。

由于使用不同的局麻药进行区域麻醉,胎儿体内均可检测到局麻药张度,所以了解新生儿的代谢水平是否接近成人的代谢水平是很重要的。对于酯类局麻药,因为新生儿体内的药物浓度低,而且其血浆胆碱酯酶已在一个接近正常的水平,所以影响较小。而对于利多卡因,胎儿明显可以接触到药物,所幸的是,胎儿的代谢水平与成人相比,接近正常。甲哌卡因在新生儿体内的代谢非常缓慢,当新生儿体内的药物水平明显较高时,会持续 24 h 或更长。新生儿肝功能发育不全是引起药物代谢缓慢及体内甲哌卡因清除延迟的原因。当新生儿发生甲哌卡因中毒时,最常见的表现为惊厥,心动过缓,肌张力低下及呼吸暂停。

局麻药对胎儿神经系统的作用已有广泛研究。动物实验显示,利多卡因对于羊在胎儿期、新生儿期及成年期中枢神经系统的毒性均相似。依替卡因未经证实是否相同;但药物对羊新生儿期及成年期的安全范围更窄,新生儿期对神经系统的毒性更敏感。早期工作证实,与布比卡因及全麻相比,胎儿在其母体的剖宫产硬膜外麻醉中接触到的利多卡因,在出生后不同阶段产生的对其神经系统的毒性作用都较小。后来有研究发现,使用利多卡因、布比卡因或氯普鲁卡因行硬膜外麻醉,经剖宫产出生的婴儿,药物对新生儿早期神经系统的作用无差别。随后使用监测工具来仔细评估利多卡因对神经系统的作用,结果发现,由于仪器过于灵敏而不具备临床意义。在布比卡因硬膜外麻醉下行剖宫产后,除了可在母体内监测到布比卡因外,对于婴儿尚未证实有任何神经行为方面的改变。在使用氯普鲁卡因及甲哌卡因行宫颈旁阻滞分娩时,也发现了同样的结果。

(裘毅敏)

参 考 文 献

1 Ranasinghe JS, Steadman J, Toyama T, et al. Combined spinal epidural anaesthesia is better than spinal or epidural alone for Caesarean delivery. Br J Anaesth, 2003, 91(2):299~300.

2 Tayal G, Mittal RK, Katyal S. Effects of epidural injection on spinal block during combined spinal and epidural anesthesia for cesarean delivery. Reg Anesth Pain Med, 2000, 25(6):591~595.

3 Vercauteren MP, Coppejans HC, Hoffmann VH, et al. Prevention of hypotension by a single 5 - mg dose of ephedrine during small-dose spinal anesthesia in prehydrated cesarean delivery patients. Anesth Analg, 2000, 90(2):324~327.

4 Danelli G, Fanelli G, Berti M, et al. Spinal ropivacaine or bupivacaine for cesarean delivery: a prospective, randomized, double-blind comparison. Reg Anesth Pain Med, 2004, 29(3):221~226.

5 Campbell DC, Banner R, Crone LA, et al. Addition of epinephrine to intrathecal bupivacaine and sufentanil for ambulatory labor analgesia. Anesthesiology, 1997, 86:525~531.

6 Irestedt L, Emanuelsson BM, Ekblom A, et al. Ropivacaine 7.5mg/ml for elective caesarean section: a clinical and pharmacokinetic comparison of 150 mg and 187.5mg. Acta Anaesthesiol Scand, 1997, 41: 1 149~1156.

7 Johnson RF, Herman NL, Johnson V, et al. Effects of fetal pH on local anesthetic transfer across the human placenta. Anesthesiology, 1996, 85:608~615.

8 Crosby E, Sandler A, Finucane B, et al. Comparison of epidural anaesthesia with ropivacaine 0.5% and bupivacaine 0.5% for cesarean section. Can J Anaesth, 1998, 45(11):1066~1071.

9 Chung CJ, Yun SH, Hwang GB, et al. Intrathecal fentanyl added to hyperbaric ropivacaine for cesarean delivery. Reg Anesth Pain Med, 2002, 27(6):600~603.

10 Sol MS, Gershon L. Anesthesia for obstetrics. 2nd ed, Willians & Wikins, Baltimore, 1984, Section Two:Anesthesia for vaginal delivery:59~109.

第 *17* 章　局部麻醉药在门诊手术中的应用

在 20 世纪初,美国麻醉医师 Ralph Waters 在 Sioux City 开展了美国历史上最早的门诊手术麻醉。在此之后,随着门诊手术量的日益增加,门诊麻醉也随之有了一定的发展,在 1984 年美国成立了门诊麻醉协会(SAMBA),专门从事门诊麻醉理论和技术的培训。门诊麻醉已经成为临床麻醉的一个重要的分支,并且是医学生毕业后正规培训的科目之一。1985 年在北美洲门诊手术大约占到手术总量的 34%,而现在大约有 70% 的手术是非住院的门诊手术,并且这个数字还在持续增加。毫无疑问门诊手术与传统住院手术比较,减少了住院引起的接触性感染和并发症,患者不必考虑医院床位安排,手术时间选择有较大的灵活性;门诊手术费用低,术后用药少,患者与家人分离的时间相对较短,对于患者心理上的打击以及生活习惯干扰较少。但是门诊手术麻醉还是存在相当多有争议的问题,比如患者选择的标准,术前准备,麻醉方法和药物选择,患者离院判断标准以及并发症控制,紧急情况处理和术后麻醉随访等问题。虽然门诊麻醉已经存在了一百多年,但是到现今为止并没有一个完整统一的标准。随着世界各国对于医疗费用、成本控制的重视,门诊手术和麻醉数量在今后一个时期还会进一步的增加。

第一节　门诊手术特点和患者术前评估

门诊手术与住院手术相比所涉及的科室基本相似,但仍然有其一定的特点。一般门诊手术都是相对简单的手术、并发症较少且恢复较快。特别是近年来外科微创技术的发展,很多传统住院手术的患者现在也可以进行门诊手术了。一般的情况下是患者手术后,在恢复室等待一段时间达到离院的标准就可以回家,但是如果需要也可以在术后 1~2 天短期住院观察。

门诊麻醉患者的选择一般是以 ASA Ⅰ~Ⅱ级为主。因为患者一般情况好,所以麻醉风险相对较小。但是随着麻醉中监测手段的进步,情况稳定 ASA Ⅲ级患者也可以进行门诊手术麻醉。美国门诊麻醉协会的一项调查显示,在门诊麻醉中 ASA Ⅰ级的患者占 32%,ASA

Ⅱ级的占到 43%，ASA Ⅲ级的占到 24%，而死亡率 ASA Ⅲ级和 ASA Ⅰ级的患者之间没有明显差别。全身情况稳定的 ASA Ⅲ级的患者在术中和术后出现麻醉意外和并发症的几率并不高于 ASA Ⅰ～Ⅱ级的患者。所以现在越来越多的医疗中心开始对于 ASA Ⅲ级的患者开展门诊手术麻醉。

年龄同样也是一个非常重要的因素，一般来说年龄小于 6 个月以及年龄大于 70 岁的患者进行门诊麻醉就不是非常安全了。许多研究表明年龄和发生门诊麻醉意外之间有相当必然的联系。随着年龄的增加，术后运动机能的恢复以及术后认知功能的恢复都有所延迟。相对于年轻人来说，老年人在诸如术后患者转运以及在家中的看护、照顾等这些社会问题方面比较突出。同样也有研究表明对于胎龄加年龄小于 46 周的新生儿，手术麻醉风险是很大的。在胎龄加年龄 46 周以下新生儿术后窒息发生率明显增加，与大于胎龄加年龄 60 周的婴儿相比，如果患者同时还伴有贫血，红细胞压积（HCT）低于 30% 其窒息的发生率更大。多项分析研究认为：无论是正常分娩还是早产儿，对于小年龄的新生儿，门诊麻醉中窒息是一个巨大的风险。在回家后患者同样也存在着巨大的窒息风险。贫血是一个明显的危险因素从而导致新生儿产生窒息，特别是对于胎龄加年龄小于 43 周的新生儿。

其他不适合做门诊麻醉的患者包括：恶性高热、服用单胺氧化酶抑制剂（因为在麻醉过程中可能产生循环和呼吸方面的失调）、过度肥胖患者、药物滥用或者吸毒的人员。

目前关于术前访视的文献报道不多，据估计大约有 25%～33% 的患者需要在术前进行麻醉评估。根据 ASA 的建议，有下列病情的患者还是要在手术当天或前一天接受麻醉医师会诊并进行评估（表 17－1）。

表 17－1　术前需重点评估的疾病状态

系统器官	需 评 估 的 状 态
一般情况	因疾病导致日常活动受限 过去六个月内因为疾病需要治疗或监护 过去两个月内曾因为急诊或慢性病恶化接受过住院治疗
心血管系统	有冠心病、心绞痛、心肌梗死病史 存在有症状的心律失常 未能很好控制的高血压 充血性心力衰竭病史
呼吸系统	需要长期治疗或 6 个月内恶化、进展的哮喘 主气道手术史或气道解剖变异 上下气道肿瘤
内分泌系统	胰岛素依赖性糖尿病 肾上腺疾病 活动期甲状腺疾病
神经肌肉	癫痫或其他严重中枢神经系统疾病 肌病或其他肌肉病变

（续表）

系统器官	需评估的状态
肝脏	任何活动性肝病或肝脏损害
肌肉骨骼系统	脊柱后突或脊柱侧突并产生功能性损害 颞下颌关节紊乱症 肌病或胸椎损伤
肿瘤学	正在接受化疗的患者 肿瘤导致机体明显的生理改变或功能受损
胃肠道	过度肥胖 裂孔疝 有症状的胃-食管反流

一般来说，门诊患者的化验指标相对简单，多数学者认为没有必要对门诊患者进行全面的检查，但是对于高龄患者是否要增加一些额外的检查项目还有一定的争议，原则上在患者术前访视中，根据情况抓住重点作专项检查。

第二节 门诊患者麻醉方式

门诊手术麻醉方式有全麻、浸润麻醉、表面麻醉、椎管内阻滞以及周围神经区域阻滞等几大类型。目前临床门诊手术复杂度比较小而且时间比较短，周转相对较快，而全麻因其起效时间短，麻醉时间控制简便，目前还是临床上门诊手术最为常用的麻醉方式。但是其在患者苏醒以及手术结束后到达到离院标准所需时间相对较长，费用较为昂贵。所以近年来区域阻滞以及局部麻醉在短小手术中越来越受到重视。与传统的全麻相比，区域阻滞或局麻更加便捷，可以缩短患者留院观察的时间，同时恶心、呕吐、嗜睡和过度镇静等不良反应也相对较少。

常用的区域阻滞和神经阻滞都可以应用在门诊手术麻醉，但是门诊麻醉的特点是要求麻醉方式起效迅速、作用确切、恢复快速和完全、不良反应少。目前在门诊麻醉中还没有一个麻醉方式能够完全满足这种要求。但通过对一些传统麻醉方法的改进来基本达到上述要求是目前门诊麻醉方法研究和关注的一个热点，如脊麻因为其良好而确切的效果，技术操作上的便捷重新受到关注。脊麻可以通过调节药物的比重来实现不同平面的阻滞。但是早期的报告显示，临床上脊麻的使用受到限制的主要因素是穿刺后的头痛问题。近年来随着脊麻穿刺针头设计上的改进以及使用更细的穿刺针进行操作，穿刺后头痛的发生率明显降低，所以现在脊麻也成为门诊手术麻醉的一个较好的麻醉方式。

门诊手术一般时间都不是很长，目前倾向在门诊麻醉中使用快速消退的局麻药，传统的中效、长效药物的使用正在日益减少，因为其可能导致过度运动阻滞和尿潴留等不良反应从而延迟恢复。

在门诊手术麻醉中总的趋势是通过减少局麻药的使用剂量来达到患者快速恢复的目的；使用短效药物以避免阻滞时间过长以及尿潴留等并发症，从而导致离院时间延迟；使用低浓度的药物来缩短阻滞时间，从而达到快速出院的目的。Gentili 等人研究认为，虽然布比卡因和丁卡因都是长效的局麻药，但是通过减少剂量可以有效地满足门诊手术要求，同时又可以达到快速恢复的目的。等比重或低比重的布比卡因降低剂量到 6~8 mg 既能完全满足下肢手术的需要，而且恢复快速。Bne-david 等人在脊麻中比较了布比卡因和常规使用利多卡因在离院时间上差别，发现使用 0.25％布比卡因患者离院时间并没有明显的延长，而 0.17％的布比卡因复合芬太尼 10 μg 用于脊麻，效果与常规方法相同，但是离院时间明显缩短。

同时临床单侧脊麻的应用，使得局麻药的用量可以在不影响效果的同时进一步减少。临床研究表明，影响患者恢复时间的因素并不是药物的浓度和容量，而是药物的剂量。

一、局部浸润麻醉

（一）局麻药的选择

局麻药分为酯类和酰胺类。其中酯类以普鲁卡因和丁卡因常用，酰胺类为利多卡因和布比卡因常用。酯类因为其可能产生的过敏在临床使用上受到限制。临床上利多卡因的变态反应相对较少，目前认为变态反应的主要原因是利多卡因制剂中的防腐剂引起的，所以现在倾向于使用不添加防腐剂的药品制剂。但是酯类的药物因为存在与药物相关的变态反应，虽然发生过敏反应的概率非常低，但是后果相对严重，所以目前门诊手术浸润麻醉还是倾向使用酰胺类短效药物利多卡因和长效药物布比卡因。临床常用的浸润麻醉局麻药药代动力学及临床最大剂量参见第 11 章。

利多卡因和布比卡因是临床浸润麻醉中使用最为广泛的药物。利多卡因是临床最为常用的药物之一，其快速起效、麻醉维持时间适中，临床常用的浓度分别从 0.5％到 4％，适用于从浸润麻醉、神经阻滞到表面麻醉等所有部位的麻醉方式。

布比卡因是一个长效药物，在需要长时间阻滞的手术中，或者是在不能向局麻药中添加肾上腺素的患者中被广泛使用。其他还有一些酰胺类的药物也被应用在门诊手术中，但是大部分都是应用在区域神经阻滞或是脊麻中。

（二）局麻药中的添加剂

在药物中添加 1∶200 000 到 800 000 的肾上腺素可以延长药物作用时间并在局部产生止血作用，降低药物吸收后的血浓度从而提高局麻药最大安全用药量。药物中添加的肾上腺素对于血管丰富的组织产生血管收缩作用最佳起效时间为 5 min。肾上腺素产生血管收缩从而减少了局麻药的吸收，使利多卡因最大剂量从 4 mg/kg 增加到 7 mg/kg。但是肾上腺素的使用也有禁忌，肾上腺素禁用于阴茎、指或趾根阻滞及血供较差的组织中，耳朵和鼻尖也是相对禁用肾上腺素的。糖尿病、高血压、心脏传导阻滞和脑血管病患者因其对肾上腺素敏感,所以慎用肾上腺素。

局麻药在注射过程中往往会产生局部疼痛,文献报道提高注射液的 pH 值可以缓解局麻药在浸润注射过程中的局部组织疼痛感,另一研究更加具体地提出,2％利多卡因与碳酸氢钠 9：1 混合能降低药物注射产生的疼痛。

（三）混合使用局麻药

也有一些学者提出为了快速起效,同时又能保持比较长的维持时间,设想把利多卡因和布比卡因混合进行使用。但是进一步的研究并没有发现这种使用方法会给临床上带来更多好处,相反还可能产生药物毒性叠加,所以对于需要 30～60 min 维持时间的麻醉来说,还是单独使用利多卡因加肾上腺素或者是单独使用布比卡因为好。

（四）婴幼儿的局麻药浸润

虽然婴儿和儿童可以安全地使用添加了肾上腺素的局麻药,但是因为婴幼儿在药物代谢方面与成人有所不同,儿童相对较大的心排指数可以使药物血浓度快速增高,同时因为分布容积较大而肝脏功能较弱,所以其药物半衰期相对较长。基于这些药物代谢特点,婴幼儿局麻药中毒阈值仅为 5 岁以上儿童和成人的一半,所以在应用中必须适当调整剂量。

二、表面麻醉

表面麻醉最早是用可卡因进行的。在近一个世纪中,表面麻醉因为其简便、可靠、有效,一直在临床上被广泛地应用。现在仍是小手术和其他有创性操作如冷冻治疗、组织活检、表面清创和小范围皮肤切除、修补以及静脉穿刺或肌肉注射前等常用的麻醉方法。

（一）TAC（丁卡因、肾上腺素和可卡因混合液）

丁卡因（tetracaine）、肾上腺素（adrenaline）和可卡因（cocaine）混合液称为 TAC。配方为：0.5％丁卡因混合 0.05％肾上腺素和 11.8％可卡因。由于对局麻药毒性的顾虑和对于可卡因使用的限制,TAC 并没有在临床上被广泛使用。

（二）LET（利多卡因,肾上腺素和丁卡因混合制剂）

LET 的配方为：4％利多卡因混合 0.1％肾上腺素及 0.5％丁卡因,可以配置成为液体或是凝胶状来使用,应用于非黏膜的表面组织,也可以直接在创伤组织面上使用。涂抹后以棉签按压15～30 min。两岁以上小儿也能安全有效地使用。在一项研究中发现,其失败率仅为 5％。对于远端肢体阻滞效果可能会差一点,但是一旦阻滞失败还可以用浸润麻醉的方法进行补救。而利多卡因 3～5 mg/kg 的补救量并不会造成局麻药过量。LET 目前还没有关于其有毒性作用的文献报道,但还是必须避免在黏膜上使用。国内华西医院曾经报道了一例严重的高浓度丁卡因黏膜表面麻醉中毒并导致患者死亡病例,所以避免在黏膜使用,防止药物快速吸收是非常重要的。因为药物中含有肾上腺素,所以在远端肢体如脚趾等血供不良的部位也不能使用。在污染伤口以及复杂伤口或超过 $6\ cm^2$ 以上创面伤口，LET 也不能产生相当好的阻滞效果。

（三）恩纳（EMLA）

EMLA 是一种常温下配置的混合胶状体，有较高的局麻药浓度。其配方为 2.5％利多卡因和 2.5％丙胺卡因并在其中添加了乳胶和蒸馏水，pH 值在 9.4 左右。在完整皮肤上进行表面麻醉，使用剂量为 $1\sim2\ g/10\ cm^2$，最大剂量为 10 g。涂抹后以薄膜覆盖，其麻醉深度取决于组织和药物接触的时间。60 min 后深度可以达到 3 mm。120 min 为 5 mm。除去软膏30～60 min 后还有麻醉作用。但因其无法渗透入过厚的角质层，所以不能用在足底和掌心等部位。美国 FDA 仅允许 EMLA 应用在皮肤完整的非黏膜处，但是近来的研究显示，对于远端撕裂的伤口，也可以安全地使用。另一项研究显示，85％的儿童在远端撕裂伤口缝合前 90 min 使用了 EMLA，未见有不良反应。还有研究报道了其在宫颈治疗和生殖器黏膜手术中的使用，可见其安全性还是比较高的。EMLA 的不良反应主要是使用部位局部发红和烧灼样感觉。最为严重的并发症是引起高铁血红蛋白症，见于大剂量使用 EMLA 的小于 3 个月的婴儿。

（四）新型的表面麻醉制剂

1. 局麻药脂质体　是指局麻药存在于脂质内，在脂质外包裹了亲水层。所以使得药物能更加容易穿透细胞膜，这种形状的制剂被称为 ELA-MAX。其中含有 4％利多卡因软膏，可以在完整的皮肤上使用，在涂抹后无需压迫，可以达到 15～40 min 的阻滞时间。目前被广泛地应用于化学蜕皮，但是关于药物在黏膜上使用的安全性还没有报道。尽管缺乏文献报道和 FDA 的使用认证许可，临床上还是越来越多的在皮肤手术前使用 ELA-MAX。

2. 离子渗透法　用利多卡因浸湿的海绵覆盖在皮肤上，并加上微弱的直流电，电流通过麻醉药，促进其透入皮肤。在通电 10 min 后产生麻醉作用，大约可以维持 15 min。麻醉深度为 1～2 cm。虽然这种方法可以产生和 ELMA 相当的麻醉效果，但是还是有很多不成熟的地方，同时费用昂贵且无法使用在大范围的皮肤上面。局麻药其他的离子渗透法目前还在研究中，见表 17-2。

表 17-2　临床常用的表面麻醉药物以及配方

药物配方	使用方法	起效/维持时间	效　果	并发症
TAC(0.5％丁卡因，0.05％肾上腺素和11.8％可卡因)	2～5 ml(1 ml/cm²)以纱布或棉花覆盖10～30 min	起效：使用后 10～30 min 维持：不确定	在颜面部和头皮伤口可以产生与利多卡因浸润相似的效果	罕见。主要是药物毒性所引起的惊厥和心血管系统的抑制
LET(4％利多卡因，1:1 000 肾上腺素和0.5％丁卡因)	1～3 ml 直接涂抹在伤口 10～30 min	起效：20～30 min 维持：不确定	如同 TAC 一样可以应用在颜面部和头皮，但是在肢体末端效果差	未见到明显的不良反应的报道

（续表）

药物配方	使用方法	起效/维持时间	效　果	并　发　症
EMLA(2.5%利多卡因和 2.5%丙胺卡因)	乳胶制剂,0.1~0.2 g/cm² 涂抹于皮肤并用薄膜覆盖	起效:1~2 h 维持:0.5~2 h	效果:个体差异较大	接触性皮炎,高铁血红蛋白血症
离子电渗疗法	在完整的皮肤上放置含有利多卡因的海绵并加以小电流	起效:10 min 维持:10~20 min	用药量小,渗透深度好于 EMLA 配方	应用过程中局部皮肤刺痛感,电流过大可能导致局部皮肤灼伤

三、椎管内麻醉在门诊手术中的应用

门诊手术一般都是历时较短难度较小的手术,常见的为:疝气修补,泌尿科手术,妇科检查及妇科小手术,直肠肛门部手术以及骨科肢体手术等等。近年来随着对于医疗成本增加的担忧,门诊手术量在逐年增加的同时也要求能够尽可能地缩短患者在医院的逗留时间。全身麻醉虽然在操作技术上比较成熟,同时术前准备的时间也相对较其他麻醉方式短,但是术后一系列的不良反应如恶心呕吐和苏醒延迟,以及对于药物残留的顾虑等,使得患者不得不在术后数小时内滞留在医院,并安排专人进行临床医学观察以确保安全,这就造成了患者出院时间延长。

硬膜外阻滞作为一种传统的椎管内麻醉方法,在数十年中一直被广泛地应用于临床,但是其相对较长的起效时间,如果穿破硬膜还会造成严重的头痛,从而使患者的恢复时间延长,Greenberg 在其研究中也指出临床上在门诊患者麻醉中使用硬膜外阻滞还是有一定顾虑的。

但是硬膜外阻滞可以提供胸部和腰部的阻滞范围,这是脊麻所不能给予的阻滞范围,所以在临床上还是有一定的应用。骶管阻滞作为硬膜外阻滞中的一种,相当于单次硬膜外阻滞,但是在门诊手术麻醉中,单次硬膜外阻滞和骶管阻滞已经很少使用。同时出于对安全方面的担心,在患者出院前必须拔除硬膜外导管。

因为近年来脊麻技术、器械和药物的不断改进,对于硬膜外在门诊患者的应用提出了挑战。传统的脊麻因为其较高的头痛并发症率,在临床应用上一直受到一定的限制,但是近年来,随着使用更细的穿刺针,头痛的发生率明显降低。同时脊麻技术也得到了一定的发展,主要是单侧脊麻和选择性脊麻,这些技术能完全满足门诊手术麻醉的需要,故近年来脊麻被广泛地应用于门诊手术麻醉。

单侧脊麻的概念是指手术侧的感觉和运动被阻滞,而非手术侧并不受到影响。Enk 等人描述了单侧脊麻的典型特点:"低剂量、低容量、低注射速度"。体位在单侧脊麻中是非常

重要的,为保证单侧阻滞效果确切而在注射后仍然保持 15～30 min 体位的做法是不可取的,因为这会拖延手术时间。

选择性脊麻是指把鞘内注射的药物减少到最小量,仅仅只有手术范围的神经根支配的区域被阻滞。根据手术的需要选择性脊麻可以是双侧的也可以是单侧的。通过体位和药物比重的调整来保证阻滞平面。

1. 脊麻中局麻药的选择　利多卡因作为一个短效的药物曾在脊麻中被广泛地应用。但最近连续报道导致暂时性神经症状(TNS)以及马尾综合征的发生,目前在临床上的使用受到了相当大的限制。在选择性或单侧脊麻中布比卡因和罗哌卡因正取代利多卡因被广泛地应用于临床。

对单侧或选择性脊麻中布比卡因进行了广泛的研究,发现 4～7.5 mg 布比卡因就能进行使用止血带的下肢手术。

2. 膝关节镜手术　患者用 4 mg 布比卡因进行脊麻的情况下可以在术后三个小时后离院回家。近年来对于门诊手术脊麻应用罗哌卡因进行了大量的研究,但是与布比卡因相比,罗哌卡因并没有在阻滞效果、不良反应以及快速恢复等方面体现出明显的优势。单侧脊麻中罗哌卡因 7.5 mg 或左旋布比卡因 5 mg 都能很好地满足膝关节手术的要求。在下肢手术麻醉阻滞中 10 mg 罗哌卡因复合 20 μg 芬太尼就能产生满足手术要求的阻滞效果,且 2.5 h 后患者就可以走动,肠道恢复排气时间在 5.3 h 左右。另外一项研究表明 5 mg 罗哌卡因复合 20 mg 利多卡因在下肢手术中也有满意的阻滞效果,但是还是产生了与药物剂量相关的尿潴留,且平均尿潴留时间为 4.2 h。因为在此研究中没有采用单侧脊麻技术,而且在注射时体位为头低位,所以 27% 患者产生了低血压和心动过缓。Kallio 等人还指出 5 mg 罗哌卡因采用单侧脊麻技术做下肢手术值得进行探讨。

3. 疝气修补　也是门诊中常见的手术,因为脊麻在这种手术中有较多并发症,现正在广泛地进行研究。这种手术要求比下肢手术更加广泛的感觉阻滞范围,这将增加长效局麻药的使用剂量。在一项研究中显示,在单侧脊麻中分别使用 8 mg 布比卡因、8 mg 左旋布比卡因和 12 mg 罗哌卡因都产生了很好的效果,在运动阻滞恢复时间方面左旋布比卡因和罗哌卡因比较快,且没有一个产生尿潴留,而且肠道恢复排气时间都在 5 h 左右。在另外一个研究中,小剂量单侧脊麻中使用布比卡因 6～7.5 mg 复合芬太尼 25 μg 有 18% 的患者需要术后导尿。而采用传统的脊麻或硬膜外阻滞进行手术的患者有 29% 需要术后导尿,全麻 8% 的患者需要导尿,使用局部浸润麻醉患者术后导尿率为 0。可见单侧脊麻技术较传统方法在满足手术要求的同时有较好的舒适度,同时可以明显地降低患者的导尿率。同时与常规全麻相比出院时间明显提前,这种新技术的使用可以使患者在 3 h 后就可以出院。复合鞘内注射阿片类药物,采用头低位可以产生更加广泛的感觉阻滞,但是不增加局麻药的用量,也不影响出院时间。

4. 肛门直肠、泌尿科手术以及妇科镜检查　也是门诊常见的手术。但是文献中只有少数关于小剂量布比卡因椎管内阻滞的研究报道。在泌尿科手术采用脊麻,以布比卡因 5 mg 复合 25 μg 芬太尼与单纯全凭静脉麻醉(异丙酚和瑞芬太尼)相比较,两者恢复行走的时间相同(约 80 min),但是全凭静脉麻醉要比脊麻早一个小时出院。全凭静脉麻醉患者的术后舒适度差的主要因素是术后疼痛,而脊麻患者可能存在排便问题。在门诊鞍区阻滞使用 5 mg 重比重布比卡因,或者使用 2.5 mg 布比卡因复合 25 μg 芬太尼,两者都产生了很好的阻滞效果,但是复合组患者有 43% 需要术中静脉给予咪唑安定。复合组出院时间较单纯布比卡因组提前了 40 min。另一项研究比较了重比重利多卡因 25 mg 和 4 mg 罗哌卡因复合 20 μg 芬太尼在鞍麻肛肠手术中的效果,两者都可以产生相同的阻滞效果,而且两组中的排便时间和运动恢复时间是相同的(3 h 左右)。可见小剂量的罗哌卡因复合芬太尼完全能满足鞍区麻醉,且没有神经并发症方面的担忧。

妇科镜检查和治疗中可以采用 10～20 mg 利多卡因复合芬太尼 25 μg 或苏芬太尼 10 μg 来完成,与用地氟醚全麻相比,这种小剂量麻醉的方式整个手术时间要长 20 min,但是恢复行走时间要早 60 min,所以这种方法正日益广泛地应用于临床。

(二) 新型的局麻药

2-氯普鲁卡因(2-CP)近年来重新在脊麻中备受关注,不含防腐剂的 2-氯普鲁卡因可以不做过敏试验,在一项志愿者参与的试验中,低剂量利多卡因和 2-氯普鲁卡因(40 mg)都产生相同的感觉阻滞效果,耐受止血带的时间为 40 min,而行走和恢复排便时间 2-CP 较利多卡因提前了约 30 min。普鲁卡因 80 mg 与 2-CP 30 mg 的比较研究中,两者都产生了良好的运动和感觉阻滞,维持时间为 50 min。2-CP 40 mg 与布比卡因 7.5 mg 比较,两者都可以产生相同的感觉阻滞和止血带耐受时间,但是 2-CP 组患者提前 80 min 出院。2-CP 复合芬太尼 20 μg 或可乐定 15 μg,止血带耐受时间可以增加 15 min,但是行走恢复时间将分别延长 10 min 和 30 min。在用利多卡因进行脊麻的 8 个志愿者中 7 人产生了 TNS,而 2-CP 组没有一例发生 TNS。在单用 2-CP 30～40 mg 或在其中添加其他药物的患者都可以在 100～130 min 后达到离院标准。这些研究结果都揭示了 2-CP 小剂量应用在双侧脊麻的前景,但是临床使用的安全性还要进一步的研究。

(三) 其他药物复合局麻药在脊麻中的应用

对于门诊患者,减少药物剂量可以带来相当大的好处,但同时也面临着阻滞效果受到影响的风险,选择在脊麻局麻药中添加阿片类药物和 α_2 受体兴奋剂成为了临床应用新的研究方向。常用的添加剂是亲脂类阿片类药物和可乐定。而其他药物如肾上腺素,新斯的明和吗啡并不适合作为添加剂,因为这可能导致延长局麻药作用时间或产生不良反应导致出院时间延长。亲脂阿片类药物可以提高麻醉质量但是不延迟出院时间,与吗啡比较,小剂量亲脂阿片类药物作用时间更短,呼吸抑制风险更小。芬太尼 10～25 μg 或苏芬太尼 10 μg

复合不同的局麻药可以被成功地应用于鞘内注射。

可乐定 15 μg 复合罗哌卡因或 2 - CP 可以提高麻醉质量,且有较短的麻醉恢复时间和良好的舒适度,在大剂量使用可乐定(45～75 μg)时可能会产生低血压、心动过缓和过度镇静。在使用 15 μg 的剂量时可以避免这些不良反应。

第三节 门诊患者疼痛治疗中局麻药的应用

尽管目前已经有很多方法来提供创伤和手术后的镇痛,但是疼痛以及因为恐惧麻醉药物作用消失后的创伤疼痛仍然是影响离院时间的一个重要因素。在一项调查中显示 80% 的患者在离院后感到疼痛,而其中 82% 的患者认为其疼痛强度是中等、严重或极为严重的。随着对于术后镇痛问题的日益重视,门诊手术麻醉后,除了给予传统的非甾体类等药物或给予少量阿片类药物外,PCA 类型的镇痛方式也在门诊手术中得到日益的重视。传统静脉的给药方式因药物用量较大,在医院外使用其安全性不高,同时又存在并发症的风险,所以近年来连续区域阻滞患者自控镇痛的方式得到了重视。新型的神经刺激器能够准确地定位外周神经,并指导在外周神经周围进行置管,通过泵连续给予局麻药来实现持续镇痛作用。特别是在肩部和上下肢的手术以及创伤的镇痛中,这种方式的镇痛正在日益被广泛地采用。在连续外周神经输注局麻药的镇痛中,布比卡因和罗哌卡因是最为常用的药物,因为其相对时效较长,麻醉强度较大,而单位容量相对较小。一般选择的浓度为:首次注射为 0.5% 布比卡因或 0.5%～0.75% 罗哌卡因。容量为 20～40 ml。连续注射浓度为 0.1% 布比卡因或 0.1%～0.2% 罗哌卡因 5 ml/h。患者自控剂量为 0.1% 布比卡因或 0.1%～0.2% 罗哌卡因 10 ml,锁定间隔时间为 60 min。Dadure 等人的一个研究认为连续外周神经镇痛在术后或创伤后 96 小时内能够提供良好的镇痛效果,并且可以促进患者早期活动和缩短留院观察时间,剂量为 0.5% 布比卡因或罗哌卡因 0.3 ml/kg,单次注射最大量不超过 40 ml。外周神经置管连续局麻药输注也可以安全使用于儿童。

第四节 门诊手术患者麻醉后恢复和离院标准

一、麻醉恢复的分期

门诊患者麻醉恢复可以分为 3 期:① 恢复早期:麻醉结束后到患者完全清醒。这个阶段往往是麻醉并发症的高发期,需要严密监护。② 恢复中期:指患者清醒后直至达到出院标准。③ 恢复晚期:指出院后直至完全恢复到术前生理状态。

门诊手术后,进行全身麻醉的患者一般都直接从手术室送到恢复室(PACU 或苏醒室）。传统意义上的 PACU 费用高昂、劳动强度大、逗留时间长。而区域阻滞和椎管内阻滞等麻醉方法可以使患者在手术室就到达恢复中期，可以不必进入 PACU 而直接进入二级恢复室（SSRU）。有研究评估了患者不进入 PACU 对于门诊手术结果和门诊手术室资源利用这两个方面影响，结果显示直接进入 SSRU 的患者，无论是在安全性还是在离院时间方面都有明显的优势，同时可以大大节省医疗成本。

二、麻醉后的离院标准

对于门诊手术患者，麻醉医师在很大程度上承担着判断患者是否可以出院回家的责任。麻醉后离院评分系统可以帮助麻醉医师判断患者是否达到离院标准，见表 17-3，患者通常在 SSUR 接受评估，如果其评分大于 9 分，则认为患者可以安全地离开医院。

小　结

门诊手术麻醉量正在逐年增加，今后几年中，手术方式的变革可能会进一步增加门诊手术麻醉的数量，而近年来对于门诊麻醉方面的研究也有了相当大的进展，区域阻滞、外周和椎管内神经阻滞在门诊麻醉中的应用量呈现增长的趋势，对于传统的全麻提出了挑战。同时，新的局麻药物的开发和应用，以及新的神经阻滞技术的出现和临床使用，也为提高门诊神经阻滞麻醉质量提供了保证。在神经阻滞麻醉中不能仅凭借单纯简单地减少局麻药的用量来缩短入院时间和减少并发症，而是要通过不同药物和麻醉方法的组合，在保证麻醉质量的前提下减少局麻药的使用量，从而达到缩短留院时间，减少并发症和不良反应的目的。低剂量、低浓度、低容量的局麻药使用方式成为门诊麻醉的发展方向，同时复合使用药物以及使用局麻药进行术后镇痛也成为门诊麻醉的另一个重点。

表 17-3　麻醉后患者离院评分系统

项　目	达　到　标　准	评分
生命体征	生命体征稳定，与患者年龄及术前水平一致	
	血压和脉搏变化在术前水平 20% 以内	2
	血压和脉搏变化在术前水平 20%～40% 以内	1
	血压和脉搏变化超过术前水平 40%	0
活动能力	活动能力达到术前水平	
	步态稳，无眩晕或达到术前水平	2
	行走需要帮助	1
	不能行走	0
恶心、呕吐	离院前无或轻微可控的恶心呕吐	
	轻度：可以控制	2
	中度：肌肉注射止吐药可以控制	1
	重度：反复用药也无法控制	0

（续表）

项　目	达　到　标　准	评分
疼　痛	离院前仅有轻微疼痛或不痛，疼痛程度可以忍 　受或以口服药控	
	疼痛部位和强度应该是意料之中	2
	可以忍受的疼痛	1
	不可忍受的疼痛	0
外科伤口渗/出血	术后伤口渗/出血应该是意料之中的	
	轻微：不需要更换敷料	2
	中度：最多需要更换两块敷料	1
	重度：需要更换 3 块以上的敷料	0

（沈　浩　庄心良）

参 考 文 献

1　Tetzlaff JE. The pharmacology of local anesthetics. Anesthesiol Clin North Am，2000，18：217～233.

2　Enk D. Unilateral spinal anaesthesia：gadget or tool. Curr Opin Anaesthesiol，1998，11：511～515.

3　Korhonen A-M，Valanne JV，Jokela RM，et al. Influence of the injection site（L2/3 or L3/4）and the posture of the vertebral column on selective spinal anesthesia for ambulatory knee arthroscopy. Acta Anaesthesiol Scand，2005，49：72～77.

4　Korhonen A-M，Valanne JV，Jokela RM，et al. A comparison of selective spinal anesthesia with hyperbaric bupivacaine and general anesthesia with desflurane for outpatient knee arthroscopy. Anesth Analg，2004，99：1668～1673.

5　Cappelleri G，Aldegheri G，Danelli G，et al. Spinal anesthesia with hyperbaric levobupivacaine and ropivacaine for outpatient knee arthroscopy：a prospective，randomized，double-blind study. Anesth Analg，2005，101：77～82.

6　Kallio H，Snäll E-V，Suvanto SJ，et al. Spinal hyperbaric ropivacaine-fentanyl for day-surgery. Reg Anesth Pain Med，2005，30：48～54.

7　Kallio H，Snäll E-V，Tuomas C，et al. Combination of hyperbaric lidocaine and ropivacaine in spinal anaesthesia for day surgery. Eur J Anaesthesiol，2006，23：568～573

8　Casati A，Moizo E，Marchetti C，et al. A prospective，randomized，double-blind comparison of unilateral spinal anesthesia with hyperbaric bupivacaine，ropivacaine，or levobupivacaine for inguinal herniorrhapy. Anesth Analg，2004，99：1387～1392.

9　Erhan E，Ugur G，Anadolu O，et al. General anaesthesia or spinal anaesthesia for outpatient urological surgery. Eur J Anaesthesiol，2003，20：647～652.

10　Drasner K. Chloroprocaine spinal anesthesia：back to the future. Anesth Analg，2005，100：549～552.

11　Gonter A，Kopacz D. Spinal 2-chloroprocaine：a comparison with procaine in volunteers. Anesth Analg，2005，100：573～579.

12　Cappelleri G，Aldegheri G，Danelli G，et al. Spinal anesthesia with hyperbaric levobupivacaine and ropivacaine for outpatient knee arthroscopy：a prospective，randomized，double-blind study. Anesth Analg，2005，101：77～82.

第*18*章 局部麻醉药在慢性疼痛中的应用

疼痛持续1个月,超过一般急性病的进展和伤口痊愈所需的合理时间,或与引起持续疼痛的慢性病理过程有关,抑或经过数月或数年的间隔时间后疼痛复发,则称之为慢性疼痛。其临床症状常与自主神经功能表现异常,忧虑、疲乏、精神因素以及对社会的不适应有关。"慢性疼痛是一种疾病"这一观念目前在社会和医学界已基本达成共识。它引起了从外周到中枢神经系统的一系列病理生理改变,并通过特异性的症状和体征体现了不同的病理变化。在给患者带来较大痛苦的同时,慢性疼痛也消耗了大量的医疗资源,成为日益引起关注的一个社会和医疗问题。关于慢性疼痛的机理研究目前得到了长足的进展,内容涉及外周敏感化、中枢敏感化以及神经"重塑"等方面,这同时导致了相关的治疗手段的改进。局部麻醉药作为治疗慢性疼痛的主要组成部分,可以通过对脑神经、脊神经以及交感神经的细胞膜上的电压门控钠通道的阻断,影响细胞膜的去极化、动作电位产生和传导,抑制痛觉的传导,从而起到治疗慢性疼痛的作用。

第一节 局部麻醉药治疗慢性疼痛的作用机制

鉴于局部麻醉药在慢性疼痛的治疗中的作用和重要地位,以及对于慢性疼痛这一疾病发生、发展认识的增加,近年来关于其作用机制的研究也取得了一定的进展。其可能的机制如下:

1. 局部麻醉药可以阻断注射部位传导痛觉的C纤维和Aδ纤维对伤害性感觉的传导,阻断钠离子通道的动作电位,降低由于外周神经冲动所致的痛觉信号的放大和中枢神经敏感化,从而达到有效的镇痛目的。

2. 阻断交感神经以达到止痛效果,尤其是对于某些因为交感神经功能失调和去甲肾上腺素所导致C纤维对于伤害性刺激的反应性增强,从而产生顺向或者逆向兴奋,以及自发性动作电位导致的疼痛。局部麻醉药通过对交感神经的阻滞和紊乱神经活动的调节,从而达到治疗疼痛的目的。

3. 药物的局部作用和通过交感阻滞能够改善注射部位的血液循环,减少因为肌肉痉挛和血流减慢导致的代谢物质的堆积,使局部积聚的炎性物质减少,减少局部"炎性汤"中的炎性因子包括 P 物质、缓激肽、组胺以及前列腺素等的浓度。这些炎性因子浓度的降低,不仅可以降低外周神经的敏感化,也可以降低炎性反应的一系列"瀑布样"放大,从而降低中枢神经敏感化。此外,局部麻醉药常常复合糖皮质激素共同作用,后者也可以起到抗炎,减轻局部水肿的作用,有利于炎症和水肿的消退,改善神经水肿和局部微环境。故能够收到消除肌肉痉挛、缓解疼痛、减轻症状的效果。

4. 局部麻醉药所作用的靶点神经轴突转运和全身吸收的作用,也会对于背根神经节,脊髓背角广动力神经元,甚至中枢神经均有一定的阻滞和调节作用。背根神经节作为连接外周和中枢神经的重要组织,对于维持外周敏感化和中枢神经敏感化都有着独特的作用。通过对背根神经节的阻滞,能够阻断神经传导的通道,达到镇痛的作用。对于脊髓背角的广动力神经元的阻滞则可以直接降低痛觉敏感化。

5. 除却上述的局部麻醉药物直接的神经阻滞效果外,重要的一点在于神经阻滞的继发性治疗效果。临床上可以明显观察到利用局部麻醉药物进行疼痛治疗所产生的镇痛时间远远超过药效学和药动力学意义上的局部麻醉药作用时间,甚至可以产生长达数年的镇痛效果。一般认为,短暂的局麻药物可能改变兴奋神经元的高兴奋状态,打破某些神经元的"永久去极化"状态,阻断了"疼痛-异常兴奋-局部炎性反应加重-外周、中枢神经敏感化-疼痛"这一恶性循环,从而可能收到长期镇痛的效果。

通过上述的各种作用途径,单纯局部麻醉药或者伍用其他药物,通过对于外周、中枢神经和交感神经系统产生短暂的或者长久的神经传导阻滞、炎症消退等作用,从而取得显著的慢性疼痛的治疗作用。

第二节　局部麻醉药治疗慢性疼痛的分类和方法

一、慢性疼痛的分类

根据应用局麻药物治疗的不同,慢性疼痛主要分为:① 软组织、关节和骨疼痛:各种骨关节炎、创伤后畸形性疼痛,骨骼肌疼痛,各种颈椎病、腰椎间盘突出症、腰椎滑脱等所致疼痛,肌筋膜疼痛综合征,头痛、烧伤后疼痛。② 深部组织和内脏痛:心血管疼痛,眼痛,口面部疼痛,慢性妇科疼痛,泌尿生殖系统慢性疼痛。③ 神经和神经根损伤性疼痛:截肢后幻肢痛,周围神经性疼痛,反射性交感神经营养不良和交感神经持续痛,三叉神经痛和非典型性面部痛,神经根损伤和蛛网膜炎、带状疱疹后神经痛。④ 中枢神经性疼痛:脑、脊髓的血管损伤,如出血、梗塞、血管畸形;多发性硬化;外伤性脊髓损伤,脑损伤;脊髓空洞症和延髓空洞症;肿瘤;帕金森病。⑤ 癌性疼痛。⑥ 其他与神经系统有关的非疼痛性疾病:如顽固性呃逆(打嗝),急性面神经炎(面瘫),面肌痉挛,神经性皮炎,突发性耳聋,内耳晕眩症,痛风症,瘢痕痛,眼睑痉挛,急性期视网膜血管阻塞等。

二、神经阻滞在慢性疼痛中的应用

包括诊断性和治疗性两种:

(一)诊断性神经阻滞

其理论基础是使用局麻药物阻滞支配特定疼痛区域的某一神经纤维后所产生的疼痛,并由此所作出的相关疾病诊断。沿着神经通路选择性地阻滞不同的点有助于医生判断产生疼痛的病变部位。通过局部麻醉药的诊断性阻滞后,如果符合临床症状和体征,并且取得预期的治疗效果,也可以进入治疗性神经阻滞或者其他的治疗程序。临床上常见的诊断性神经阻滞包括:

1. 周围或中枢特定感觉神经阻滞　神经阻滞有助于疼痛的诊断和治疗。周围及中枢神经阻滞有助于定位疼痛的起源。在实行永久性神经阻滞或者破坏前必须先做暂时性神经阻滞。在某些神经痛综合征(如神经损伤),有时很难分清楚疼痛是产生于周围神经或中枢神经(脊髓以上),如果进行局部麻醉药物周围神经阻滞后导致疼痛完全缓解,则显示疼痛在周围神经系统。包括:颈、胸、腰段神经根阻滞,腰椎侧隐窝神经阻滞,腹腔神经丛神经阻滞,半月神经节神经阻滞等,通过上述诊断性神经阻滞,均可以对相关疾病做出诊断,并可以在一定程度上预测疾病治疗效果,确定手术阶段以及手术预后。

2. 交感神经阻滞　临床常见的交感神经诊断性阻滞包括颈部、胸部交感神经节阻滞、腰交感神经丛阻滞。通过对上述的交感神经单纯的局部麻醉药神经阻滞后,交感相关性慢性疼痛多能得到有效的缓解。对于交感性疼痛而言,此种单纯的神经阻滞同时起到诊断、治疗两种治疗目的。确定诊断后,则可以进入其他物理/化学毁损的治疗程序。

(二)治疗性神经阻滞

通过诊断性的局麻药神经阻滞后,如果能够确诊疾病并且确定病变神经,则可以进行治疗性神经阻滞。此时常常复合其他类药物(糖皮质激素、透明质酸钠、阿片类药物、神经毁损药物等),联合用药,以求取得更佳治疗效果。

三、局麻药治疗慢性疼痛临床常见配伍

诊断性神经阻滞时,常常用单纯低浓度的局麻药,常见的应用为:1%利多卡因或0.1%布比卡因,一般试验量为2 ml左右。治疗性交感神经阻滞则根据部位不同,剂量有所不同:星状神经节阻滞常用1%利多卡因8～10 ml,单侧腰交感神经阻滞则常用0.1%布比卡因15～20 ml。

神经阻滞在慢性疼痛的治疗中则常常采用复合制剂。最为常见的为局部麻醉药和糖皮质激素配合,长效的得宝松、地塞米松;中效的曲安奈德等都是常常伍用的药物,在神经阻滞治疗各种疼痛中起到重要的作用。透明质酸钠则常常在治疗各种骨性关节炎中配合使用。此外,硬脊膜外间隙局麻药联合阿片类、可乐定、氯胺酮可增强镇痛效果,减轻不良反应。最近有报道利多卡因联合可乐定作末梢神经阻滞可提高单独应用的临床效果。癌性疼痛经 WHO 三阶梯疗法得不到充分镇痛或全身阿片类镇痛药不良反应严重时,改用椎管内持续镇痛法或腹腔神经丛阻滞法,在 20 世纪已被公认。最先进的治疗顽固性晚期癌痛的蛛网膜下腔吗啡泵植入技术,在药泵中的吗啡加入少量的局部麻醉药物,如利多卡因或者布比卡因,往往能取得更佳的治疗效果。

第三节　常见慢性疼痛的局部麻醉药神经阻滞治疗

一、偏头痛

最重要和常见的为血管性头痛。

（一）临床表现

典型发作前先有眼部先兆,出现一侧或双侧剧烈搏动性痛或胀痛,多伴有面色苍白、肢冷、嗜睡等伴随症状。发作频率不等。无上述先兆者称"普通型偏头痛",较为常见。

（二）诊断要点

青春期发病,部分患者有家族史。多有诱因。检查可见颞动脉隆起,搏动增强,压迫后头痛可减轻。

（三）治疗原则

1. 积极预防和治疗各种原发病。

2. 对症治疗　止痛:口服非甾体类消炎镇痛药、麦角胺咖啡因。间歇期为防止发作可选用谷维素、心得安等。

3. 神经阻滞　星状神经节阻滞,眶上神经和枕后神经阻滞以及颞浅动脉旁痛点阻滞等。

4. 病程较长、发作频繁、药物治疗无效和颞动脉扩张明显的严重患者,也可酌情试行颞浅动脉结扎手术。

二、三叉神经痛

面部三叉神经分布区内短暂的、反复发作的阵发性剧痛,又称痛性抽搐。

（一）临床表现

闪电样、短暂而剧烈的电灼样,针刺样剧烈跳痛。严重者常伴有"痛性抽搐"。有上、下唇,鼻翼,口角等扳机点。

（二）诊断要点

确定诊断应具备下述 4 个特征:① 有无痛间隙的发作性疼痛。② 无明确的神经系统阳性体征。③ 有扳机点。④ 疼痛严格限制在三叉神经支配区域。

（三）治疗原则

1. 药物治疗　首选药物卡马西平治疗。可联合使用苯妥英钠、氯硝西泮、加巴喷丁等治疗。

2. 阻滞治疗　注药如局部麻醉药、酒精、酚于神经分支或半月节上。

3. 经皮选择性半月神经节射频电凝术。

4. 外科治疗　首选三叉神经微血管减压术。还有三叉神经感觉根切断术以及脊束切断术等。

三、舌咽神经痛

发病率约为三叉神经痛的 1%,易与三叉神经第三支痛相混。

（一）临床表现

舌咽部疼痛,疼痛性质为阵发性。少数表现为耳部疼痛,但多位于耳深部或耳后。进食可诱发或加重疼痛,可伴有三叉神经痛。

（二）诊断要点

上述临床表现,以 40% 的地卡因喷涂于咽部,疼痛消失即可确诊。

（三）治疗原则

1. 药物治疗与三叉神经痛大致相同。

2. 局部麻醉药神经阻滞,可以复合少量糖皮质激素。

3. 微血管减压术或舌咽神经切断术。

四、颈椎病

颈椎病多见于 40 岁以上的中年人,长期低头工作的人群中患病率也非常高。

（一）临床表现

1. 颈型　症状轻微。临床表现为颈部突然疼痛、不适,僵硬,向一侧偏斜,双肩有沉重感。有相应的压痛点。

2. 神经根型　根性痛,可伴有感觉障碍。根性肌力障碍,在手部以大小鱼际肌及骨间肌为明显。腱反射改变。

3. 脊髓型　较为少见但严重。表现为下肢运动功能障碍,步态不稳,易跌倒,并有束缚感。括约肌功能障碍和锥体束征阳性。

4. 椎动脉型　较为少见。主要表现有眩晕、偏头痛,耳鸣、听力减退,甚至耳聋。

5. 交感神经型　临床表现为头痛、头晕、偏头痛、枕部痛、颈部痛、眼花耳鸣、手麻木、眼睑下垂、视力模糊、瞳孔散大或缩小、眼窝痛、心动过速或心动过缓等植物神经系统功能失调症状。

6. 混合型

(二)诊断要点

1. 病史采集。

2. 体格检查　压痛点,前屈旋转试验,椎间孔挤压试验,椎间孔分离试验。

3. 影像学检查　X线检查,侧位片,正位片,CT,磁共振成像检查。

(三)治疗原则

1. 非手术治疗　牵引推拿理疗、TENS、热熏、超激光照射。

2. 药物治疗　非甾体消炎镇痛药;肌肉松弛剂;弱阿片类药;神经营养药物;激素类;舒筋活血药;外用药。

3. 神经阻滞治疗　神经根、神经干、神经丛及末梢神经阻滞;小关节阻滞;肌肉肌腱附着点和痛点神经阻滞;硬膜外间隙神经阻滞是最为有效的一种阻滞方法。星状神经节阻滞对于交感型颈椎病效果显著。

4. 手术治疗　上述保守治疗无效且病情进行性加重者宜选择手术治疗。

五、肩周炎

是肩周肌肉、肌腱、滑囊和关节囊等软组织退行性改变所引起的广泛的炎症反应。

(一)临床症状

多为单侧发病。疼痛为最明显的症状,可放射,夜间疼痛加重,甚至痛醒,影响睡眠。

1. 急性期　早期有的只感觉肩部不舒适及束缚的感觉。疼痛多局限于肩关节的前外侧,活动受限。局部压痛点。

2. 慢性期　肩痛逐渐减轻或消失,但肩关节挛缩僵硬逐渐加重,呈冻结状态。

3. 恢复期　肩痛基本消失,关节的活动也逐渐增加。

(二)诊断要点

慢性逐渐发病,肩痛的特点是夜间明显,肩肱关节活动明显受限,肱二头肌在增加张力时疼痛加剧,可出现肌肉萎缩。X线上可见肱骨头疏松。

(三)治疗原则

休息、保暖、功能锻炼、理疗、局部痛点阻滞。

1. 肩周炎早期以解除疼痛,预防关节功能障碍为目的:止痛药物,制动,痛点注射,肩胛上神经阻滞,电疗法,温热敷,冷敷等。

2. 肩周炎的冻结期,以恢复关节运动功能为目的:用理疗,西式手法,推拿,按摩,医疗体育等。

3. 恢复期 以消除残余症状,增强肌肉力量的功能锻炼为主。

六、胸廓出口综合征

常由颈肋,第 7 颈椎横突过长,第 1 肋骨畸形,前斜角肌异常等原因引起胸廓上口区域臂丛神经,锁骨下动静脉压迫所致。

（一）临床表现

多见于 30 岁以上的女性,患侧颈肩背痛可由肩胛后部向尺侧放射,严重者可出现指力减弱,精细动作不灵活,感觉减退或过敏以尺神经分布为主,晚期患者可见大小鱼际肌,骨间肌萎缩。

（二）诊断要点

斜角肌试验阳性,肋锁试验,运动试验,超外展试验可能阳性.X 线片常可发现颈肋,第 7 颈椎横突过长,第 1 肋骨畸形等胸廓出口畸形。

（三）治疗原则

口服消炎止痛药物,局部神经阻滞,缓解肌肉痉挛,减少神经卡压症状。按摩,理疗等。也可行手术治疗。

七、肩胛上神经卡压综合征

肩胛上神经受卡压,疼痛为间歇性。

（一）临床表现

肩胛上神经卡压综合征的肩部外展外旋力量减弱,患侧的冈上、下肌有明显的萎缩,局部无压痛。

（二）诊断要点

临床表现结合肩胛骨切迹斜位片可见切迹变异和畸形,关节造影无关节囊变小改变。肌电图检查可见冈上肌改变。

（三）治疗原则

局部神经阻滞,小针刀等。

八、肱骨外上髁炎（网球肘）

（一）临床表现

肘关节外侧酸痛,并向前臂外侧放射,握物无力,旋转活动可诱发疼痛。肱骨外上髁有敏感压痛。

（二）诊断要点

1. 发于壮年，有前臂工作或运动史。

2. 肘外侧疼痛，严重者放射至前臂。

3. 肱骨外上髁，桡骨头或桡骨伸腕肌的肌间沟有明显压痛。

4. 腕部抗阻力背伸试验阳性，或腕伸肌腱牵拉试验（mills）阳性。X线检查多呈阴性。

（三）治疗原则

患肘休息，制动，热敷。

局部麻醉药物阻滞治疗甚佳。

药物治疗。

九、桡骨茎突狭窄性腱鞘炎（称拇长展肌腱鞘炎）

（一）临床表现

多见于手工操作者，局限性压痛，可有前臂放射，拇指伸展活动受限。

（二）诊断要点

起病缓慢，职业特点，局部压痛，拇指屈收试验阳性。

（三）治疗原则

制动，非甾体止痛药物，局部麻醉药鞘内注射，小针刀或者手术松解腱鞘。

十、屈指肌腱狭窄性腱鞘炎

（一）临床表现

起病缓慢。早期患者仅在晨起感掌指关节酸痛，手指僵硬，活动后可消失。病情进展，可逐渐出现"闭锁"及弹响。

（二）诊断要点

多见于手工劳动者。掌骨头掌侧压痛明显，可触及弹跳感。屈指抵抗试验阳性。掌骨颈的掌侧和桡骨茎突处可有压痛。

（三）治疗原则

休息、热敷、局部麻醉药鞘内阻滞治疗。

十一、腱鞘囊肿

（一）临床表现

多在手腕部背侧皮下，大小不一。其他关节及腱鞘附近也可见到。生长很慢。偶有轻微疼痛。

（二）诊断要点

一般无意中发现，无痛。有的可有无力或酸痛。肿块不与皮肤粘连，其基底与腱鞘或关节囊相连，有的与关节腔相通。

（三）治疗原则

囊肿内注入适量局部麻醉药复合透明质酸酶或可的松类药物，然后用针头将囊壁多处刺破，让囊液挤到皮下逐渐吸收。反复发作考虑手术治疗。

十二、腕管综合征

（一）临床表现

由于腕管内压力增高，正中神经在腕部受到压迫而造成大鱼际肌无力和手部正中神经支配区的疼痛、麻木及进行性的鱼际肌萎缩的症候群。

（二）诊断要点

多见于中年女性，有过劳史；出现桡侧三指半疼痛或麻木，感觉减退和鱼肌萎缩三大症状中的一个或一个以上，且夜间疼痛明显。感觉异常的诱发试验包括屈腕试验，Tinel试验，正中神经加压试验，止血带试验常为阳性。肌电图检查异常，运动神经纤维传导时间延长。

（三）治疗要点

腕部制动休息；局部麻醉药物神经阻滞疗法；小针刀或者手术松解。

十三、肋软骨炎

（一）临床表现

受累的肋骨局部肿大隆起，伴有钝痛和锐痛，局部皮肤无炎症反应。

（二）诊断要点

多发于2～4肋骨，单侧发病多见。

（三）治疗原则

口服止痛药物，局部麻醉药物复合糖皮质激素痛点注射及肋间神经阻滞效果尤佳。

十四、腰椎间盘突出症

本病好发于青壮年，男性居多。

（一）临床表现

1. 腰痛及下肢放射痛　咳嗽，喷嚏，排便时疼痛会加重。平卧休息时疼痛会减轻。下肢痛多为单侧性。

2. 肢体麻木感　偶见肌肉麻痹，腰部侧弯及腰部压痛明显。病史稍长的患者可以出现不同程度的患肢肌萎缩。

3. 马尾神经症状　主要见于中央型病例,严重者可出现大、小便失控,及双下肢瘫痪。此类患者因马尾神经受压严重,宜尽快手术治疗,否则预后较差。

4. 腱反射改变　一般腱反射不对称有临床意义。

(二)诊断要点

临床表现结合影像学检查。

1. 腰椎平片　早期可无特殊发现,后期可见椎间隙狭窄及椎体边缘骨刺形成,或脱出髓核钙化。

2. CT　对椎管狭窄,小关节增生,侧隐窝狭窄等诊断有比较大的价值。

3. 磁共振　可同时获得三维影像的技术,对椎间盘的诊断有很大价值。

4. 椎管造影　是一种有效而安全的检查。

(三)治疗原则

1. 非手术治疗　① 严格的卧硬板床休息2周。② 口服非甾体类消炎止痛药和中枢性肌肉松弛药物对症处理。③ 骨盆牵引,低重量牵引每日数小时,安全,有效。④ 硬膜外阻滞治疗:骶管治疗,硬膜外注射治疗,侧隐窝注射治疗,椎间孔神经根阻滞。

2. 微创手术治疗　椎间盘切吸术、激光气化治疗术、射频治疗等。

3. 手术治疗　① 诊断明确,经正规非手术治疗无效者。② 症状虽不严重,但久治无效,影响工作及生活,并诊断明确者。③ 病情较重,属中央型突出者,影响下肢肌力或神经功能。

十五、梨状肌综合征

(一)临床表现

有外伤、受凉及紧张体力劳动史,臀部钝痛、刺痛,并伴有酸困感,且疼痛向大腿后侧、小腿后外侧乃至足背或足外缘放射,走路或活动时疼痛加重。突出的干性坐骨神经痛;走路跛行;患侧臀肌松弛,病程较长者可有臀部及小腿肌肉萎缩。

(二)诊断要点

干性坐骨神经痛。无腰痛和腰部压痛点。梨状肌触诊有阳性发现,呈条索状。梨状肌紧张征阳性。直腿抬高试验、内旋髋试验、内收髋试验均阳性,可有小腿外侧皮肤感觉过敏或减退。CT及腰椎X线片无异常。

(三)治疗原则

1. 口服消炎止痛药。

2. 局部理疗按摩,针灸治疗。

3. 局部麻醉药物神经阻滞治疗。

十六、腰椎管狭窄症

（一）临床表现

长期腰痛及腿痛病史，间歇性跛行。疼痛与体位有关，站立行走时加重，坐位、卧位时减轻。骑自行车可无症状。而疼痛与腹压增加无关，咳嗽时症状无加重。直腿抬高试验多为阴性。

（二）诊断要点

临床表现结合辅助检查。椎管造影：可见蜂腰状压迹，或出现尖形中断。CT 检查，MRI 检查：了解椎管狭窄的真正病理状态及侧隐窝狭窄状况。

（三）治疗原则

1. 非手术治疗　① 注意腰肌锻炼，以增加脊柱的稳定性；腰部保护，使用腰围。② 对症治疗，可使用一些消炎止痛药和改善血液循环的药物。③ 局部麻醉药物神经阻滞治疗：单次或连续骶管注射。腰椎后内侧支神经阻滞也有一定效果。

2. 手术治疗　① 诊断明确，非手术治疗无效者。② 经常发作，病史长，已影响工作。

十七、急性腰扭伤

（一）临床表现

有明显损伤史，起病急，疼痛剧烈，骶棘肌或臀大肌有保护性的痉挛，患者常以双手撑腰，采取脊柱偏斜而失去生理弯曲，严重影响腰部主动活动，疼痛局限，压痛固定，但很少向下肢放射。

（二）诊断要点

病史结合 X 线、CT 等影像学检查，排除其他骨性病变。

（三）治疗原则

卧床休息外，局部理疗或作局部麻醉药物痛点阻滞，也可用中医中药，口服用三七片等均能奏效。

十八、慢性腰肌劳损

（一）临床表现

病程长，无明显外伤史。疼痛症状时轻时重，严重者须持拐行走，并产生腰椎畸形，甚至卧床不起。痛与麻通常放射至膝部，很少到小腿与足部。

（二）诊断要点

1. 压痛点广泛，以棘突两侧，腰椎横突及髂后上嵴为最多见。痛与麻通常放射至膝部，很少到小腿与足部。

2. X线片,肌电图及脊髓造影对本病无诊断意义。

（三）治疗原则

加强肌力为主的综合治疗措施为佳。消除外因的同时采用理疗,局部麻醉药,痛点注射、针灸和药物治疗。仅有少数可考虑作软组织松解手术。

十九、棘上韧带损伤

（一）临床表现

急性棘上韧带损伤患者可自觉有一突然响声,局部剧烈疼痛,棘上韧带压痛明显。在前屈时更为明显,后仰可减轻疼痛。慢性棘上韧带损伤多由于长期反复的损伤或急性期治疗不当所致,每当重体力劳动或弯腰过久时,即感腰部酸痛不适,甚至不能胜任较重的体力劳动。疼痛局限在1～2个棘突。

（二）诊断要点

症状和体征确诊较易。

（三）治疗原则

急性可在压痛点注射少量局部麻醉药物,可暂缓疼痛;慢性则局部神经阻滞结合腰背肌肉练习,配合红外线理疗,常可取得满意疗效。

二十、棘间韧带损伤

主要是由于有多年反复劳损的基础,多有搬物扭伤和反复发作史,疼痛常向骶部或臀部扩散。弯腰位痛重且感腰部无力,不能持久弯腰工作,不敢作旋体活动。棘间压痛十分明显。

（一）诊断要点

局麻药痛点注射可使疼痛在麻醉期消失。X线片上可无明显的骨、关节改变。韧带造影可发现部分断裂、完全断裂、囊腔松弛等改变。

（二）治疗原则

急性损伤者宜卧床休息,可做局部神经阻滞治疗以止痛消炎,服用消炎镇痛药和舒筋活血药物。慢性疼痛者可用针灸、理疗等方法治疗。

对于非手术疗法无效,可施行损伤韧带修补或切除术,或进行椎板植骨融合术。

二十一、膝关节骨性关节炎

（一）临床表现

膝关节负重活动时有摩擦感和疼痛,上下楼梯或由坐位起立时最为明显。局部可有压痛点,也可有膝关节肿胀,浮髌试验阳性。

（二）诊断要点

临床表现结合 X 线片：早期关节边缘变锐，唇样增生；晚期关节间隙变窄，胫骨髁间隆起变尖。

（三）治疗原则

适当休息和锻炼，控制体重；口服止痛药物以及维骨力等药物；理疗和关节腔内注射局部麻醉药物复合玻璃质酸钠、糖皮质激素等药物，一般每周一次，一年不超过 5 次，以免造成关节腔软骨退变等不良反应。

二十二、跟痛症

（一）临床表现

1. 跟下滑囊炎　疼痛肿胀均位于跟下，行走时足跟着力疼痛加重，跟下组织丰满并且压痛明显而表浅。

2. 跟腱炎　常与外伤有关，疼痛的部位在跟后，局部肿胀疼痛。

3. 跟腱膜炎　站立或走路跟骨下面疼痛，疼痛可沿跟内侧向前扩展到足区。检查时压痛在跟骨底前缘稍前方。

4. 跟骨骨刺　足根底部疼痛。晨起、休息后、走动时加重，下床无法踩地，活动几下，症状减轻，走长路又可加重。

（二）诊断要点

临床表现结合 X 线平片，一般可以确诊。

（三）治疗原则

药物对症治疗，神经阻滞（痛点注射量不超过 6 ml），中药洗浴。

二十三、骨质疏松症

骨质疏松是一种全身性骨量减少，有腰背痛或神经症状的疾病。

（一）临床表现

主要症状是腰背痛，咳嗽、喷嚏时疼痛加重，卧床时疼痛减轻，但卧床翻身时疼痛加重。

（二）诊断要点

体检发现部分患者弯腰驼背，躯干明显变短，但腰背部不一定有固定的痛点。X 线片见脊柱骨透亮度增高，骨皮质变薄，骨小梁变细，数量减少。晚期椎体可呈楔形或压缩骨折。骨密度测定对诊断有较大的参考价值。

（三）治疗

1. 补充钙剂及维生素 D。

2. 降钙素：密钙息。

3. 性激素。现很少使用。

4. 腰痛明显者,对症使用止痛药,局部痛点神经阻滞。

5. 有腰椎椎体骨折,腰痛症状明显,患者可适当卧床休息,但不能过分强调制动。

6. 对于急性锥体压缩性骨折引起的疼痛可行骨水泥椎体内注射成形术。

二十四、骨质增生

骨质增生即俗称为骨刺,又称骨赘。

（一）临床表现

主要表现为上肢麻痹、肩背疼痛、颈项僵硬、头晕、胸闷不舒、心悸心慌、坐骨神经痛、下肢麻痹痛、怕冷、膝关节肿痛、上下楼梯困难、不能下蹲等一系列病理变化。如不及时治疗,就会使病情加重,增加治疗难度。

（二）诊断要点

骨密度,X线摄片。

（三）治疗原则

仅有骨质增生而无临床症状,就不必刻意进行治疗。有临床症状可经手法、中药、理疗、神经阻滞等对症治疗。

二十五、强直性脊柱炎

慢性多发性关节炎,最后引起骨性强直的一种自身免疫性疾患。

（一）临床表现

男性青年多见,开始患者感骶髂关节及下肢痛,夜间疼痛明显,活动后好转。日后可向上发展。脊柱僵硬,伸屈活动受限,晚期可出现驼背畸形。多伴有全身倦怠、乏力、低热等全身症状。

（二）诊断要点

临床表现为血沉多增快,HLA-B27阳性结果。排除风湿、类风湿疾病。X线平片:早期脊椎周围关节突出,骶髂关节间隙模糊;中期脊椎活动受限强直,骶髂关节蚕蚀样改变;长期发病后形成"竹节"样脊椎。

（三）治疗原则

解除疼痛,防止畸形及改善功能。

1. 止痛　口服消炎止痛药或激素等;椎旁小关节神经阻滞治疗。对保守治疗无效的骶髂关节顽固性疼痛,行X-线定位下骶髂关节腔内局部麻醉药阻滞,效果颇佳。防止畸形:平卧,切勿高枕蜷曲体位。

2. 改善功能　加强锻炼,理疗,按摩对改善关节功能有效,只限于未达到骨性强直的时候。如出现严重的骨性强直,可行手术纠正治疗。中医中药治疗。

二十六、类风湿性关节炎

（一）临床表现

慢性、反复性、对称性、多发性小关节炎症。早期表现关节肿痛,晨僵。晚期功能障碍。可伴有骨和骨骼肌的萎缩。在急性病变活动期,还伴发热,乏力,身体消瘦,皮下结节,周围神经病变等全身症状。

（二）诊断要点

我国类风湿性关节炎较西方国家为轻,如下:

1. 晨僵至少1 h(≥6周)。

2. 3个或3个以上关节肿(≥6周)。

3. 腕、掌指关节或近端指间关节肿(≥6周)。

4. 对称性关节肿(≥6周)。

5. 皮下结节。

6. 手X光片改变。

7. 类风湿因子阳性(滴度>1:32)。

确诊为类风湿性关节炎需具备4条或4条以上标准。其敏感性为93%,特异性为90%。

（三）治疗原则

目前在治疗类风湿性关节炎方面的药物有以下几类:① 非甾体抗炎止痛药;② 缓解性药物有金盐、青霉胺、氯喹、左旋咪唑等。③ 糖皮质激素类如强地松、地塞米松、得宝松等,可配合使用。④ 免疫抑制剂:环孢菌素、柳氮磺胺吡啶、环磷酰胺等。⑤ 分子免疫:γ-干扰素,免疫毒素(IT)。

局部麻醉药物对于侵蚀大关节以及关节滑膜炎的治疗效果较好,正规药物治疗无效,可以考虑进行关节腔内神经阻滞或者滑膜注射治疗。中药在治疗风湿、类风湿等慢性病方面有独特优势。

二十七、痛风

是一组嘌呤代谢紊乱所致的慢性代谢紊乱疾病。

（一）临床表现

初次发作常在夜间睡眠时急性起病,或是无缘无故突然轻微肿痛,在48~72 h内疼痛可达高峰。关节及周围软组织出现明显的红肿热痛。关节活动受限,有明显压痛。第一跖趾关节是痛风最常发作的关节部位。

（二）诊断要点

初次发作通常有自限性。关节液中有特征性尿酸盐结晶。痛风结节中含尿酸盐结晶。具备以下 12 条中 6 条或 6 条以上者即可诊断为痛风。

1. 急性关节炎发作多于 1 次。

2. 炎症反应在 1 天内达高峰。

3. 急性单关节炎发作。

4. 患病关节可见皮肤呈暗红色。

5. 第一跖趾关节疼痛或肿胀。

6. 单侧关节炎发作，累及第一跖趾关节。

7. 单侧关节炎发作，累及跗骨关节。

8. 有可疑痛风结节。

9. 高尿酸血症。

10. X 线摄片检查显示不对称关节内肿胀。

11. X 线摄片检查显示不伴侵蚀的骨皮质下囊肿。

12. 关节炎发作期间关节液微生物培养阴性。

（三）治疗原则

避免高嘌呤饮食。予以镇痛消炎类药物。抑制尿酸合成药物：别嘌呤醇。促进肾脏排泄尿酸的药物：丙磺舒（羧苯磺胺）、苯溴酮（苯溴马龙、痛风利仙）和苯磺唑酮三种。急性发作期不主张行神经阻滞镇痛处理，慢性发作如果仍旧有关节肿痛，可以酌情进行关节腔内神经阻滞注射、冲洗处理。

二十八、带状疱疹和带状疱疹后遗神经痛

（一）临床表现

带状疱疹后遗神经痛是指皮疹治愈后，仍有持续性、长期的疼痛。瘢痕部位的皮肤表面感觉低下；疼痛呈针刺样、电击样或烧灼样疼痛，感觉过敏。

（二）诊断要点

疱疹病史结合临床表现。

（三）治疗原则

急性期疼痛剧烈或明显的感觉低下时连续硬膜外神经阻滞治疗，维持 1～2 周，效果明显。头面部，胸段、上肢的带状疱疹后遗神经痛可采用星状神经节阻滞或者相应神经根阻滞、肋间神经阻滞。同时可口服慢心率，阿米替林等，局部应用 5％利多卡因软膏。

二十九、幻肢痛

是指主观感觉已被截除的肢体仍然存在，并且伴有剧烈疼痛，实际上是一种幻觉象。

（一）临床表现

疼痛通常在截肢后就出现,部位主要在截除的肢体远端,实际上这一部分肢体已被截除。疼痛的程度和性质变化很大。截肢残端可有瘢痕硬结或神经瘤,局部皮肤感觉过敏,轻轻触摸即可引起整个肢体的放射性疼痛。

（二）治疗原则

见截肢痛治疗。

三十、截肢痛

是截肢后由于残端瘢痕中的神经瘤引起的残端疼痛。

（一）临床表现

疼痛范围较弥散,多呈刺痛、灼痛或跳痛。残端皮肤局部异常敏感,触摸多有剧痛和明显的压痛点。

（二）治疗原则

1. 药物治疗　可使用各种止痛剂,但一般疗效较差,难以控制疼痛症状。近年来,人工冬眠疗法开始用于治疗幻肢痛,两周为一个疗程。

2. 残端局部痛点神经阻滞术　对于幻肢痛、截肢痛的早期疼痛,具有良好的疗效,用此方法反复阻滞,部分病例即可治愈。

3. 体神经阻滞术　上肢采用臂丛阻滞,下肢采用坐骨神经阻滞或腰丛阻滞。

4. 交感神经节阻滞术　适用于出现反射性萎缩症的患者,上肢幻肢痛和截肢痛一般行星状神经节阻滞或 $T_2 \sim T_3$ 交感神经节阻滞,下肢痛一般阻滞 $L_2 \sim L_3$ 交感神经节。

5. 截肢残端探查术　探查的目的是明确有无残端神经瘤,应予切除。

6. 脊髓止痛手术　行脊神经后根切断术、脊髓前外侧束切断术和脊髓前联合切断术。最为有效的是脊髓电刺激手术。

7. 心理治疗。

三十一、内脏痛

由于缺血、炎症、牵拉、痉挛、扩张、梗阻、扭转或化学物质刺激等原因引起的内脏疼痛。

（一）临床表现

大多表现为深部钝痛,比较缓慢和持续,定位多不太明确。有其他部位的牵涉痛;可引发较强的植物神经反射和肌肉痉挛。

（二）治疗原则

1. 原发病治疗和各种药物治疗。

2. 排除恶性及其他疾患,可行相应的神经根阻滞或者交感神经阻滞,往往可以取得一定的治疗效果。

3. 外科止痛手术治疗　脊神经后根切断术、脊髓前外侧束切断术、脊髓前连合切断术等。

三十二、瘢痕痛

是原发于皮肤创面愈合后瘢痕的各种性质疼痛。

（一）临床表现

局部疼痛,皮肤瘢痕及其周围广泛的疼痛。交感神经功能亢进,局部血管痉挛,发绀,多汗,皮肤和指甲营养障碍。

（二）诊断要点

根据病史及临床表现诊断较为容易。但瘢痕疙瘩的瘢痕痛应与纤维肉瘤相鉴别。

（三）治疗原则

1. 镇静、镇痛类药物治疗。

2. 阻滞疗法　局部浸润阻滞、躯体神经阻滞适用于无明显的疼痛敏感点及范围较广泛的患者。交感神经阻滞适用于伴有反射性交感神经萎缩症患者和瘢痕疙瘩病变患者。可用星状神经节阻滞、椎旁神经阻滞等。

三十三、癌痛

（一）目前常用的镇痛药

尽管癌痛的治疗方法有多种,但药物治疗仍是最主要、最常用的措施。

1. 非阿片类镇痛药。

2. 阿片类镇痛药,或称麻醉性镇痛药。

3. 辅助药,与镇痛药联合使用。

止痛药使用的基本原则：① 尽可能口服给药。② 至少给予维持 5 h 疼痛消失的剂量。③ 按计划定时给药。④ 根据疼痛的强度选择药物：依照 WHO 癌痛的三阶梯治疗。

（二）神经阻滞疗法

相关神经节段的硬膜外阻滞或者毁损治疗。

（三）外科手术治疗

包括各种破坏性手术和蛛网膜下腔吗啡泵植入术等。

三十四、不定陈诉综合征

（一）临床表现

有全身倦怠、易疲劳、失眠、头晕、心悸、气喘、食欲不振、胃肠功能失调等一群不固定的躯体症状,而无相应的器质性病变的疾病。

（二）诊断要点

有许多陈诉,但表现为不固定。主诉与体征不符,各项辅助检查均为阴性。发凉对本病的诊断尤为重要,Shellong 起立试验阳性。多发于更年期或年轻女性。常有心理、社会及内分泌因素存在。

（三）治疗

1. 一般治疗　生活规律,参加文体活动,改掉不良习惯。

2. 调节自主神经功能状态,给予 B 族维生素、维生素 E 及安定药或交感神经抑制药。

3. 星状神经节阻滞是治疗不定陈诉最常用、最有效的方法。每 1～3 天阻滞 1 次,经 10～20 次即可痊愈。

三十四、复杂性区域疼痛综合征（CRPS）

（一）临床表现

CRPS 临床表现包括感觉、自主及运动症状和体征三联征。由于局部损伤引起的伴随病理性疼痛、运动功能低下、皮肤血运影响、组织营养不良等的一系列改变。CRPS I 型:反射性交感神经营养不良症和 CRPS II 型:灼性神经痛。

（二）诊断标准

存在最初的伤害事件或制动病因:① 持续性疼痛、痛觉超敏、痛觉过敏等与原发事件不相称的疼痛;② 水肿迹象、皮肤血流改变、疼痛区域异常出汗;③ 排除其他可以解释疼痛程度和功能障碍的医学情况。

（三）诊断要点

临床表现和各种试验测试。感觉测试、运动测试、自主神经测试、营养机能障碍测试均被提倡应用以加强诊断。酚妥拉明输注试验等。选择性和特异性局麻药交感神经阻滞。

（四）治疗原则

治疗的最终目的在于缓解疼痛、恢复功能、改善心理状态。包括药物治疗、物理治疗、行为改变治疗、神经调节、心理治疗等。

1. 药物治疗　包括 NSAID 类、抗惊厥药(如加巴喷丁)、三环类抗抑郁药等。表皮二基亚砜(自由基清除剂)、表皮可乐定、口服皮质类固醇、静脉溴苄胺、酮色林、酚妥拉明、利多卡因均是有效的方法。

2. 神经阻滞的作用。

3. 神经调节　包括外周、脊髓和丘脑刺激。脊髓刺激器越来越多地用于难治性 CRPS 以缓解症状。

4. 硬膜外和鞘内用药。

5. 神经切除治疗。

6. 理疗功能恢复。

7. 行为改变及精神病学会诊咨询,生物反馈、放松疗法、群体疗法及自我催眠等方法均应被考虑。

第四节　交感神经相关疾病用局麻药行神经阻滞治疗

交感神经维持性疼痛(Sympathetically maintained pain, SMP)目前被定义为用局麻药阻滞支配疼痛区域的交感神经所能缓解的疼痛。

交感性疼痛主要包括:神经源性疼痛、缺血性疼痛、内脏痛。典型代表:CRPS、雷诺氏病、动脉血栓、血栓性静脉炎、糖尿病末梢血管神经病变、顽固性心绞痛、肿瘤内脏痛。这类疾病大多伴有交感神经功能失调,引起动静脉舒缩功能紊乱。

一、发病机制

交感神经传递疼痛的神经生理学基础表明在正常生理状态下,交感系统与感觉神经系统极少发生解剖学上的直接联系,交感神经对感觉神经几乎没有调制作用。然而,在外周神经损伤或炎症情况下,交感神经系统可通过交感—感觉耦联,参与神经源性疼痛的产生和维持。这种耦联发生在交感神经节后纤维与外周传入神经之间,通过去甲肾上腺素对交感神经元或附近非神经元细胞的作用导致肾上腺素能 a2 受体激活,促进前列腺素的释放,刺激伤害感受器,导致疼痛;同时也和外周 C 纤维和 Aδ 纤维、脊髓背角功能改变有关。由于交感性疼痛本身多是持续性和弥散性的,与神经性疼痛不同的是,它本身不依照阶段性或者外周神经的分布区域,即使在疾病的起始阶段,交感性疼痛的变异性也很大。

交感神经性疼痛的诊断依赖于:① 交感神经阻滞可以有效抑制疼痛。② 交感神经刺激(全身冷刺激)能够加重疼痛。

交感性疼痛的治疗原则着重于即刻的、多学科的疼痛缓解和功能恢复。综合治疗包括:理疗康复,交感神经阻滞,口服类固醇和双磷酸盐、维生素 C、三环类抗抑郁药、抗惊厥药,静脉应用利多卡因、阿片类药物等。

二、常用的交感神经阻滞

(一)星状神经节阻滞

1. 概述　颈部交感神经干每侧有 3 个交感节,分别称颈上、中、下节,颈下神经节常与胸1交感神经合并成星状,故名星状神经节。星状神经节阻滞可影响神经节内的神经肽、神经传导物质的释放。不仅交感神经节及节前、节后纤维,而且终止于星状神经节的感觉神经也可被阻滞,使痛觉传导受到抑制。

有些文献报道的大约适应于 120 多种疾病的治疗。临床上常见的包括:偏头痛、丛集性头痛、肌紧张性头痛、三叉神经痛、舌痛、带状疱疹后神经痛;颈外伤后综合征、颈-肩-手综合征、胸廓出口综合征、肩关节周围炎、RSD、灼性神经痛、幻肢痛、肢体残端痛、血栓闭塞性脉管炎(TAO)、雷诺氏征、带状疱疹、带状疱疹后神经痛、癌痛、末梢性面神经麻痹、突发性耳聋等。

2. 操作方式 星状神经节阻滞在疼痛治疗中应用很广泛,现在多采用改良式气管旁法。一般在阻滞侧的气管旁,先摸到 C_6 横突,并把颈动脉鞘推向外侧,在 C_6 横突基底部注入局麻药,一般以 1‰利多卡因 5～8 ml,反复回抽,密切观察,确定无回血和其他液体方可注药,注意注药速度不宜太快。SGB 阻滞一般以出现 Horner's 征为成功标志。其疗效可能比较缓慢,应进行反复多次阻滞以求最佳效果。星状神经节阻滞应谨防局麻药误入血管或蛛网膜下腔等麻醉意外。

(二)胸交感神经阻滞

1. 概述 交感干在胸段有 11～12 个节,胸交感神经节发出节后纤维有 3 个去向,经灰交通支件 12 对胸神经分布至胸腹壁血管、汗腺、竖肌等。上胸段脊髓发出的交感节前纤维出椎间孔后在相应节段以白交通支的形式进入交感干,而后部分纤维在干内上行至星状神经节或其他颈神经节换元,再发出节后纤维支配头面、上肢及颈项部器官。上胸段交感干神经节的相对位置常存在变异,但多数情况下位于相应肋间隙水平。第 7～10 的交感神经在锥体侧后方位于肋骨头的前方,而第 11、12 肋交感神经位于锥体侧面。

胸交感神经阻滞的主要适应证包括:带状疱疹和后遗痛、中下部胸椎交感性疼痛、术后灼痛、外伤后疼痛综合征、胸背部末梢神经障碍、多汗症等。

2. 操作方式 胸部交感神经的神经阻滞必须在影像学监测下进行,确定穿刺胸椎水平后,正中线旁开 4 cm,7 号穿刺针朝向锥体方向进针,调整深度和方向,一般 6～8 cm 左右针尖理想位置在锥体前外侧,注入造影剂,确定位置后,即可注入局部麻醉药 5～10 ml,术后一般嘱患者健侧卧位 2 h。

3. 注意事项 主要的并发症为气胸,而穿刺过程中使针尖紧贴骨面则不容易发生气胸。还要注意神经损伤和神经炎的发生。

(三)腰交感神经阻滞

1. 概述 腰交感神经链由 3～5 对腰交感神经节组成,双侧腰交感神经链位于椎体前外侧,腰 2～4 水平的交感神经节相对恒定,规律分布于椎间盘前内侧。腰交感神经节阻滞使其所支配的血管扩张,改善组织血液营养供应,减轻血管痉挛性或缺血性疼痛,促进难治性溃疡的愈合。

临床上常见的适应证包括:下肢交感神经疼痛、幻肢痛。血管闭塞性脉管炎、雷诺病、糖尿病性末梢神经痛、下肢溃疡等。

2. 操作方式　腰交感神经阻滞多选择在 X-线或者 CT 引导下进行以策安全。穿刺点根据目标锥体(腰 2～4)水平,距中线旁开约 5～7 cm 处。有移行椎时应摄胸腰椎平片,确定腰椎水平。多先行左侧穿刺,再行右侧穿刺。局麻后,用 20～22G 穿刺针向前内上方穿刺,经腰椎横突刺向椎体前方,针与水平面的夹角约为 45°。如针尖碰到椎体,则逐渐增加针与水平面的角度,使针恰好滑过椎体侧缘到达椎体前方约 0.5～1.0 cm。针尖到位后固定,回抽无血、无气及无液时,可经穿刺针注入 76% 的泛影葡胺或其他碘对比剂 5 ml 观察对比剂的分布。确认其没有进入血管、椎管或腹腔内后,可诊断性注入 1%～2% 的利多卡因 3～5 ml;观察 10 min,无双下肢麻木,运动障碍,即可注入局部麻醉药 10～15 ml 左右进行治疗。也有放置导管进行连续长期治疗。

3. 注意事项　穿刺针勿需超过锥体前方过多,以免损伤动静脉。避免生殖股神经损伤。反复回抽,避免误刺入蛛网膜下腔或者硬膜外腔隙。术中注意血压情况。

第五节　局麻药的全身镇痛应用

周围神经受损后将导致其自发性兴奋性增加,这是引起中枢神经敏感性增加和发生慢性顽固性疼痛的主要原因。多由于 Na^+ 通道过敏性亢进,最终导致神经纤维持续性兴奋。利多卡因静脉输注可缓解中枢神经性疼痛,主要通过阻滞 Na 通道作用,抑制脊髓广泛激动性神经元的过度兴奋,降低神经组织的兴奋性而镇痛。

利多卡因作为经典的局部麻醉药物,最常用剂量为 5 mg/kg,30～60 min 内静脉注射,常有一定疗效。在对照性临床试验中,利多卡因全身应用没有造成较大的不良事件。它们缓解神经病理性疼痛的疗效优于安慰剂,而与其他治疗这类疾病的止痛药相当。利多卡因最常见的不良反应为瞌睡、疲劳、恶心和头晕。全身应用局麻药的不良反应发生率高于安慰剂,但与吗啡、阿米替林和加巴喷丁相当。

第六节　局麻药的体表镇痛应用

局部麻醉药物同样可以应用于局部皮肤、黏膜,通过局部的吸收达到感觉阻滞,从而起到镇痛的作用。最为常见的局麻药物是利多卡因(溶液、喷雾剂、凝胶、乳剂和贴膜),常用浓度为 2%～10%。由于利多卡因对周围神经作用快,弥散广,通透性强,对局部组织无刺激,对局部血管的扩张不明显,因此起效快,局部麻醉效果好。利多卡因从黏膜吸收的速度几乎可与注射相比,一小时内可有 80%～90% 进入血液,大部分和血浆蛋白暂时结合,而后逐渐释放出来,蓄积于组织中,骨骼肌肉的蓄积量最大。可用于口、鼻腔黏膜小手术、口腔科拔牙手术、脓肿切开术,可用于咽喉气管等部位表面麻醉以降低反应性,使气管镜、喉镜、胃镜的导管易于插入。其中贴膜更是可以应用于带状疱疹后遗神经病理痛的治疗。利多卡因和丙胺卡因的混合液同样可以安全有效地进行皮肤表面的镇痛,尤其适用于儿童静脉穿刺的局部止痛。

第七节　局麻药治疗慢性疼痛的不良反应及处理原则

一、局麻药中毒反应

局麻药中毒反应系药物剂量过大或者注入血管所致,表现为惊厥、谵妄、甚至呼吸心搏骤停等。注意用药剂量,一般症状轻微可静脉注射苯二氮类药物,出现惊厥、抽搐等则要静注硫喷妥钠或者肌肉松弛药物控制,同时机械通气。

二、操作引起的并发症

(一)药液误注蛛网膜下腔

这是最为严重的并发症,多在进行神经根穿刺或者硬膜外穿刺的时候发生。注意进针深度,不宜过深。同时注意试验量的测试以保证安全。

(二)药液误注血管

神经和血管常常伴行,穿刺过程中一定要注意深度、穿刺位置。定位成功后注入局部麻醉药一定要注意回抽。如果药液中含有颗粒状的类固醇药物,则可能造成血管阻塞或者血栓形成,因此在整个主要过程中都要间断进行回抽以策安全。

(三)神经损伤

频繁的穿刺或者针尖的直接损伤都可造成神经损伤,引致受损神经支配区域的疼痛、麻木等感觉异常和肌力下降。注意对同一水平神经根穿刺的时间间隔。如果使用长效的激素类药物,可以在两周或者3周再次进行。发生神经损伤后,早期使用类固醇及维生素对症治疗。如颈部的神经根阻滞,若患者发音嘶哑或失音,呼吸困难,主要可能因为进针太深,同时阻滞了喉返神经所致。阻滞了交感神经可能出现霍纳氏综合征。进行 $C_3 \sim C_5$ 的 SNRB 时,可能也会累及膈神经,单侧一般仅表现轻度呼吸运动降低,双侧则可能有呼吸困难、胸闷等症状,予吸氧或者面罩无创通气即可。

(四)气胸

穿刺到目标位置后注意回抽,造影和注药时也要回抽。如果发生气胸,多数在短时间内即出现,但是也有少数患者在术后 12 h 左右才出现,临床表现为胸痛,咳嗽,呼吸困难等。经 X 线检查即可确诊。气胸多为间断性的积气,嘱患者避免深呼吸,一般在观察过程中即可自行恢复,也有需要持续性负压吸引的病例。

（五）低血压

由于穿刺的部位靠近胸、腰交感神经链,导致广泛的血管扩张,血压下降,一般不会导致严重后果,术中监测血压并短时应用血管活性药物如麻黄素等对症处理即可。

（六）感染

主要原因为无菌操作和器械消毒不严格,穿刺路径或者周围组织有感染灶,全身有感染灶等原因。临床表现可为局部的皮下组织和深部组织的脓肿,或者全身的感染症状。早期使用抗生素,必要时切开引流,多可痊愈。

（七）其他

1. 疼痛　注射时和注射后可能出现注射部位疼痛,局部会有轻微的疼痛,以及酸、胀、麻的感觉,这些都是针尖刺激和药物引起的局部反应,以及炎症消除时的正常反应。不用担心,一般1～3天左右即可消除。

2. 排尿困难　对于腰骶部的神经阻滞患者,可能会在治疗后发生排尿异常,如尿潴留或尿失禁等,均是由于麻醉药物的作用所致,一般在6 h左右即可自行恢复,不用特殊处理,如果实在难以忍受,尤其对于尿潴留的患者,可以热敷或者一次性导尿处理即可。

3. 睡眠困难　一般见于治疗后当晚,多由于神经阻滞中少量糖皮质激素所致,不用特殊治疗,一般2～3天内自行缓解,即可恢复正常睡眠节律。如果存在大于一周的睡眠障碍,可以每晚口服安定类药物3～7天,症状基本可以消失。

4. 月经紊乱　有些女性患者接受神经阻滞治疗后,出现月经紊乱（延长、提前）,甚至有些女性患者出现绝经后阴道流血的情况,都和局部麻醉药神经阻滞中复合的糖皮质激素药物有关。患者不用紧张,更不需要特殊治疗,一般疗程结束后自然会消失,不会造成身体伤害。

综上所述,局部麻醉药在慢性疼痛的临床治疗目前已经取得了较大的进步。其既可以针对于某些慢性疼痛的病因进行治疗,又可以缓解症状,有效解除疼痛;并且操作方便,对于设备、场地的要求不高,医疗费用不大,具有一定的优势。但是,对于慢性疼痛这一复杂的疾病,只有做到明确诊断、科学评估、合理用药、掌握手术适应证、多学科协作、长期随访,方可取得最佳的临床治疗效果。

（马　柯　杜冬萍）

参 考 文 献

1　杭燕南,曹建国.疼痛治疗技术.郑州:郑州大学出版社,2005:25～47.

2　中华医学会编著.临床诊疗指南疼痛学分册.北京:人民卫生出版社,2007:352～358.

3　Bogduk N. Diagnostic nerve blocks in chronic pain. Best Practice & Research Clinical Anaesthesiology, 2002,16:565～578.

4　Murphy BA. Changes in median nerve somatosensory transmission and motor output following transient deafferentation of the radial nerve in humans. Clin Neurophysiol，2003，114：1477～1488.

5　司马蕾，高军大，樊碧发. 交感神经维持性疼痛及其治疗进展. 中国疼痛医学杂志，2005，11：104～107

6　Serpell M. Role of the sympatheticnervous system in pain. Anaesth Intens Care，2005，6：52～55.

第**19**章　局部麻醉药的治疗作用

　　1884 年 Koller 首次把可卡因作为表面麻醉剂应用于眼科手术,继而 Einhorn 于 1905 年合成了可以注射的局部麻醉药——普鲁卡因,局部麻醉药至今已有近百年的历史。目前,临床上常用的局麻药已有不下 10 余种之多。局部麻醉的主要目的是用药物使机体一部分暂时失去知觉或痛觉以达到各项操作无痛的效果。随着麻醉学的发展,局部麻醉已远远超出单纯解决手术镇痛的范围,而涉及多项临床治疗,如抗心律失常、器官功能保护、抗炎、支气管扩张以及抗癫痫治疗等。因此,局部麻醉药的治疗作用是麻醉学的发展,它促进麻醉的工作范围进一步扩展到手术室以外的门诊和病房,是麻醉治疗学的重要组成部分。

第一节　抗心律失常

　　心脏传导系统的抑制可调节心脏的舒张与收缩的节律,并影响到血液循环系统。若心脏传导系统发生障碍,传导紊乱,可导致心律失常。应用局麻药对某些类型的心律失常可有较好的治疗效果,这引起了人们的关注,并对麻醉治疗方法进行了一些实验研究和临床应用观察。有些局部麻醉药可直接或间接的作用于心脏传导系统,致使其发生变化,如利多卡因、普鲁卡因等,根据具体情况,正确运用它们的正效应或负效应治疗病症可取得较好的效果。

一、利多卡因(lidocaine)

　　利多卡因是常用的局部麻醉药,现广泛用于静脉给药治疗室性心律失常,属于ⅠB类药物。利多卡因对心脏的直接作用是抑制 Na^+ 内流,促进 K^+ 外流,对 I_K(ATP)通道也有明显抑制作用,但仅对希氏-浦肯野系统产生影响,对其他部位心脏组织及植物神经并无作用。

　　(一)药理作用

　　1. 降低自律性　治疗浓度(2～5 $\mu g/mL$)能降低浦肯野纤维的自律性,对窦房结没有影响,仅在其功能失常时才有抑制作用。由于 4 相除极速率下降而提高阈电位,降低心肌自律性,又能减少复极的不均一性,故能提高致颤阈。

2. 传导速度　利多卡因对传导速度的影响比较复杂。治疗浓度对希氏-浦肯野系统的传导速度没有影响,但在细胞外 K^+ 浓度较高时则能减慢传导。血液趋于酸性时,将增强减慢传导的作用。心肌缺血部位细胞外 K^+ 浓度升高且血液偏于酸性,所以利多卡因对此有明显的减慢传导作用。这可能是其防止急性心肌梗死后心室纤颤的原因之一。对血 K^+ 降低或部分(牵张)除极者,则因促 K^+ 外流使浦肯野纤维超极化而加速传导速度。高浓度($10\ \mu g/mL$)的利多卡因则明显抑制 0 相上升速率而减慢传导。

3. 缩短不应期　利多卡因缩短浦肯野纤维及心室肌的动作电位时限(APD)和有效不应期(ERP),且缩短 APD 更为显著,故为相对延长 ERP,这些作用是阻止 2 相小量 Na^+ 内流的结果。

（二）适应证

利多卡因是一窄谱抗心律失常药,仅用于室性心律失常,特别适用于危急病例。治疗急性心肌梗死及强心苷所致的室性早搏、室性心动过速及心室纤颤有效。也可用于心肌梗死急性期以防止心室纤颤的发生。因利多卡因不影响心房的不应期和心房的传导速度,故对室上性心律失常无效。若室上性心律失常起因于洋地黄中毒,则应用利多卡因治疗可奏效,其机理可能与该药能使 K^+ 外流增加有关。由于利多卡因抑制房室旁路的传导及延长旁路的有效不应期,因而对预激综合征患者的室上性心动过速可能有效。治疗剂量利多卡因可促进复极化而不延长 Q－T 间期,因而可用于低血压或脑血管意外所致伴有巨大 U 波的延迟复极性心律失常的治疗。

（三）剂量与用法

虽然利多卡因可肌肉注射,但最常用的仍为经静脉给药。肌肉注射剂量为 $4\sim5\ mg/kg$,可在 15 min 后达有效血浆浓度并维持约 90 min。静脉注射起始剂量为 $1\sim2\ mg/kg$,继以 $20\sim50\ mg/min$ 的速度滴注,$20\sim40\ min$ 后可重复一次,剂量为首次的一半。持续静滴的剂量为 $15\sim50\ \mu g/(kg\cdot min)$,对那些须静脉推注 1 次以上达治疗效果的患者,需要更高血浆浓度的利多卡因 $40\sim50\ \mu g/(kg\cdot min)$。对老年、肝功能不全及心功能不全的患者,利多卡因总负荷量有所降低,其静脉滴注速度也应有所减慢;必要时应测定血药浓度,调整剂量以确保血药浓度在治疗范围内($1.5\sim5\ \mu g/mL$),并可最大限度地减少毒性反应。

二、普鲁卡因酰胺（procainamide）

属于 I A 类抗心律失常药,是普鲁卡因的衍生物,自 20 世纪 50 年代起就被用于心律失常的治疗。其对心肌的直接作用与奎尼丁机制相似而作用较弱,能降低浦肯野纤维自律性,治疗浓度能降低快反应细胞动作电位 0 相上升最大速率与振幅,因而减慢传导速度,使单向传导阻滞变为双向传导阻滞而取消折返激动。该药以抑制房室结以下传导为主,对房性心律失常作用较差,可延长心房、心室及浦肯野纤维的 APD、ERP。普鲁卡因酰胺对心肌没有间接作用,它仅有微弱的抗胆碱作用,而无 α 受体阻断作用。它能耐受血浆丁酰胆碱酯酶的水解,故无论口服、肌注或静脉注射都有效且作用较久。该药对房性心律失常的作用比奎尼丁弱,对室性心律失常的作用似优于奎尼丁。

临床上常用于室性心律失常,如室性早搏、阵发性室性心动过速。静脉注射适用于抢救危急病例。心房颤动及心房扑动的患者,如心室率较快,宜先用洋地黄类强心药,控制心室率在 70~80 次/min 以后,再用本药或奎尼丁。用药 3 日后,如仍未恢复窦性心律或心动过速不停止,应考虑换药。目前此药也较少使用。

此外,布比卡因也有良好的抗心律失常作用。它可能通过抑制窦房结、Na^+ 内流、K^+ 外流和折返运动而治疗各种快速性心律失常和室性早搏,其 1 mg/kg 抗心律失常作用与利多卡因 4 mg/kg 相似。

第二节 防治缺血再灌注损伤

嗜中性粒细胞(PMN)在缺血再灌注损伤(IRI)的病理生理过程中起着重要的作用。PMN 的功能相当复杂,在接受机体发生组织损伤或感染的信息后,PMN 渗出血管,向炎症部位趋化游走,首先到达炎症部位发挥其吞噬和杀菌功能。正常时,杀灭病原体、清除坏死组织、促进伤口愈合,对机体起保护作用。在缺血再灌注损伤过程中,由于组织缺血、缺氧的病理生理改变,使得大量的 PMN 向炎症部位趋化并被活化,大量活化的 PMN 释放过量的活性氧、水解酶及多种细胞因子肿瘤坏死因子-α(TNF-α)、白介素-1(IL-1)、干扰素-γ(IFN-γ)、IL-6、IL-8、IL-10 等,从而在局部或对远隔脏器产生损伤。

一、心肌缺血再灌注损伤

心肌缺血或梗死后再灌注损害的一个重要机制,是嗜中性粒细胞的参与和再灌注区内微循环血流量的减少。局麻药可通过抑制嗜中性粒细胞激活,减弱嗜中性粒细胞的附壁、游走能力,减轻 PMN 对损伤组织的浸润等机制而减轻心肌缺血再灌注损害。文献报道利多卡因能改善心肌缺血 90 min 再灌注 5 h 的心肌梗死和降低白细胞过氧化阴离子释放。缺血前静注利多卡因 50 mg,缺血及再灌注期连续滴注 70 μg/(kg·min),同未治疗组相比,心肌梗死面积明显缩小(35.2%±3.4%,48.5%±5.3%,$P<0.05$),冠状窦脂质过氧化产物降低。Peck 等在急性或可疑心肌梗死患者入院 24~48 h 内,连续滴注利多卡因,保持血浆水平在 1.0~5.6 μg/mL 范围内,除预防致命性心律失常外,经利多卡因治疗的 13 例冠心病患者氧自由基浓度显著低于正常和未治疗组(14.2 μmol/mL±3.8 μmol/mL,78.4 μmol/mL±7.2 μmol/mL,70.6 μmol/mL±4.0 μmol/mL,$P<0.001$),他们还观察到

抑制毒性氧代谢物释放与利多卡因剂量有关。利多卡因改善心肌缺血再灌注损害,除抑制嗜中性粒细胞释放氧自由基和髓过氧化酶、减少白细胞进入缺血组织外,还可能与膜稳定作用,或直接保护细胞膜免遭毒性物质损害和抑制脂质过氧化有关。局麻药还可以单独作为心脏停搏液,或加入钾停搏液中加快心脏停搏速度而保护缺血心肌。局麻药使心脏停搏的速度与其浓度呈正相关。普鲁卡因的最佳浓度为 $3.7 \sim 7.4$ mmol/L,在这个浓度下心脏在数秒钟内迅速停跳。利多卡因浓度为 1.5 mmol/L 时,可使钾停搏液灌注的心脏电静止时间从 $102\,s \pm 16\,s$ 缩短至 $68\,s \pm 14\,s$。局麻药作为停搏液或停搏液成分之一而保护缺血心肌,减少高能磷酸盐消耗可能是主要因素,其次是抑制缺血心肌 K^+ 丢失和 Na^+、水蓄积,抑制细胞外 Ca^{2+} 内流和细胞内 Ca^{2+} 释放,抑制能破坏膜结构的磷脂酶 A 的活性以及降低再灌注时室颤发生率。不过,停搏液中局麻药浓度应控制在一定范围内,浓度太高则有明显的负性肌力作用,甚至出现心脏功能不恢复。

二、缺血再灌注所致的远隔脏器损伤

在缺血再灌注导致远隔脏器的损伤中,比较重要的是肠缺血再灌注导致的肺损伤。肠梗阻、低血压休克、严重的多发性创伤在临床上比较常见,病程及治疗中都会有肠缺血再灌注的病理生理改变。在这一过程中,为了保护心脑等重要脏器,机体进行神经体液调节,血液灌注重新分配,肠道的血供减少,以维持心脑等重要脏器的血供;而肠道的有效的血液灌注的恢复却是最晚的。肠道这种自我牺牲的调节无疑对维护重要生命脏器是有利的,但是肠道过度的或时间过长的缺血则产生大量的炎症介质及细胞因子,如 IL-1、TNF-α、花生四烯酸代谢产物,以及细菌内毒素移位等,从而在局部或对远隔脏器产生损伤,甚至导致多器官功能衰竭。在对远隔脏器的损伤中,PMN 扮演了重要的角色,尤其是对肺的损伤。肠缺血再灌注损伤后,肠道作为"预激床"对 PMN 的活化起了重要的作用,活化的 PMN 通过吞噬移位的细菌、释放细胞因子,对机体起一定的保护作用。而严重的损伤则在各种细胞因子以及其他炎症因素的作用下导致大量的 PMN 在肺内聚集,并被活化,通过:① 与肺血管内皮细胞的粘附增加,导致或加重肺的"无复流"现象;② 大量 PMN 在肺内聚集、活化,产生大量氧自由基,对肺组织造成损伤;③ 激活的 PMN 释放蛋白水解酶,导致组织破坏,血管通透性增加、组织水肿等;④ 释放白细胞介素、TNF-α 等细胞因子对血管内皮细胞和平滑肌细胞造成损伤。

利多卡因在多个环节减轻 PMN 导致的肺损伤:① 利多卡因减少 PMN 表面的 CD11b/CD18 的表达从而减少 PMN 对肺血管的粘附,进而减少 PMN 在肺内的聚集。② 利多卡因剂量依赖性地抑制细胞因子导致的肺血管内皮细胞和平滑肌细胞的损伤,这也可能是其抑制 PMN 导致肺损伤的一个方面。③ 肠缺血再灌注,可导致细菌内毒素如脂多糖(LPS)移位。中性粒细胞膜表面存在 LPS 受体,当 LPS 与中性粒细胞 LPS 受体结合后,促使中性粒细胞向肺组织聚集,产生呼吸爆发,破坏溶酶体,释放氧自由基和炎症介质,使肺组织发生脂质过氧化反应和炎症反应,引起肺损伤。利多卡因可竞争 LPS 与中性粒细胞 LPS 受体结合,降低 LPS 对机体的毒性作用,由此推测利多卡因的抗肺损伤作用可能与利多卡因能拮抗 LPS 与中性粒细胞结合有关。

第三节　扩张支气管

支气管哮喘(bronchial asthma)是气道的一种慢性变态反应性疾病,由肥大细胞、嗜酸细胞、淋巴细胞等多种炎症细胞介导的气道炎症。它的存在引起气道高反应性和广泛的、可逆性气流阻塞。

一、支气管哮喘的发病机制及病理改变

哮喘的发病机制十分复杂,有变态反应学说、神经-受体失衡学说和气道炎症学说;而气道炎症学说是近年来公认的最重要的哮喘发病机制。众多研究资料已证明支气管哮喘是一种以嗜酸性粒细胞、肥大细胞反应为主的慢性变态反应性气道炎症(allergic airway inflammation,AAI)和气道的高反应性疾病。不同类型、不同病期和不同严重程度的支气管哮喘均存在 AAI,只是程度不一而已。

气道的高反应性与遗传性和环境接触两大因素密切相关。特应性的遗传有提高易感者气道高反应性的可能,环境中的致病原或各种刺激对诱导气道高反应性起着重要作用。易感者在接受刺激后,肥大细胞、嗜酸性粒细胞等炎性细胞释放多种化学介质,如嗜酸粒细胞阳离子蛋白(ECP)、碱性蛋白(MBP)、白三烯(LTs)和血小板活化因子(PAF)等。这些活性物质作用于支气管、血管,使其通透性增加,黏膜充血水肿、分泌物增加、平滑肌痉挛,导致哮喘发作。

在哮喘的发病机理中除生物活性物质作用外,也有植物神经系统的功能失调,两种机理混合存在,交互作用,如非特异性刺激兴奋迷走神经感受器,通过反射途径引起支气管痉挛。致病原刺激肥大细胞释放生物活性物质,直接作用于平滑肌,也可间接刺激神经感受器,而使支气管痉挛。

常见的致病因素有:感染——病毒性和细菌性;变态反应——致敏源如花粉、羽毛、螨尘等;寒冷刺激;夜间性哮喘与儿茶酚胺水平降低及胃、食道反流性误吸有关;药物的特异性反应也可诱发哮喘。

不论哮喘的类型及严重程度,其基本病理改变为肥大细胞、嗜酸性粒细胞、肺巨噬细胞、淋巴细胞与中性白细胞浸润,气道黏膜水肿,微血管通透性增加,纤毛上皮脱落,甚至底膜露出,杯状细胞增殖,支气管分泌物增加并贮留在支气管远端。支气管平滑肌痉挛,导致

可逆的广泛的支气管阻塞。反复发作的严重哮喘,肺实质可发生肺气肿。

哮喘持续状态,不仅是由于气道的高反应性,而且因支气管内充满黏稠的分泌物或痰栓导致肺不张,呼吸困难。

围手术期常有并发支气管痉挛及哮喘发作,气道高反应患者及原有哮喘史的患者,应注意积极防治。

二、局麻药对于支气管哮喘的治疗作用

近年来,研究资料显示局麻药可缓解哮喘的症状,与其他扩支气管药合用具有协同作用。尤其是利多卡因可用于防治支气管痉挛。

(一)利多卡因与喘乐宁联合吸入治疗小儿支气管哮喘

利多卡因具有抑制细胞因子(CK)的作用,它可阻止 CK 释放炎性介质,减少 TNF-α,使巨噬细胞、肥大细胞及多核细胞趋化和粘附作用被抑制,并使 IL-5、IL-6 减少,嗜酸性细胞的聚集和激活被阻断,使得这种直接促发炎症反应的方式也得到控制,解除支气管黏膜的炎性反应,缓解变态反应。因此,具有拮抗气道变态反应炎症的作用,同时治疗支气管哮喘与糖皮质激素合用在改善通气、解除支气管痉挛、缓解临床症状等方面有着协同作用。适用于长期或大量应用 β 受体激动剂,且对激素存在抵抗的患儿。

药物用法与剂量:用喘乐宁气雾剂的同时,加用利多卡因 100 mg 加生理盐水至 20 ml,超声雾化吸入每日 1 次,至发作缓解。

(二)必可酮联合利多卡因治疗激素依赖型支气管哮喘

利多卡因可通过抑制细胞介导的嗜酸粒细胞活性和数量发挥作用,还可通过抑制神经肽的释放对气道炎症、气道高反应性起到一定作用。适用于激素依赖型支气管哮喘患者。

药物用法与计量:2% 利多卡因 4 ml(80 mg)雾化吸入,每日 3 次,雾化吸入 3 天后开始服强的松,每 3 天服 5 mg,同时吸入必可酮 500 μg,每日 2 次。每日监测最大呼气流量(PEF),当 PEF 下降大于 15% 时停止服用强的松。雾化吸入利多卡因后 2 h 内禁饮食。

注意事项:应用该疗法应排除患者合并其他肺部疾病及肾上腺皮质功能不全。

(三)加用普鲁卡因治疗危重型哮喘

普鲁卡因主要对感觉神经产生影响,能阻止冲动的发生和传导,尤其是对无髓纤维的阻滞作用更为明显。静滴普鲁卡因,阻断 SP(P 物质)引发的气道高反应性,解除支气管痉挛,达到止喘目的,同时改善血管通透性,减少腺体分泌。普鲁卡因静脉给药起静脉封闭作用,阻断哮喘反射弧,即恶性刺激对中枢神经的影响。普鲁卡因还可降低肺血管阻力,疏通微循环,改善肺的通气、换气功能。适用于危重型哮喘(包括哮喘持续状态、暴发性哮喘及

反复发作的顽固性哮喘)急性发作患者。

药物用法与剂量:在吸氧吸痰、抗生素、激素、氨茶碱及舒喘灵等综合治疗基础上,给予普鲁卡因 4～6 mg/kg/次,加入 10%葡萄糖溶液中静滴,浓度为 0.1%,每日 2 次,用药前常规做皮试。

(四)硫酸特布他林联合利多卡因雾化吸入治疗支气管哮喘

直接抑制气道平滑肌收缩,抑制神经元兴奋及兴奋后神经递质释放或阻滞气道内感觉神经,抑制传入神经释放神经肽等。利多卡因容易在气道内达到有效浓度,能持久作用于气道,雾化吸入后血药浓度很低,不良反应少,利于气道分泌物清除。适用于中重度急性发作哮喘患者。

药物用法与剂量:在接受常规哮喘药物治疗(少量短程激素,早期静注地塞米松 10 mg 共 3 天,然后改用口服泼尼松 30 mg/天;氨茶碱,首剂量 6 mg/kg 然后用 0.5 mg/kg·h 的速度静滴)的基础上,采用 2%利多卡因 5 ml,0.25%硫酸特布他林 2 ml,加入生理盐水 2 ml 稀释后,雾化吸入。每次吸入 15 min,每天 3 次。

注意事项:患者在发病前未用过 β_2 受体激动剂、氨茶碱等支气管扩张剂,也未用过肾上腺皮质激素进行抗炎治疗。用药期间不再使用其他支气管扩张剂及肾上腺素皮质激素。

(五)利多卡因雾化吸入治疗哮喘急性发作

利多卡因可抑制 IL-5、IL-3、GM-CSF 等诱导的嗜酸性粒细胞凋亡和超氧化物的产生,从而引起支气管扩张。利多卡因拮抗诱发因素所导致的呼吸道收缩,包括阻滞迷走神经反射、抑制呼吸道平滑肌收缩,对哮喘有明显的抗嗜酸性粒细胞作用,抑制嗜酸性粒细胞氧化作用和多种细胞因子活性,适用于哮喘急性发作患者。

药物用法与剂量:在接受基础治疗(氧疗,氨茶碱、地塞米松、抗生素)的基础上加用 2%利多卡因 50 mg 超声雾化吸入 1 h。

注意事项:咳嗽变异性哮喘患者,对利多卡因过敏者除外。

第四节　抗癫痫治疗

癫痫(epilepsy)是一组由不同病因引起的慢性脑部疾病,以大脑神经元过度放电所致的突然反复和短暂的中枢神经系统功能失调为特征。根据受累神经元的部位和放电扩散的范围,功能失调可表现为运动、感觉、意识、行为、自主神经等不同障碍。临床症状如:意识丧失,全身性强直和感觉异常等。如持续频繁癫痫发作形成一个固定的癫痫状况,包括一次癫痫发作持续 30 min 以上或连续多次发作,发作间歇期意识不恢复,称为癫痫持续状态。据统计约 1%～6%的癫痫患者可发生持续状态。持续状态有可能引起严重的并发症,如窒息、肺水肿、心律失常、酸中毒、周围循环衰竭等,如不及时治疗,可因合并主要脏器功能衰竭而死亡,死亡率为 8%~33%。研究表明利多卡因对于难治性癫痫持续状态(epileptic status)具有很好的镇静作用。

一、癫痫持续状态的发病机制与病理改变

主要有以下两个方面:

(一)原发性癫痫

原发性癫痫指到目前为止用现有的检查方法尚未能查明其病因者。原发性癫痫发作患者中一部分人有遗传因素,约占癫痫患病率的 4%~72%,这些患者由常染色体显性基因所遗传,也可能与多个基因遗传有关。

(二)继发性癫痫

继发性癫痫即有促成脑内产生癫痫样改变的其他病理因素。因为癫痫的发作只是一种症状,所以又称症状性癫痫。颅脑疾病如:脑肿瘤、脑外伤、颅内血肿、脑炎、脑脓肿、脑内先天性疾病、脑内粘连和疤痕组织及脑缺血性病变等易致癫痫发作。全身性疾病也可造成癫痫发作,如高热、缺氧、中毒、尿毒症、酸碱平衡失调、低血糖、低血钙、高血压及阿-斯综合征等。

癫痫持续状态的发作无明显的时间规律,经常由患者疲劳、饮酒、精神紧张、一氧化碳中毒、感染及妇女的月经等因素诱发,氨氟醚诱导全身麻醉时过度通气也可诱发癫痫样脑电波,特别是抗癫痫药物突然改变或停药为常见的诱发原因。

癫痫的病理改变为:① 选择性神经功能丧失,主要是位于病灶内抑制性神经元如甘氨酸神经等数目的选择性减少。② 神经元改变(树突棘的丧失),癫痫灶内不仅有神经元数目减少,而且可观察到明显的受累神经元细胞突起的脱失。③ 星形胶质细胞增生及胶质化,继发性的癫痫,其典型病变之一就是胶质细胞增生,慢性病程或病程长者因大量胶质增生而形成胶质疤痕。

在小脑齿状核、红核、小脑灰质等处神经细胞内可出现淀粉样包涵体,致使这些部位有神经细胞脱失、组织萎缩,其神经联系也有变性,这些改变易导致阵挛性癫痫。

二、利多卡因治疗难治性癫痫持续状态

利多卡因能竞争性抑制电压门控 Na^+ 通道,同时促 K^+ 外流,从而改变 Na^+ 内流和 K^+ 外流间的平衡,使膜电位趋于稳定,最终阻止放电的扩散,控制癫痫发作。因此,适用于有呼吸功能不全的难治性癫痫持续状态患者。

药物用法与剂量:利多卡因 50 mg 静脉缓慢注射,然后以 500 mg 加入 5% 葡萄糖溶液 500 ml 静脉滴注维持,滴速为 1~2 mg/min;儿童以 1 mg/kg 缓慢静注,以每分钟 15~30 μg/kg静滴维持,同时继续鼻饲抗癫痫药。发作终止 24 h 后逐渐减量至停用,用药时间

$24\sim72$ h。

注意事项:用药期间注意观察血压、心率及心电图的变化,若血压低、心率慢或心脏传导阻滞者停用。利多卡因控制癫痫发作存在浓度依赖性,低浓度时有抗癫痫作用,而浓度在 15 mg/L 以上则可致癫痫发作,须严格掌握浓度。70 岁以上老年人、肝肾功能障碍时可接受正常负荷量,但维持量为正常的 1/2。

三、利多卡因治疗新生儿顽固性惊厥

利多卡因有稳定细胞膜使其兴奋性降低及抗痉挛作用,它直接作用于神经元膜,改变膜的离子通透性,提高膜的静息电位水平和产生冲动阈值。能阻止小量 Na^+ 内流和延长 K^+ 外流。

利多卡因能通过血脑屏障,起效快,不降低意识水平,无呼吸抑制作用,特别适用于肺发育不成熟的早产儿患者,更适合于缺乏有效呼吸管理的基层单位。当使用安定等常规抗惊厥药物无效时,可使用利多卡因治疗。

药物用法与剂量:利多卡因首剂 1 mg/kg,稀释后静脉缓推,然后 $10\sim15\ \mu g/(kg\cdot min)$ 速度用微量泵维持,可根据惊厥情况调节速率,最大不超过 $30\ \mu g/(kg\cdot min)$。根据惊厥缓解程度,3 天内逐渐减量至停用。

注意事项:在使用利多卡因时进行心电监护,并注意呼吸、体温的变化。静注过快可引起血压下降、心脏停搏。对某些心、肝、肾功能不全的重症高危新生儿或早产儿慎用。

第五节　其他方面作用

一、抗肿瘤药的增敏作用

实验证明经布比卡因处理的体外传代的胃癌细胞死亡率增加 28%。局麻药剂量增加,增敏作用也增强。局麻药与顺铂合用,能增强顺铂对实体型肉瘤的抑瘤作用,并能延长动物的生存期。局麻药与抗癌药合用的疗效与高温($44\ ℃$)联合应用相同。

二、镇痛

静脉注射利多卡因和普鲁卡因有较强的镇痛作用,研究表明持续小剂量静脉注射利多卡因,使血药浓度维持在 $1\sim2\ \mu g/mL$,可减轻术后疼痛及减少镇痛所需的麻醉性镇痛药药量,而无明显不良反应。利多卡因静脉注射也可降低吸入全麻药的用量,血浆利多卡因的浓度为 $1\ \mu g/mL$ 时,可使氟烷的 MAC 降低 40%,但超过这一血药浓度,MAC 无进一步降低,呈平台效应。除了静脉注射之外,局麻药广泛用于疼痛治疗,如各种神经阻

滞疗法。

三、利多卡因静脉注射用于围术期镇咳,抑制插管时的咳嗽反射

四、预防和治疗颅内压升高

静脉注射利多卡因 1.5 mg/kg 可有效防止插管时颅内压的升高,作用与硫喷妥钠相仿。利多卡因可提高颅内血管的阻力,使血流量减少,颅内压随之降低,利多卡因的镇咳作用也是可能的原因。与硫喷妥钠相比,利多卡因产生降颅压作用的同时,不抑制循环,无血压明显降低,也不影响插管时心率的变化,并可抑制反射性支气管痉挛。

五、治疗美尼尔氏病

美尼尔氏病是以突然发作的眩晕、耳聋、耳鸣及有时伴有患侧耳内闷胀感为主要症状的非炎症性迷路病变。有研究报道,应用倍他啶与利多卡因联用治疗该病 2 例,给予 0.9% 氯化钠注射液 500 ml 加盐酸倍他啶注射液 20 mg;5% 葡萄糖注射液 500 ml 加 2% 利多卡因注射液 10 ml 静脉滴注,控制在 2～3 h 内滴完。用药后,1 例患者 1 h 后症状缓解,2 h 后症状消失,另 1 例患者 2 h 后症状缓解,3 h 后症状消失。其作用机理可能为:利多卡因能稳定细胞膜,阻滞 $Na^+ - K^+$ 离子的跨膜运动,抑制动作电位的产生而出现中枢神经抑制、镇静作用;穿透力强,可透过血脑屏障,缓解脑血管痉挛,改善前庭系统微循环,减轻内耳淋巴水肿,改善前庭系统功能而起到缓解眩晕、耳鸣和耳聋等症状。

六、预防气管拔管时的心血管反应

全麻患者的气管内插管,在手术即将结束时,需将麻醉剂剂量减至咽喉气管反射恢复时才能拔出。拔管时可出现类似于插管时的心血管反应,还可引起呛咳,对高血压、冠心病、高颅压患者造成极大的危险。用利多卡因 1.5 mg/kg 静脉注射可预防这些反应,其机制与中枢抑制或对心脏的抑制有关。

七、恢复术后肠蠕动

实验证明,静脉应用普鲁卡因促进腹部手术后肠蠕动的效果是肯定的,且肠蠕动的频率和速度不随其浓度的升高而升高。引起的肠蠕动形式如"蚯蚓爬行状",比较柔和。浓度采用 0.2% 低浓度以策安全,机制不十分清楚,可能与下列因素有关:① 普鲁卡因使副交感神经活动相对增强,胃肠蠕动加快,促进肛门排气。② 普鲁卡因有直接扩张肠管血管作用,改善肠道微循环,促进肠道新陈代谢,使术后胃肠壁炎症水肿、吻合口水肿早期吸收消退。③ 普鲁卡因有术后镇痛作用。

八、皮肤科的应用

普鲁卡因静脉滴注是皮肤科常用的治疗方法,也称静脉封闭疗法,常用于湿疹及瘙痒性皮肤病的治疗。可有效阻断病灶处皮肤的恶性刺激,恢复皮肤组织细胞的正常代谢功能,从而使皮疹消退、瘙痒消失。可避免应用皮质类固醇激素引起的各种并发症和不良反应,如血压升高、糖尿病、溃疡病灶出血、向心性肥胖等,且治疗后复发率低。EMLA 及利多卡因软膏局部涂敷对小范围带状疱疹痛的止痛效果很好。

九、在咯血中的应用

一般在常规止血药无效时,或疗效不明显时改为普鲁卡因疗法,普鲁卡因可抑制血管运动中枢,兴奋迷走神经,使周围血管扩张,减少肺循环的血量,有降低肺动脉压作用,从而减少和阻止咯血,合并感染者同时应用抗生素控制感染。普鲁卡因合并鱼精蛋白治疗大咯血效果明显,联合氯丙嗪疗效可提高;与垂体后叶素联合应用比单一效果好。

十、治疗呃逆

呃逆是一种神经反射动作,利多卡因与普鲁卡因可以通过调节植物神经功能,使膈神经兴奋状态转为抑制而解除膈肌痉挛。利多卡因 $0.1\sim0.5$ g 稀释后静滴,治疗顽固性呃逆效果显著;试验表明将普鲁卡因 80 mg 与维生素 B_1 100 mg 注射液注入"呃停穴-双侧膈俞、胃俞、足三里、内关穴"后,可以阻滞膈神经的神经冲动传导,从而终止呃逆发作。

(皋　源　杭燕南)

参 考 文 献

1　魏绪庚,田素杰,石宝瑞.麻醉治疗学.北京:中国科学技术出版社,1998,6,461~593.

2　Covina GB, Vassallo HG. Local Anesthetics: Mechanism of Action and Clinical Use. Grune & Stratton. New York,1976;34.

3　Wood M. Drugs and Anesthesia, Pharmacology for Anesthesiology. Williams & Wilkins. Baltimore, 1982;25.

4　Reinstrup P, Ryding E, Algotsson L, et al. Distribution of cerebral blood flow during anesthesia with isoflurane or halothane in humans. Anesthesiology,1995,82;359.

5　Groeben H, Silvanus MT, Beste M, et al. Both intravenous and inhaled lidocaine attenuste reflex bronchoconstriction but at different plasma concentrations. Am J Respir Crit Care Med,1999,159;530~535.

6　Mcleod GA, Burke D: Levobupivacaine. Anaesthesia, 2001, 56;331.

7　陈华.利多卡因的临床新用途.海峡药学,2006,18;01.

8　陈金伟.倍他啶与利多卡因联用治疗美尼尔氏病.中国医药报,2004;12~231.

9　李军,李保庆,王桂琦等.普鲁卡因的临床应用.河北医药,2003,9;25.

第20章 局部麻醉药与其他药物相互作用

药物相互作用是指同时或者先后使用两种或两种以上的药物,由于药物间的相互影响或干扰,改变了其中一种药物原有的理化性质、体内过程(吸收、分布、生物转化和排泄)或组织对该药物的敏感性,从而改变了该药物的药理作用和毒理效应。临床上有不少药物通过不同的机制,影响局部麻醉药的作用;反过来局部麻醉药也会影响其他药物的作用。除了局部麻醉药联合应用时相互之间的作用(见第8章)及几种改善局部麻醉药效果的药物(见第9章)以外,本章讨论其他药物与局部麻醉药之间的相互作用。

第一节 全身麻醉药

为了全身麻醉后达到较快的苏醒及便于术后镇痛,临床上常联合应用全身麻醉和区域阻滞。联合麻醉的优点还包括失血量、心律失常、缺血及术后深静脉栓塞的减少。但是联合麻醉也有一定的缺点,包括低血压、心动过缓和呼吸抑制,以及全身麻醉过浅引起的术中知晓。

一、局部麻醉药对全身麻醉药作用的影响

(一)局部麻醉药对全身麻醉药药效的影响

研究发现脊麻或硬膜外阻滞本身可产生一定的镇静作用。早在1935年,Bremer就提出阻断外周刺激向中枢神经传入可引起睡眠。研究证明来自于肌肉和关节的本体感觉传入对维持意识清醒起一定作用。增强动物肌肉的兴奋传入可激活EEG,并且增加脑血流。外周去神经降低脑干中楔束核的兴奋性,对张力网状的急性阻断又可产生皮质EEG同步,而EEG通常是非同步化波。椎管内麻醉对上行本体感觉传递的脊髓抑制作用可减弱网状丘脑皮质唤醒机制。因此,椎管内麻醉引起的感觉运动传入信号的减少可通过与脑干神经活性相关的机制来减弱中枢神经系统的警觉,这也是现在被广泛接受的局部麻醉药与全身麻醉药相互作用的主要机制。

椎管内麻醉产生的镇静作用强弱与局部麻醉药的剂量无关,主要取决于感觉阻滞的水平,而且椎管内麻醉引起的感觉阻滞水平还能显著性地预见镇静水平:感觉阻滞平面越高,镇静作用越强。脊麻引起的镇静高峰并非发生在脊麻作用的高峰,而是在脊麻药物注射后60 min。所以椎管内麻醉引起的镇静作用还可能是局部麻醉药直接向上扩散到大脑的缘故。提高硬膜外利多卡因的浓度可以更好地抑制应激激素反应。

椎管内麻醉中所用的利多卡因、布比卡因或罗哌卡因均可减少静脉麻醉药硫喷妥钠和丙泊酚及吸入麻醉药异氟醚和七氟醚的诱导和维持剂量。硬膜外布比卡因可减少异氟醚的需要量35%。椎管内麻醉可减少脑电双谱指数(BIS)达到50所需的七氟醚的需要量和浓度。虽然加大硬膜外剂量可使丙泊酚所需剂量减少,但高比重丁卡因脊麻的阻滞平面高于等比重但剂量相等时的阻滞平面,丙泊酚需要量也较少。这也说明椎管内麻醉减少静脉麻醉药需要量的作用与局部麻醉药的剂量大小无关,而是与阻滞平面有关。

硬膜外联合丙泊酚或七氟醚麻醉中,硬膜外应用罗哌卡因的浓度较高时,可以降低使意识丧失和对刺激无反应时所需的丙泊酚用量,也可降低术中维持麻醉所需要的七氟醚浓度。另外,与硬膜外麻醉联合应用时抑制刺激反应所需要的吸入麻醉药浓度,也取决于局部麻醉药的浓度和刺激的部位:给予较高浓度的局部麻醉药时,抑制刺激反应所需的吸入麻醉药浓度较小;抑制阻滞范围中心皮肤的刺激反应也比抑制阻滞范围外围的刺激反应,需要较小的吸入麻醉药浓度。这主要与局部麻醉药不同浓度产生的,以及在不同部位的感觉神经阻滞的强度不同有关。罗哌卡因硬膜外阻滞本身可降低BIS,在七氟醚麻醉中其降低BIS的作用更明显,说明两者在降低BIS的作用方面有协同作用。罗哌卡因骶管阻滞也可降低七氟醚麻醉下小儿的MAC,但在婴儿没有小儿明显。这是因为在婴儿BIS与麻醉深度之间的相关性较差,未必能反映出骶管阻滞的镇静作用。

临床浓度的吸入麻醉药对脊髓也有作用。催眠和记忆缺失是吸入麻醉药对脑的作用,而对手术刺激反应的制动及对疼痛刺激肾上腺反应的阻断是吸入麻醉药对脊髓运动和感觉神经元的作用。吸入麻醉药对脊髓运动神经元的抑制MAC中起了很重要的作用。低于麻醉浓度的局部麻醉药就能增强此作用,即使刺激水平超出局部麻醉药可达到的神经阻滞水平。硬膜外生理盐水-全麻时七氟醚抑制对强直刺激的大体动反应的MAC为1.18%,而硬膜外给予利多卡因时其为0.52%。术中接受相同浓度异氟醚的患者中联合硬膜外利多卡因的术后唤醒较迟。所以术中按需调节异氟醚浓度可以防止术后唤醒延迟的发生。另外,局部麻醉药本身对中枢神经系统有一定的影响,但与全身麻醉药的作用特点不同。脊麻减少硫喷妥钠和丙泊酚催眠需要量时对各药的影响程度不一。这说明除了脊髓传入信号的降低以外,还有其他作用机制。

关于局部麻醉药的全身作用是否在局部麻醉药与全身麻醉药之间的相互作用中起作用尚有争议。早在20世纪50~70年代就有动物实验和临床研究发现,静脉内给予利多卡因可以减少硫喷妥钠麻醉或环丙烷、氧化亚氮、氟烷、安氟醚等麻醉中全身麻醉药的需要量,并呈剂量依赖性。利多卡因的血清浓度从 5 μg/mL 升高到 7 μg/mL 时,可以使氟烷的 MAC 降低 50% 到 70%。但是已发现利多卡因对于环丙烷和氟烷 MAC 的降低作用具有封顶效应。还有,不同物种中利多卡因降低 MAC 的作用大小以及达到封顶效应时的利多卡因浓度有差异,这可能因为不同物种对利多卡因的敏感性以及利多卡因的代谢有所不同。肌内注射利多卡因或布比卡因也能增强丙泊酚和硫喷妥钠的催眠作用,并减少它们的需要量。肌内注射利多卡因 3.0 mg/kg 或布比卡因 1.0 mg/kg 可分别减少丙泊酚 34.4% 和 39.6%,减少硫喷妥钠 39% 和 48%。有动物研究显示静脉输注利多卡因可降低异氟醚的 MAC 或所需浓度。

但是也有研究发现,静脉内给予罗哌卡因 45 mg 无中枢神经系统作用的表现,静脉内给予利多卡因没有镇静作用,对异氟醚的苏醒 MAC 无影响,也不延缓异氟醚麻醉后苏醒;但是硬膜外给予相同剂量的利多卡因可以提高镇静水平,延迟异氟醚麻醉后苏醒。Hodgsen 等比较了静脉内给予利多卡因 1 mg/kg 和硬膜外给予 2% 利多卡因 15 ml 后 BIS 达到 50 所需要的七氟醚浓度,结果显示虽然血浆水平相同,但硬膜外组需要的七氟醚较少。然而这不能就说明局部麻醉药的全身作用在局部麻醉药与全身麻醉药之间的相互作用中不起作用,只是说明局部麻醉药抑制脊髓传入信号的作用比其全身作用对全身麻醉药药效影响更大。有动物研究显示给予静脉输注利多卡因可降低异氟醚的 MAC 或所需浓度,并呈剂量依赖性。在猫利多卡因的血浆靶浓度从 1 μg/mL 逐渐升高到 11 μg/mL 时,异氟醚的 MAC 也从 2.21% 逐渐降低到 1.33%。静脉内硫喷妥钠与利多卡因合用产生的催眠作用小于两者单独应用时的作用之和(即相对拮抗)。在动物实验中发现静脉内给予丙泊酚与利多卡因混合液所需要的诱导剂量要大于先用利多卡因,后静注丙泊酚,且睡眠持续时间也较短。这可能与混合后乳液的不稳定性有关。

利多卡因与吸入麻醉药一样可作用于中枢神经系统中的电压门控钠通道,从而使两者产生相加作用。全身应用的利多卡因在脊髓水平有镇痛作用,它对刺激腓神经产生的 C 纤维诱发多突触活性有选择性的中枢神经阻断作用,从而降低吸入麻醉药的 MAC。还有报道利多卡因可抑制动作电位棘波和静息脑细胞的兴奋性,这可同时解释利多卡因的镇痛作用和降低 MAC 作用。研究还发现异氟醚麻醉中输注利多卡因,其恢复较单用异氟醚平稳,这也支持利多卡因具有镇静作用。

神经阻滞与吸入麻醉合用时可降低术中吸入麻醉药的所需浓度,其应激反应甚至比单用较高浓度的吸入麻醉还要低,控制性降压时所需要的三磷酸腺苷也较少,还可减少术后镇痛药的需要量。因此,这种联合麻醉尤其适用于需要循环稳定的心血管疾病患者或老年患者。

研究发现,急性可卡因摄入可提高氟烷的 MAC。长期应用可卡因则可逆性地提高异氟醚的 MAC,而停用可卡因一段时间后异氟醚的 MAC 又恢复到基础值。其原因主要是可卡因能提高去甲肾上腺素和肾上腺素的血浆浓度,并提高在中枢神经系统中的去甲肾上腺素能活性,而且还降低具有抑制性作用的多巴胺能和 GABA 能活性。

(二)局部麻醉药对全身麻醉药注射痛的影响

丙泊酚注射痛与水相中游离丙泊酚的数量有关,游离丙泊酚与血管的游离神经末梢接触可激活释放疼痛介质的血浆激肽释放酶—激肽系统。利多卡因与丙泊酚混合或预先给予利多卡因均可降低这种注射痛的发生率和/或降低疼痛程度。其主要机制为利多卡因阻断了疼痛通过血管游离神经末梢的传递。还有人发现利多卡因降低溶液的 pH,而丙泊酚中加入盐酸也可减缓丙泊酚注射痛,因此提出 pH 降低可能使游离丙泊酚的浓度降低。但是 Yamakage 等后来发现利多卡因并不降低游离丙泊酚的浓度。另外,研究发现预先给予利多卡因的镇痛效果较利多卡因与丙泊酚混合给药弱。其原因可能是在丙泊酚之前注射的利多卡因在注射丙泊酚前已被血液冲走,只留下很小部分来稳定激肽系统。所以后来有了在扎上止血带(即比尔氏阻断)后给予利多卡因的预给药方法,30~120 s 后止血带放气,再给丙泊酚。在一项分析 56 个随机对照试验(包括预混合利多卡因与丙泊酚及预给利多卡因、阿片类或甲氧氯普胺)的综述中,这个方法减少丙泊酚注射痛的效果最好。这可能因为比尔氏阻断法使利多卡因在静脉内停留一段时间,从而产生的镇痛作用较强。

然而,利多卡因与丙泊酚的混合液只能新鲜配制,如果混合时间超过 30 min,溶液很不稳定。利多卡因是一个弱碱性阳离子溶液,与丙泊酚混合会产生质子,使乳剂中的油滴之间的范德华耳斯方吸引力增大,会引起油滴聚结,最后产生肉眼即可见的分层;混合液中利多卡因剂量的增大及配制与给药之间间隔时间的延长,有可能增大肺栓塞的风险;而且与 40 mg 利多卡因混合的丙泊酚浓度会在 4~24 h 呈显著性线性降低。

有研究发现在静脉注射丙泊酚前 15 min 硬膜外给予利多卡因也可降低丙泊酚注射痛的程度,且效果与丙泊酚前 3 min 静脉注射利多卡因相当。其作用机制可能是硬膜外麻醉的直接作用以及利多卡因从硬膜外腔吸收到血液后的全身作用。离子电渗法是在电流的影响下促使离子药物传输到机体组织。用离子电渗法给予利多卡因可降低丙泊酚注射痛,但其效果不及静脉途径给药。其作用机制则可能包括药物渗透到血管壁以及血管收缩,在负电极部位上可出现红斑。用含 6% 利多卡因胶带局部麻醉后可以显著降低丙泊酚注射痛的发生率和降低疼痛程度,且效果同利多卡因与丙泊酚混合液。但是用浓度较低的 2.5% 利多卡因-2.5% 丙胺卡因(EMLA)乳膏预处理则无此作用。将利多卡因与氟比洛芬、氯胺酮、甲氧氯普胺、瑞芬太尼静脉内注射或氧化亚氮吸入联合预处理,及预给瑞芬太尼或吸入氧化亚氮与混合利多卡因和丙泊酚联合应用,都可以比单独预给利多卡因或单独混合利多卡因和丙泊酚进一步降低注射痛的发生率。Ho 等比较了含不同浓度利多卡因的丙泊酚注射时疼痛的发生率,发现 0.1％ 是最佳的有效浓度。另外,不同年龄患者减少丙泊酚注射痛所需要的利多卡因剂量也不同:年轻人给予 40 mg 或 0.1 mg/kg,而老年人给予 20 mg 就足够了。剂量在此基础上再增大并不进一步显著降低丙泊酚注射痛的发生率。

现在有含长链甘油三酯(LCT)/中链甘油三酯(MCT)使游离丙泊酚浓度降低的丙泊酚新剂型,以减少丙泊酚引起的注射痛或降低注射痛的程度。但是其单独用的镇痛效果仍不及用局部静脉阻滞预给利多卡因后给 LCT 丙泊酚,或利多卡因与 LCT 丙泊酚混合的效果。也有研究显示其与利多卡因与 LCT 丙泊酚混合的镇痛效果相当,但该研究中用的利多卡因剂量较小(仅 10 mg)。当然,利多卡因与含 LCT/MCT 的丙泊酚混合的镇痛效果比利多卡因与 LCT 丙泊酚混合好。

注射丙泊酚还可能引起一过性运动障碍,表现为自主活动、角弓反张、强直阵挛发作。其在成人的发生率约为 26％。近期在新生儿和儿童的研究发现利多卡因预处理不仅可减少丙泊酚的诱导剂量和注射痛,而且不管是外周静脉还是中心静脉给予,都可以显著减少丙泊酚引起的一过性运动障碍,使其发生率从 29％ 降低到 2.5％。这说明利多卡因介导的作用并非来自于对外周静脉注射痛的抑制,而是由利多卡因对中枢神经系统的作用所致。但是该研究还有一个预料之外的发现,利多卡因预处理使新生儿和儿童的阵发性咳嗽发生率增高,尤其是新生儿。这与以前利多卡因预处理减少咳嗽的研究结果相反,其机制亦未明。

临床研究发现,丙胺卡因与丙泊酚混合也可减轻丙泊酚引起的注射痛。利多卡因预注射还可以降低依托咪酯和甲己炔巴比妥的注射痛。

(三)其他

在甲己炔巴比妥麻醉中给予利多卡因 1 mg/kg 预处理还可以减少呃逆的发生率。这可能与利多卡因的膜稳定性能降低了神经结构对此反射的兴奋性有关。

在麻醉诱导时给予利多卡因对于气管插管引起的反应有无抑制作用尚有争议。这主要取决于诱导用药。一般利多卡因对用吸入麻醉药和/或镇痛药的麻醉诱导后的插管反应有较明显的抑制作用,而对只用硫喷妥钠(或加肌肉松弛药)诱导后的插管反应无作用。利多卡因还可以抑制安氟醚麻醉中气管中滴入蒸馏水刺激引起的咳嗽、间歇性气喘等气道反射。在小儿麻醉中亦是如此,且大多都得到了肯定的结论。在小儿麻醉中氟烷一氧化亚氮或七氟醚诱导时,气管插管前静脉内给予利多卡因可以改善插管条件,并且抑制气管插管后的咳嗽反应以及眼内压、心率和血压的升高。利多卡因可抑制硫喷妥钠诱导后插管引起的眼内压升高反应,但对循环反应无作用。在术前行罗哌卡因骶管阻滞也可以减轻对氟烷麻醉和手术的应激反应,并且在麻醉后复苏室所需要的麻醉药也较少;且该作用优于静脉内给予镇痛药或术后行骶管阻滞。

已知快速吸入高浓度的异氟醚和地氟醚都会介导儿茶酚胺释放和高动力学反应。异氟醚从面罩或气管导管吸入均可引起心率增快和血压升高。其作用机制可涉及上呼吸道、下呼吸道刺激和全身作用。但是利多卡因只有通过呼吸道给予才会抑制这种反应。利多卡因气管导管喷雾、鼻黏膜喷雾以及超声雾化的预处理均可减轻快速升高异氟醚浓度引起的循环反应,但无法减轻全身作用引起的儿茶酚胺释放的增多。其中超声雾化的方法可能使利多卡因达到鼻黏膜、小支气管和肺泡,从而同时作用于鼻和肺部受体,因此减轻循环反应的作用起效较快。静脉内给予利多卡因却无此作用。静脉内给局麻药或喷雾局部麻醉药对地氟醚都无作用。在用丙泊酚和/或阿片类镇痛药且不用肌肉松弛药的麻醉诱导中,给予利多卡因能改善气管插管条件或易于插入喉罩。

动物研究显示,在异氟醚或七氟醚麻醉中一直静脉内恒速输注利多卡因直到手术结束,可以引起明显的共济失调,且恢复的质量也较低;但恢复时的血浆浓度与恢复质量之间没有关联。因此,建议在手术结束前 30 min 停止输注利多卡因,以减少恢复阶段的共济失调。

但是也有临床研究发现,全麻下术中静脉内输注利多卡因直到手术后 1 h,不仅可降低术后疼痛,还可加速肠功能恢复,缩短住院时间。术中静脉内给予利多卡因的患者中有 90% 术后疼痛减弱。

在异氟醚—氧化亚氮—阿芬太尼麻醉中,静脉内给予利多卡因可以协同性地降低体感诱发电位(SSEP)的幅度并延长潜伏期。如果使脑皮质 SSEP 幅度长期降低到某一点就可能产生脑损伤。因此,有人建议在需要监测 SSEP 时减少利多卡因的静脉内给予,且在皮质 SSEP 已经很低的情况下,尽量不用;如果实在要用利多卡因,如控制心律失常,就停用氧化亚氮,以抵消其 SSEP 抑制作用。

在异氟醚苏醒时常有明显的交感神经系统反应,使摄氧量显著增大。而硬膜外利多卡因则可以减轻这种反应,从而防止摄氧量增大,但静脉内给予利多卡因无此作用。其原因是硬膜外给予的利多卡因阻断了伤害性刺激的传入通路从而抑制唤醒时的交感神经系统反应。

在全麻诱导后的第一个小时里由于体热的重新分布,核心体温通常会急剧降低;然后热量的丢失超过产热使核心体温进一步逐渐降低;几小时后,核心体温的逐渐降低停止,达到一个平台期。这时其实是体温调节性血管收缩,使经皮肤的热量丢失减少及驱使代谢性产热到达核心温室的结果。静脉麻醉药和吸入麻醉药都可使这种体温调节性血管收缩的阈值降低。而硬膜外麻醉和脊麻也会损害体温调节性血管收缩的中枢神经控制,这可能是阻断手术疼痛刺激的传递所致;并且其本身的抗交感作用可直接抑制外周血管的收缩。因此,联合应用全麻和硬膜外麻醉时,血管收缩的阈值进一步降低,核心体温的下降速度也显著增快。这时就更需监测体温并注意保温。

利多卡因本身对吸入纯氧或低浓度氧气(7%)时的肺叶肺血管阻力无影响,氧化亚氮肺叶通气可抑制低氧性肺血管收缩,而同时静脉内输注利多卡因即可逆转此作用。

二、全身麻醉药对局部麻醉药作用的影响

（一）全身麻醉药对局部麻醉药药效的影响

吸入 50％氧化亚氮可以提高利多卡因脊麻的感觉阻滞平面,虽然停止吸入后平面消退速度大于吸入 50％氮气的对照组,但与基础值比较总的消退速度比对照组慢。另外,氧化亚氮本身具有的激活交感神经系统的作用,正好可以与椎管内麻醉的交感抑制作用相抵消,从而使血流动力学趋于平稳。

有研究报道,静脉麻醉下罗哌卡因骶管阻滞的起效时间比吸入麻醉下的长。近期还有研究报道,在布比卡因骶管阻滞或腰段硬膜外阻滞复合七氟醚麻醉下,布比卡因骶管阻滞或腰段硬膜外阻滞的手术麻醉起效比丙泊酚麻醉下快。这是因为七氟醚和丙泊酚与脊髓不同受体结合的结果。吸入麻醉药可同时抑制兴奋（AMPA 和 NMDA）和增强抑制（甘氨酸和 GABA‐A）受体的介导,从而剂量依赖性地抑制脊髓伤害性和非伤害性刺激传递:在亚麻醉浓度就有该作用,在麻醉浓度时作用更大。而静脉麻醉药丙泊酚只是通过增强GABA‐A受体介导的突触抑制来产生制动作用,对非 GABA 受体的作用非常有限,而且它仅在麻醉浓度时起作用。所以在相近 EC50 浓度时,七氟醚的抑制作用要比丙泊酚强得多。另外,还有研究发现,在骶管阻滞复合七氟醚或七氟醚/氧化亚氮麻醉下,相同浓度为0.2％的罗哌卡因、布比卡因和左旋布比卡因的镇痛作用相同;而在骶管阻滞复合丙泊酚麻醉下,相同浓度为 0.2％的罗哌卡因和布比卡因比左旋布比卡因更有效。这也可能是因为吸入麻醉药对脊髓的强抑制作用掩盖了不同局部麻醉药的效能上的差异。

（二）全身麻醉药对局部麻醉药毒性反应的影响

一般认为苯二氮䓬类和巴比妥类药物可用于治疗局麻药引起的惊厥,提高惊厥阈值。最早研究的是巴比妥类药物的抗惊厥作用。早在 19 世纪 20 年代就有研究发现,巴比妥类可终止可卡因引起的惊厥。到 30 年代巴比妥类对普鲁卡因、可卡因和布他卡因诱发惊厥的抑制作用优于早先应用的其他中枢神经系统抑制剂（包括乙醚、水合氯醛和副醛）已得到了广泛认可。但早期的研究结果还存在争议:有的发现戊巴比妥降低利多卡因毒性,有的却发现无作用。其实这是因为不同剂量的巴比妥类药物会产生不同的作用效果。同样是戊巴比妥,20 mg/kg 可提高利多卡因在小鼠的 50％致死剂量（LD_{50}）;30 mg/kg 就对之无影响;而当再增大戊巴比妥剂量时,利多卡因的 LD_{50} 反而会逐渐降低。

研究显示丙泊酚也有在利多卡因或布比卡因引起癫痫时的抗惊厥作用,且呈剂量依赖性。丙泊酚前处理可同咪达唑仑一样提高利多卡因引起 EEG 癫痫样活性的阈值,而在利多卡因引起惊厥后给予丙泊酚（后处理）,同地西泮、咪达唑仑、硫喷妥钠一样,也可消除利多卡因或布比卡因引起的 EEG 癫痫样活性。丙泊酚可使布比卡因引起心律失常、惊厥、心

率减慢 50％以及平均动脉压下降 50％的累积剂量增大。虽然丙泊酚抗心律失常的确切机制至今未明，但提示是对一个中枢部位的作用。因为布比卡因直接注射到脑室可引起室性心律失常和高血压，直接注射到延髓内可直接引起室性心律失常和低血压。有研究者提出，脑室内给予布比卡因通过对抑制性 GABA 神经元的阻断来增加自主神经系统发放冲动。因为丙泊酚增加 GABA 介导的氯离子传导，所以其抗心律失常作用可能由中枢神经系统中 GABA 增强所造成的。但是在对自主神经系统阻断的方面，丙泊酚不如七氟醚完全，因为丙泊酚不能防止在心律失常之前发生的高血压。还有研究报道丙泊酚增强肾上腺素引起的心律失常。因此，还需进一步的研究来确定较大剂量的丙泊酚是否会增强布比卡因引起的心律失常和心肌抑制。局部麻醉药引起的惊厥主要是起源于皮质下层部位（如杏仁核和海马）。因为 ED50 时丙泊酚的抗惊厥作用比七氟醚强，所以丙泊酚对这些皮质下层部位抑制作用的特异性比七氟醚强。

氧化亚氮对利多卡因引起的惊厥的影响有争议：在猫和小鼠它可以分别增加利多卡因引起惊厥的阈值和有降低利多卡因惊厥发生率的趋势，但在狗无影响。其原因可能是动物种类的不同。但是有趣的是，氧化亚氮对于哌替啶预处理增高的利多卡因惊厥却有显著的保护作用，甚至比其单独的作用还强。

吸入麻醉药有抗惊厥作用主要是通过增强 GABA - A 受体活性对中枢神经系统的抑制作用来介导的。安氟醚在几个惊厥的动物模型中都有抗惊厥作用，但从未在预防或阻止利多卡因引起的惊厥方面对其进行过研究，只有一个在猫的实验表明至少它不会降低利多卡因惊厥的阈值。氟烷、异氟醚和七氟醚对利多卡因引起的惊厥都有剂量依赖性的抑制作用，其中异氟醚和七氟醚的作用强于氟烷，与氧化亚氮合用时作用更强。氧化亚氮加异氟醚或氟烷可防止或减弱布比卡因引起的心律失常和惊厥；七氟醚在防止或减弱布比卡因引起的心律失常和惊厥的作用与异氟醚相当。七氟醚同丙泊酚一样，可使布比卡因引起心律失常、惊厥和心率减慢 50％的累积剂量增大，但给予七氟醚时布比卡因引起平均动脉压下降 50％的累积剂量及安全范围（即从开始心律失常到平均动脉压下降 50％之间的时间）小于丙泊酚。但 Badgwell 等发现，氧化亚氮加氟烷或异氟醚都只是防止或减弱了早期的毒性反应，却可降低抑制心脏指数和引起心搏骤停所需的布比卡因剂量，且提高其致死率。研究表明，异氟醚和七氟醚通过直接的心肌作用以及神经介导的间接心脏作用使布比卡因的毒性阈值提高。但还有研究显示氟烷和异氟醚可通过负性肌力作用而使布比卡因的心脏毒性进一步加剧。

相反，安氟醚、异氟醚和七氟醚也具有惊厥前作用，大剂量可引起脑电图上的自发散在性棘波，甚至在安氟醚和七氟醚深麻醉下的猫可诱发癫痫。但是吸入麻醉药引起的这种棘波却也可被利多卡因所抑制。这是因为吸入麻醉药和利多卡因产生的惊厥分别来自于脑皮质和边缘系统，而利多卡因和吸入麻醉药又反过来分别对这两部分组织的脑电活性有抑制作用。

（三）全身麻醉药对局部麻醉药药代动力学的影响

利多卡因是一个高脂溶性的"流量限定性"药物，其肝脏摄取率很高，在通过肝脏的瞬间大部分药物即被清除，所以其在肝脏的代谢和清除明显受到肝血流的影响。可见凡能影响肝血流的药物都能影响到利多卡因的代谢。强效吸入麻醉药及静脉麻醉药硫喷妥钠和依托咪酯都可使肝血流下降，巴比妥类静脉麻醉药则在深麻醉时因血压下降而使肝血流下降。尤其在氟烷麻醉下，羊的肝血流量可下降 40%。同时氟烷还可能通过与利多卡因竞争所需的细胞色素 P450 酶来抑制其代谢。因此，在氟烷麻醉下用利多卡因时，利多卡因的消除半衰期显著延长，从而血药浓度升高。但给予单剂量利多卡因时无需减小剂量，只有持续输注时才需减小输注速度以防浓度太高产生中毒反应。

异氟醚麻醉在猫可显著降低静脉内给予的利多卡因的中央室容积、清除率，缩短消除半衰期，并显著增高血浆浓度；利多卡因中间代谢产物——乙基甘氨酸二甲代苯胺（MEGX）的最高浓度升高，浓度一时间曲线下面积增大，达到最高浓度的时间延长。

由于利多卡因和罗哌卡因均由细胞色素 P450 中的 CYP3A4 和 CYP1A2 代谢，而丙泊酚由 CYP3A4 和 CY1A2 代谢。所以在离体实验中发现丙泊酚可以呈剂量依赖性地抑制利多卡因在人和大鼠肝微粒体中的代谢，也可抑制罗哌卡因在人肝微粒体中的代谢。但在临床研究中，丙泊酚并不影响硬膜外给予的利多卡因在肝脏中的代谢。这可能是抑制利多卡因代谢所需的丙泊酚剂量和血浆浓度要比临床中常用的要高得多的缘故。

巴比妥类药物可以诱导利多卡因代谢所需的 CYP3A，从而影响利多卡因的代谢，但各研究结果不同。早期的动物研究发现，苯巴比妥可使利多卡因从肝的排除速度提高 1 倍，并使其中间代谢产物 MEGX 转化成甘氨酸二甲代苯胺（GX）以及 GX 经尿排除的速度增快。但在大鼠肝微粒体实验中，苯巴比妥、异戊巴比妥、海索比妥、戊巴比妥和硫戊巴比妥都抑制利多卡因的代谢。对大鼠在体研究上述 5 种巴比妥类药物预处理发现，苯巴比妥和异戊巴比妥显著增高 NADPH－细胞色素 C 还原酶活性；关于诱导 P450 的效能，苯巴比妥最强，依次为硫戊巴比妥、异戊巴比妥、海索比妥，戊巴比妥最弱，且诱导 P450 的效能与巴比妥类药物的消除半衰期呈正性线性相关；但利多卡因去乙基的活性均增强，与 P450 水平增高与否无关。在离体人肝微粒体实验中，硫戊巴比妥可竞争性地抑制利多卡因和罗哌卡因的代谢。戊巴比妥无此作用。腹腔内给予苯巴比妥并不影响利多卡因的代谢。大鼠的离体和在体实验发现，苯巴比妥处理后肝微粒体中 CYP2B1 和 CYP3A2 含量增多，特别是 CYP2B1，利多卡因的代谢产物 MEGX 的形成速度提高，MEGX 血浆浓度也显著增高。说明苯巴比妥通过增高 CYP2B1 和 CYP3A2，而促进利多卡因代谢成 MEGX。该研究中，利多卡因的芳环代谢产物 3-羟利多卡因的形成速率虽无变化，血浆浓度却降低。其原因则是苯巴比妥还显著增高 UDP 葡糖醛酸转移酶的活性，使 3-羟利多卡因形成后立即在血浆结合。苯巴比妥对依替卡因的血浆浓度无影响。

三、其他方面的相互作用

局部麻醉药(包括布比卡因、利多卡因和甲哌卡因)可呈剂量依赖性地影响心率和心肌收缩力。异氟醚也呈现显著的负性心肌变力性,并增强局部麻醉药对心肌的作用。等辐射分析后显示异氟醚与布比卡因联合应用后产生的负性心肌变力性是协同的,而与利多卡因和甲哌卡因之间的是相加作用。单独布比卡因局部麻醉时还延长心室传导时间(VCT)和心室有效不应期(VERP),吸入氟烷引起低血压,由于肝清除率降低从而逐渐提高布比卡因的血浆浓度,并造成进一步的剂量相关性的 VCT 和 VERP 显著延长以及 dp/dtmax 和血压的降低。因此,布比卡因与氟烷合用也会对心室收缩和心室内传导造成不良作用。

利多卡因是局部麻醉药,而且还是抗心律失常药。氟烷和利多卡因均可延长心肌梗死区的心室激活时间,两者合用则有协同作用,可显著延长激活时间或阻断迟发的激活。氟烷麻醉时用利多卡因要慎重,小心过量。近期在兔动物实验中,美索比妥 1.0 mg/kg 可以降低利多卡因 1.0 mg/kg 的抗心律失常作用。

由于临床上应用的丙泊酚含有脂肪乳剂,很易于滋生细菌。Sakuragi 等的研究表明,暴露于大肠杆菌的丙泊酚使菌落计数较对照组增多 90 倍。而加入 $0.25\% \sim 4.0\%$ 的利多卡因可显著减少菌落计数。Ozer 等观察了大肠杆菌、金黄色葡萄球菌、表皮葡萄球菌和绿脓杆菌在含有或不含 $0.1\% \sim 2\%$ 利多卡因的丙泊酚中的生长,发现丙泊酚中含 1% 和 2% 利多卡因可显著降低大肠杆菌的菌落计数,而只有 2% 利多卡因可显著降低菌落生成单位数。有研究证实 0.2% 和 0.5% 利多卡因加入丙泊酚无法防止金黄色葡萄球菌、大肠杆菌、绿脓杆菌和白色念珠菌的生长;0.1% 利多卡因加入丙泊酚并不影响金黄色葡萄球菌、黏质沙雷氏杆菌、绿脓杆菌和白色念珠菌的生长。Gajraj 等的研究显示利多卡因与丙泊酚的合液中只有利多卡因浓度达到或超过 0.2% 才具有抑菌或抗菌能力。所以理论上在丙泊酚中加入利多卡因可减少丙泊酚受污染后感染的风险,但临床上推荐的利多卡因浓度($0.05\% \sim 0.1\%$)不能显示足以预防感染的抗菌活性。

硫喷妥钠溶液呈碱性(pH＝10.8),若与普鲁卡因混用,可形成硫喷妥酸盐沉淀物。这种沉淀物不仅不溶于血浆,而且还容易堵塞静脉输液通道。所以不仅禁忌将硫喷妥钠与普鲁卡因混用,而且宜在推注硫喷妥钠的静脉输液管道中用生理盐水冲洗后再续注普鲁卡因。

异氟醚不仅可增强可卡因对多巴胺转运蛋白的直接抑制作用,而且还增强其对多巴胺 D2 受体的间接作用。因此,在研究可卡因的研究中,必须考虑到这种相互作用。

吸入麻醉药具有免疫抑制作用。氟烷和异氟醚可抑制干扰素刺激的自然杀伤细胞毒性,促进肿瘤转移;七氟醚麻醉和开腹手术也可以使肝转移数量增多,肝单核细胞破坏癌细

胞的能力和 γ 干扰素/白介素 4 比降低。而同时给予脊麻可以减轻七氟醚抑制肝单核细胞破坏癌细胞功能的作用,并显著减少氟烷或七氟醚麻醉下的手术引起的促肿瘤转移。这可能是脊麻通过抑制对手术的神经内分泌反应及保留 T 辅助细胞 1/T 辅助细胞 2 的平衡来减轻七氟醚对肿瘤转移的促进作用。

第二节　苯二氮䓬类镇静安定药

一、局部麻醉药对苯二氮䓬类作用的影响

椎管内麻醉中所用的利多卡因、布比卡因或罗哌卡因均可减少静脉麻醉药咪达唑仑的所需剂量。Ben-Shlomo 等和 Senturk 等又发现肌内注射利多卡因或布比卡因均能呈剂量依赖性地增强咪达唑仑的作用,使其由镇静作用变为催眠作用。Tverskoy 等同时比较肌内注射布比卡因和硬膜外给予布比卡因对咪达唑仑催眠效能的影响,发现两者都能显著减少咪达唑仑催眠所需剂量,当然硬膜外布比卡因的影响更大。

静脉内注射地西泮时也会引起疼痛,而在地西泮之前即刻静脉内注射利多卡因也可以显著降低疼痛的发生率及程度。

二、苯二氮䓬类药物对局部麻醉药作用的影响

（一）苯二氮䓬类药物对局部麻醉药药效的影响

在这方面对咪达唑仑的研究较多。咪达唑仑本身对脊髓中的苯二氮䓬和 GABA－A 受体及外周神经中 GABA－A 受体的作用可产生镇痛作用,它还可能通过作用于脊髓中的 κ 受体产生镇痛作用。单独鞘内给予咪达唑仑还可用于慢性疼痛的治疗;骶管内给予咪达唑仑 50 μg/kg 可以达到与骶管内 0.25% 布比卡因 1 ml/kg 相似的疼痛缓解及术后镇痛药需求;硬膜外给予单次剂量咪达唑仑甚至可以得到比布比卡因更长的疼痛缓解时间。

硬膜外、鞘内及神经阻滞中给予咪达唑仑均可以增强局部麻醉药的作用,且无神经毒性反应。硬膜外利多卡因中加入 5 mg 咪达唑仑可加速感觉阻滞的起效,并延长其感觉和运动阻滞的时效。咪达唑仑加入布比卡因持续硬膜外输注用于开腹手术的术后镇痛,也可提供比单独给予布比卡因更好的术后镇痛、镇静和遗忘,而无明显不良反应。在布比卡因脊麻中,包括用于剖宫产,加入咪达唑仑可延长感觉阻滞消退的时间及开始需要其他镇痛药的时间,并减少镇痛药的需要量,而且降低恶心的发生率。儿童骶管阻滞中布比卡因中加入咪达唑仑可延长镇痛时效及术后开始需要镇痛药的时间,且镇痛时效比布比卡因合用吗啡还长。臂丛神经阻滞时,在布比卡因中加入咪达唑仑 50 μg/kg 也可加速感觉和运动阻滞的起效,并改善术后镇痛,减少对镇痛药的需求。近期有研究显示 2 mg 咪达唑仑加入布

比卡因－可乐定脊麻,并不增强术后镇痛,但延长运动阻滞。对于脊麻用于足部清创的糖尿病患者,较小剂量(5 mg)布比卡因加入 2 mg 咪达唑仑与单独较大剂量(7.5 mg)布比卡因相比较,不仅可以增强术后镇痛,减少术后镇痛药的需求,还可加快运动功能的恢复。所以这是很有临床应用价值的方法。Nishiyama 还发现硬膜外布比卡因中加入的咪达唑仑剂量过大(大于 50 μg/kg),并不进一步延长镇痛时效,反而镇静较深,使上呼吸道轻度阻塞,有的患者甚至需要肩下垫枕头。因此,要控制加入的咪达唑仑剂量在 50 μg/kg。

上述这些研究均未显示咪达唑仑与局部麻醉药之间的作用到底是协同的还是相加的,只有 Nishiyama 等的研究证实联合应用硬膜外咪达唑仑与布比卡因对热或炎性疼痛的镇痛作用是协同性的,且不良反应比两者单独应用减少。

(二)苯二氮䓬类药物对局部麻醉药毒性反应的影响

20 世纪 60 年代以后的研究就发现,苯二氮䓬类药物可以预防或终止局麻药引起的惊厥。地西泮或咪达唑仑前处理可提高普鲁卡因、利多卡因、丁卡因或可卡因引起惊厥或 EEG 癫痫样活性的阈值,而在普鲁卡因、利多卡因或布比卡因引起惊厥后给予地西泮或咪达唑仑(后处理),也可消除之。地西泮只需很小剂量就能显著降低利多卡因引起惊厥的发生率及死亡率,而苯巴比妥和戊巴比妥无此作用。而且地西泮预防惊厥时产生的不良反应要少于等效预防剂量的巴比妥类药物,治疗惊厥时对呼吸和循环的影响也较轻,不会像巴比妥类药物那样显著增强利多卡因的心肌抑制作用。地西泮的抗惊厥作用部位在于脑干网状结构,只有将地西泮直接注射于此部位,才可始终如一地预防利多卡因引起的惊厥。地西泮对局部麻醉药引起惊厥的保护作用起效快,时效长。给猫肌内注射地西泮后 15 min 就使利多卡因的惊厥剂量中位数(CD50)提高 87%,30 min 达高峰,5 h 时仍达基础值的 1.5 倍。其保护作用的快起效是由于吸收快和入脑快。时效长则是因为其代谢产物奥沙西泮也具有抗惊厥作用,且效能与地西泮相当。

小鼠口服、肌内或腹腔内注射氟硝西泮预处理都可显著减少或防止腹腔内注射利多卡因或布比卡因引起的惊厥和死亡。ED25 的地西泮预处理后,利多卡因或布比卡因腹腔内注射后均有 30% 的小鼠惊厥,其中 20% 死亡;而同样 ED25 的氟硝西泮预处理后,惊厥的发生率分别为 10% 和 0,且无一死亡。说明氟硝西泮对利多卡因或布比卡因引起中枢神经系统毒性的预防方面要优于等效剂量的地西泮。比较肌内注射地西泮、劳拉西泮和咪达唑仑预处理对利多卡因、布比卡因或依替卡因引起惊厥的发生率和死亡率的影响后发现,咪达唑仑的抗惊厥效果最好,地西泮最差。利多卡因引起的惊厥要比依替卡因和布比卡因较易抑制。在一项比较几个苯二氮䓬类药物地西泮、奥沙西泮、替马西泮、硝西泮和去甲西泮抗局部麻醉药惊厥作用的动物研究中,替马西泮对利多卡因、甲哌卡因在小鼠和利多卡因在大鼠引起惊厥的预防作用均较强。这只能归因于其 N-1 位上的甲基和 C-3 上的羟基。但确切机制不明。

也有动物实验发现在利多卡因之前给予地西泮(前处理)可掩盖利多卡因引起惊厥前的嗜睡,且一旦发生惊厥后地西泮前处理的大鼠控制惊厥所需的地西泮剂量要大于没有地西泮前处理的大鼠。在对清醒猪的动物实验中,预先给予苯二氮䓬类药物(包括地西泮和咪达唑仑)虽然可以延迟静脉输注布比卡因后室性心律失常的发生,降低惊厥的发生率,且防止血压升高和心率增快;但不影响布比卡因引起心血管性虚脱所需的剂量或血浓度。预先给予咪达唑仑不影响复苏的难易度,但是预先给予地西泮使复苏成功率降低。还有一个值得引起注意的现象就是几乎所有预先给予地西泮或咪达唑仑的猪都没有先表现惊厥,而直接发展到心血管性虚脱。所以预先给予苯二氮䓬类药物反而可能会影响对局部麻醉药中毒的早期判断。

还有病例报道,静脉内注射氟马西尼可以逆转布比卡因误注入静脉后的心内传导紊乱。该作用机制可能是与布比卡因机制结合部位或涉及 GABA 能系统的相互作用。

(三)苯二氮䓬类药物对局部麻醉药药代动力学的影响

高浓度的地西泮轻度抑制利多卡因代谢,且呈浓度依赖性。但地西泮不抑制罗哌卡因的代谢。地西泮对依替卡因的血浆浓度也无影响。同时给予地西泮时,布比卡因的半衰期缩短。但地西泮预处理可使布比卡因在小鼠血清和心脏组织的消除下降。在小儿麻醉前直肠内给予地西泮可以使用于骶管阻滞的布比卡因的最高血浆浓度和时间—血浆浓度曲线下面积(AUC)增大,但不影响利多卡因的血浆浓度。可见地西泮减缓布比卡因的消除。

咪达唑仑也主要在肝脏内代谢。在离体人肝微粒体实验中,咪达唑仑非竞争性地抑制利多卡因的代谢,但竞争性地抑制罗哌卡因的代谢。而在麻醉前直肠内给予 0.4 mg/kg 咪达唑仑可使用于骶管阻滞的利多卡因的 AUC 减小,但不影响布比卡因的血浆浓度。静脉内同时注射 0.2 mg/kg 咪达唑仑和 1 mg/kg 利多卡因可显著降低利多卡因的血浆浓度,增快消除并缩短半衰期,同时还降低其恒定分布速率及从组织室出来到中央室的穿透率。可见咪达唑仑可以减缓利多卡因的分布,但增快其消除。

由于地西泮、咪达唑仑及布比卡因和利多卡因的蛋白结合率都很高,曾有假设地西泮可与合用的布比卡因竞争血浆蛋白以及咪达唑仑改变利多卡因与蛋白的亲和力,从而增加游离型布比卡因或利多卡因的浓度。但已有研究发现地西泮并不影响布比卡因的蛋白结合,咪达唑仑也不影响利多卡因的蛋白结合。事实上,这是因为布比卡因与 α_1-酸性糖蛋白高度结合,与白蛋白的亲和力较低;而地西泮则主要与白蛋白结合。

三、其他方面的相互作用

早期动物研究即发现地西泮也有抗心律失常作用,且预先给予地西泮可以增强利多卡因的抗心律失常作用,0.5 mg/kg 的地西泮的作用反而大于 1.0 mg/kg。

在健康志愿者中进行的研究显示,利多卡因脊麻可刺激静息通气:潮气量、平均吸入流速和分钟通气量提高,仅呼吸频率降低;静脉内给予咪达唑仑则抑制静息通气:潮气量和平均吸入流速下降,呼吸频率提高,分钟通气量不变;而两者联合应用产生中度协同抑制静息通气的作用:分钟通气量、潮气量和平均吸入流量都降低,且降低幅度大于两者单独作用之和。

第三节　肌肉松弛药

一、局部麻醉药对肌肉松弛药作用的影响

局部麻醉药可增强去极化肌肉松弛药和非去极化肌肉松弛药的神经肌肉阻滞作用,延长其作用时效,减少肌肉松弛药的需要量。早期的研究中,阿库氯铵部分肌肉松弛时,利多卡因、甲哌卡因、丙胺卡因和布比卡因可以使肌颤搐和潮气量进一步减小。局部麻醉药可直接作用于接头前、接头后肌膜。静脉小剂量给药时,局部麻醉药可影响接头前膜的功能,减少运动神经末梢内乙酰胆碱囊泡的数量,抑制强直后易化。大剂量给药时,局部麻醉药发挥接头后的膜稳定作用,阻断由乙酰胆碱诱导的肌肉收缩反应,同时,局麻药还直接影响肌纤维的膜结构,替代肌膜上的钙离子;因此大多数局部麻醉药本身就能引起神经肌肉传递阻滞。在气管插管前静脉内给予利多卡因可加快非去极化肌肉松弛药的起效,从而缩短插管时间。研究证实硬膜外给予局部麻醉药均可增强或延长肌肉松弛药的神经肌肉阻滞作用,且局部麻醉药的血浆浓度与肌肉松弛药的 ED50 呈负相关。因此,在研究肌肉松弛药的药效动力学时,要排除复合麻醉中应用局部麻醉药的影响。而在术后如果用利多卡因治疗心律失常,可因肌肉松弛药残余作用的增强而加重对呼吸功能的抑制。

实验与临床研究均证明局麻药普鲁卡因与利多卡因持续静脉输注均能增强琥珀胆碱的肌肉松弛效应,减少琥珀胆碱的用量。其主要作用在神经肌肉接头,但普鲁卡因与琥珀胆碱均为血浆胆碱酯酶分解,两药合用时的肌肉松弛作用较非血浆胆碱酯酶分解的利多卡因与琥珀胆碱合用时的更强。普鲁卡因或利多卡因与琥珀胆碱合用还易促使琥珀胆碱的Ⅱ相阻滞,且其前没有明显的快速耐药相,这一点值得临床医生引起警惕。同理,普鲁卡因也能竞争性地抑制米库氯铵的水解,从而增强其效能。

近期研究得较多的是利多卡因预处理对琥珀胆碱引起的肌纤维成束收缩和术后肌痛的影响。在注射琥珀胆碱前 15～30 s 给予利多卡因 1.5 mg/kg 预处理可降低琥珀胆碱引起的肌纤维成束收缩和术后肌痛的发生率,其效果甚至优于非去极化肌肉松弛药预处理中预防肌纤维成束收缩和术后肌痛效果最好的药物罗库溴铵。但是单独利多卡因预处理并不抑制肌酐激酶的升高;而利多卡因和非去极化肌肉松弛药联合预处理的效果更佳,且能抑制肌酐激酶的升高。利多卡因预处理还能防止给予琥珀胆碱后引起的眼内压升高。

罗库溴铵静脉内注射可引起疼痛或退缩反应,据报道其发生率为 50%～80%。其机制

至今未明,在早期 Lockey 和 Coleman 认为是罗库溴铵溶液的低 pH(约为 4)引起注射痛,Borgeat 和 Kwiatkowski 认为涉及到疼痛介质的局部释放;而在近年来 Blunk 等认为是罗库溴铵直接刺激了静脉血管壁上感受伤害的神经末梢。利多卡因 0.5~1 mg/kg 甚至 10 mg 预处理即可降低罗库溴铵引起的注射痛或退缩反应的发生率和注射痛的程度,其效果优于芬太尼、苏芬太尼、曲马多和昂丹司琼。较大剂量时更有效;在给予利多卡因前用止血带阻断静脉血流动并维持 20 s 时效果亦更佳。但是利多卡因的这种局部镇痛作用比较短效:如果利多卡因与罗库溴铵注射时间间隔太长(3 min),利多卡因预处理的效果就会大打折扣,即使用 40 mg,仍不及芬太尼。所以主张在罗库溴铵注射前即刻给予利多卡因较为有效。利多卡因预处理还可改善给予罗库溴铵 0.6 mg/kg 后 60 s 时的气管插管条件,并且有效阻断插管后的心率增快。

在正常和去神经支配的肌肉中,利多卡因对琥珀胆碱代谢和循环反应的影响作用有所不同。在狗的正常肌肉,琥珀胆碱增高氧耗 150%,琥珀胆碱与利多卡因合用氧耗维持不变;单独琥珀胆碱或琥珀胆碱与利多卡因合用时肌肉血流均维持不变;而在去神经支配的肌肉,利多卡因可以增强琥珀胆碱对肌肉氧耗和血流的增高作用。

二、肌肉松弛药对局部麻醉药作用的影响

肌肉松弛药也可增强局部麻醉药的作用。同时或预先给予非有效浓度的肌肉松弛药可显著降低局部麻醉药的 ED50。

在用于眼球周阻滞的局部麻醉药中加入小剂量的非去极化肌肉松弛药可改善眼球和眼睑制动的质量,加快眼球制动的起效。前臂静脉区域麻醉的局部麻醉药中加入小剂量非去极化肌肉松弛药可加快感觉和运动阻滞的起效,提高麻醉质量和手术条件,便于骨折复位,延长运动阻滞时效,减少术后镇痛药的需求量,且使一些肌肉发达的年轻患者免除住院和全麻的需要。这极少会引起临床不良反应,只有短暂性复视和适应困难。当然需要注意的是,为了防止放气时肌肉松弛药的全身反应,该药的时效必须短于充气持续时间。

琥珀胆碱可以快速停止布比卡因心脏毒性反应时的惊厥,且不会使布比卡因引起的心脏毒性恶化。以前曾有建议将琥珀胆碱用于控制局部麻醉药毒性反应的中枢神经症状。而肌肉松弛药虽然可以控制惊厥发作时的肌肉表现,但脑电惊厥仍存在。

在离体大鼠肝微粒体实验中,治疗剂量范围的维库溴铵、潘库溴铵、琥珀胆碱不抑制利多卡因代谢。离体人肝微粒体实验显示维库溴铵亦不抑制罗哌卡因的代谢,而潘库溴铵和维库溴铵可呈浓度依赖性地轻度抑制利多卡因的代谢。

第四节　镇 痛 药

椎管内麻醉和镇痛尤其是无痛分娩中,已经常在局部麻醉药中加入镇痛药,以期得

到更好的麻醉镇痛效果和产妇满意度;并且加快起效,延长时效,比单用局部麻醉药或镇痛药不良反应少,特别是减少布比卡因用量从而减少运动阻滞,需要器械帮助分娩的比率较低。

一、阿片类镇痛药

（一）镇痛药对局部麻醉药作用的影响

一般认为硬膜外阻滞的局部麻醉药（包括布比卡因、甲哌卡因、利多卡因或罗哌卡因）中加入吗啡、芬太尼或苏芬太尼可加快感觉阻滞的起效,延迟消退,有的还可升高感觉阻滞平面,增强镇痛效果,加快运动阻滞的起效,而静脉内给予芬太尼无此作用。这说明硬膜外芬太尼主要作用在脊髓水平。在硬膜外 2-氯普鲁卡因中加入芬太尼均没有影响。在分娩镇痛时,硬膜外布比卡因和左旋布比卡因中加入芬太尼,或者布比卡因、罗哌卡因和左旋布比卡因中加入苏芬太尼可缩短起效,延长时效,提高镇痛质量,减少局部麻醉药的需要量,因此分娩时运动阻滞较少。且苏芬太尼加大布比卡因与罗哌卡因和左旋布比卡因之间的效能差异约 1 倍。在布比卡因中加入芬太尼 $1\sim4$ $\mu g/mL$ 或苏芬太尼 $0.5\sim1.5$ $\mu g/mL$ 的临床研究都显示芬太尼或苏芬太尼浓度依赖性地降低布比卡因的用量,但在左旋布比卡因中加入芬太尼的研究未显示出这种剂量依赖性。

在用于脊麻的布比卡因中加入 6.25 μg 或 10 μg 芬太尼可显著增强术中的镇痛效果,并可延长术后镇痛时间,减少辅助镇痛药的需要量;还能降低围术期恶心呕吐和颤抖的发生率。而增大芬太尼的剂量并不进一步延长镇痛时效。以前还有研究显示鞘内加入 20 μg 芬太尼可以延长利多卡因脊麻的感觉阻滞作用的消退,但不影响运动功能的恢复及可以排尿的时间。然而由于利多卡因脊麻引起的神经毒性作用,现已不主张将利多卡因用于脊麻。芬太尼对丁卡因脊麻的起效和时效以及普鲁卡因脊麻的阻滞平面高度和时效均无影响。鞘内给予吗啡可使丁卡因脊麻的术后镇痛延长,却无法改变布比卡因脊麻的消退。

用于臂丛神经阻滞的布比卡因和利多卡因混合液中加入苏芬太尼 0.2 $\mu g/kg$,可以使术后镇痛持续时间延长 1 倍。皮内注射苏芬太尼无镇痛作用,与利多卡因合用也不增强或延长其镇痛作用。而皮内注射的利多卡因中加入吗啡甚至可以产生痛觉增敏作用,比单独注射利多卡因的疼痛评分要高。这可能与吗啡引起肥大细胞释放组胺或组胺介导的前列腺素释放有关。

阿片类镇痛药对局部麻醉药药效的增强作用可能来自于其直接的神经传导阻断作用和全身作用。因为静脉内给予吗啡对布比卡因硬膜外麻醉产生的神经阻滞平面也有协同作用;静脉内给予芬太尼或纳布啡可以剂量依赖性地提高利多卡因脊麻的感觉阻滞平面;静脉内给予二醋吗啡还可减缓脊麻感觉阻滞的消退。

另外,伍用阿片类药还能避免局部麻醉药快速耐药性的出现,即使长期使用局部麻醉药也不必提高药量,因而就可能相应地减少局部麻醉药中毒反应的发生。

(二)局部麻醉药对镇痛药作用的影响

鞘内给予布比卡因可显著增强鞘内吗啡的镇痛作用。因为布比卡因可引起脊髓阿片受体结构的改变,使吗啡更易于与脊髓阿片受体结合。鞘内给予极小剂量的利多卡因(100 μg)和布比卡因(25 μg)本身不会抑制大鼠对非伤害刺激的反应,但却可以显著增强鞘内吗啡抑制该反应的效能。对大鼠脊髓膜标本的放射受体分析显示:布比卡因(0.1～10 nM)抑制特殊配基与 μ 受体的结合,但增强与 δ 和 κ 受体的结合。布比卡因对吗啡抗伤害感受的增强作用可能与布比卡因引起脊髓阿片受体的结构变化有关。虽然吗啡与 κ 阿片受体的结合增强是最明显的作用,但大剂量布比卡因抑制阿片类配基与所有脊髓受体的结合。鞘内布比卡因 2.5 mg 只可适度增快鞘内芬太尼 25 μg 镇痛作用的起效并延长时效,肌力无显著影响。小剂量布比卡因(0.1%)对硬膜外芬太尼术后镇痛效果无改善;加入0.125%布比卡因可以改善其镇痛效果。

有一病例报道,静脉内给予利多卡因可以使鞘内给予芬太尼和吗啡后 4 h 的术后清醒患者意识丧失,瞳孔缩小,甚至可抑制呼吸,且该作用可完全被纳洛酮所拮抗。这被认为与静脉内局部麻醉药和鞘内阿片类药物对阿片敏感性中枢神经系统部位中的钙离子水平降低的脊髓上协同不良反应有关。

局部麻醉药中只有 2-氯普鲁卡因降低随后给予的硬膜外芬太尼的镇痛效果,缩短芬太尼和吗啡镇痛的时效。有研究者提出 2-氯普鲁卡因可能作用于阿片受体部位来拮抗芬太尼的作用。但也有研究者提出,虽然 2-氯普鲁卡因在 μ 和 κ 阿片受体部位有结合亲和力,但并不是通过阿片受体来拮抗芬太尼的生理作用。还有假设其作用机制包括:由 2-氯普鲁卡因的代谢产物(4-氨基-2-氯苯酸)介导的作用、2-氯普鲁卡因中存在的乙二胺四乙酸二钠(EDTA)以及在伤害感受通路上或单个细胞水平上的生理性拮抗。

阿片类镇痛药和局部麻醉药可以彼此增强对方的镇痛效果,但是对于它们之间的作用到底是协同、还是相加尚有争议。用等辐射分析法的动物实验显示硬膜外吗啡和利多卡因以及苏芬太尼和布比卡因联合应用都产生协同镇痛作用。鞘内苏芬太尼和硬膜外布比卡因联合应用具有协同作用,其各自的 ED50 分别为单独应用时的 1/3 和 1/10。这可能因为局部麻醉药和阿片类镇痛药通过不同的机制产生独立的作用。局部麻醉药主要是通过选择性抑制钠通道来阻断神经动作电位的传递和产生,同时还抑制物质 P 结合和物质 P 诱发的细胞内钙来抑制突触传递。而阿片类镇痛药主要作用于阿片受体使钾离子的传导提高,从而产生神经细胞膜的超极化并使兴奋性降低;另外,它还抑制钠电流和钾电流来直接抑制神经纤维上的动作电位。因此,两种药物联合应用可有效地抑制多领域的神经元兴奋性。另外,由于硬膜外阻滞的起效与硬膜套囊中脊髓根的传导阻滞有关,而主要的传入阻滞背根又含有阿片类结合部位,因此,阿片类镇痛药可直接作用于脊髓神经或渗透到硬膜而作用于脊髓根,从而加快局部麻醉药的起效。同时,阿片类镇痛药本身也具有一定的局部麻醉药的作用。

但是用等辐射分析法的临床研究却发现,在分娩第一期的硬膜外镇痛作用方面二醋吗啡和左旋布比卡因之间呈相加作用。近期 Komei 等对背根神经节上的神经元的研究发现,局部麻醉药通过干扰阿片类受体中 G 蛋白 βγ 亚单位与钙通道之间 GTP 介导的信号传导,可减小阿片类镇痛药对钙通道活性的抑制作用。这又提示两种药物之间有相对拮抗作用,但两药合用的效果仍强于任何一种药物单独应用。

(三)其他方面的相互作用

阿片类镇痛药的神经毒性反应也包括惊厥。静脉内或腹腔内给予哌替啶可以降低利多卡因引起惊厥的阈值。腹腔内注射芬太尼预处理也可剂量依赖性地增强利多卡因引起的惊厥:随芬太尼的剂量增大,潜伏期逐渐缩短,惊厥程度逐渐增强,死亡率逐渐增高。该增强作用的主要原因是阿片类镇痛药可增强谷氨酸相关电流或兴奋性神经递质的释放,或通过兴奋阿片受体来引起边缘系统中 GABA 能神经元超极化和抑制 GABA 释放。所以这种增强作用可被纳洛酮逆转。

静脉内给予利多卡因可以减少芬太尼引起的咳嗽。

脊麻和硬膜外阻滞通过体热重新分布及抑制寒战、血管收缩等低温代偿反应可降低患者的体温。而在用于脊麻的局部麻醉药中加入的吗啡即使剂量很小(150 μg)也会增强这种低温效应,但在硬膜外加入吗啡则无此作用。鞘内吗啡可能通过在脑脊液中向上扩散达到下丘脑中的阿片受体水平,从而干扰体温调节中枢。

硬膜外阻滞或镇痛引起的硬膜外腔感染很罕见,部分原因是因为局部麻醉药有抗菌作用。离体研究报道利多卡因、布比卡因、左旋布比卡因和罗哌卡因都能抑制细菌生长。阿片类镇痛药是否有抗菌特性尚有争议:有的研究显示阿片类镇痛药对细菌生长没有影响;也有阿片类镇痛药可以抑制细菌生长的其他研究报道。Tamanai-Shacoori 等发现,苏芬太尼与布比卡因合用,可以协同抑制离体大肠杆菌和金黄色葡萄球菌的生长,且对两药单独用都不抑制其生长的粪肠球菌有抑制作用;而苏芬太尼与罗哌卡因合用,却可以降低罗哌卡因对大肠杆菌的抑菌作用,只是对金黄色葡萄球菌的抑菌有增强趋势。二醋吗啡也可增强布比卡因的抗菌作用。已知局部麻醉药的抗菌作用是由于局部麻醉药与细胞浆膜相互作用并改变真核细胞和原核细胞中膜的功能,而阿片类镇痛药与细胞浆膜之间也有相互作用,从而影响了局部麻醉药的抗菌作用。

(四)局部麻醉药与右美沙芬之间的相互作用

虽然右美沙芬的结构与可待因和吗啡很相近,MeSH 也将其归在阿片类镇痛药里,但实际上它几乎没有阿片活性,而是主要抑制 NMDA 谷氨酸和烟碱受体,且部分抑制电压门控的钙通道及钠通道。临床上一直主要用于止咳,最近才把它用作多模式镇痛中的一部分。

右美沙芬及其代谢产物(3-甲氧左吗南和右啡烷)都具有一定的局部麻醉药作用。它们在坐骨神经阻滞中对运动功能、本体感受和伤害感受方面的抑制效能低于利多卡因,但时效较长;右美沙芬及右啡烷在表皮麻醉中的效能甚至大于利多卡因,且全身安全指数高于利多卡因。在坐骨神经阻滞或表皮麻醉中,它们与利多卡因联合应用都可产生相加作用。这是因为它们与利多卡因的作用机理相似:阻滞钠通道。

由于局部麻醉药可选择性降低 C 纤维诱发电位的神经元活性,并通过降低 NMDA 受体活性来降低脊髓中的非伤害传递。因此,局部麻醉药可影响右美沙芬定向的受体,从而在脊髓水平对躯体和内脏疼痛产生协同性的镇痛作用。在硬膜外利多卡因麻醉下的小手术切皮前口服右美沙芬,有较好的术后镇痛效果,所需要的镇痛药减少一半。围术期口服右美沙芬可以增强罗哌卡因硬膜外患者自控镇痛的效果,并减少对其他镇痛药的需要,且患者下床活动也较早。在腹腔镜下胆囊切除术前肌内注射右美沙芬和术中静脉内输注利多卡因联合应用也有相加性的术后镇痛作用,使需要镇痛药的时间延缓,需要镇痛药的患者以及所需要的镇痛药消耗量减少,VAS 评分降低。最有趣的发现是两药单独应用对肠功能恢复无影响,但合用后协同性地使肠功能恢复加快。虽然右美沙芬可拮抗豚鼠回肠的收缩,可能会减慢肠功能的恢复;但由于其应用使非伤害传入神经输入减弱,并且减少了吗啡用量,所以两方面作用相抵消。右美沙芬与利多卡因合用使肠功能改善,是因为疼痛和吗啡都可减弱肠功能,而两药合用同时改善镇痛和减少吗啡用量,从而加快肠功能恢复,减少术后肠梗阻。甚至在较大的结肠手术切皮前肌内注射右美沙芬 40 mg 也可增强术后患者自控硬膜外镇痛(PCEA)的效果,减低疼痛评分,延缓开始需要 PCEA 的时间,减少 PCEA 药物消耗量,还可增快肠功能的恢复;如术中联合应用利多卡因硬膜外麻醉,则上述效果更强。

右美沙芬预处理还可显著减低大鼠中利多卡因或可卡因引起的惊厥的发生率和反应强度。这是因为局部麻醉药引起的惊厥的基础是对兴奋性氨基酸系统(包括 NMDA 和非 NMDA)的激活,而 NMDA 拮抗剂右美沙芬则通过拮抗兴奋性谷氨酸传递来产生对其的抗惊厥作用。

二、非阿片类镇痛药

(一)曲马多

曲马多具有双重作用机制,虽然可与阿片受体结合,但其亲和力很弱,其镇痛作用主要还是由于其抑制神经元突触对去甲肾上腺素和 5-羟色胺的再摄取,并增加神经元外 5-羟色胺浓度,从而调控单胺下行性抑制通路,影响痛觉传递。研究发现,曲马多与利多卡因产生的传导阻滞模式相似,虽然阻断 Na^+ 通道的作用不如利多卡因,但阻滞钾通道的作用比利多卡因强,且延长复合动作电位的去极化时间比利多卡因多一半。这可能是曲马多的局部麻醉药样作用的原因。

曲马多可用于骶管阻滞,其术后镇痛持续时间甚至比布比卡因长,疼痛和镇静评分都较低,需要的额外镇痛药亦较少,但呕吐发生率可能较高。大多数研究发现在骶管阻滞的局部麻醉药中加入曲马多可显著延长镇痛持续时间,减少辅助镇痛药的需求,但也有可能提高术后恶心呕吐的发生率。只有 Gunduz 等早期的研究显示布比卡因与曲马多合用于骶管阻滞并不延长布比卡因或曲马多的作用持续时间,但恶心呕吐发生率低于曲马多组,与布比卡因组并无差异。在硬膜外阻滞的局部麻醉药中加入曲马多可增强局部麻醉药的麻醉作用;缩短感觉阻滞的起效时间,延长镇痛持续时间,镇痛效能、镇静和运动阻滞程度无显著差异,并可能降低不良反应的发生率。

在臂丛神经阻滞中,曲马多对局部麻醉药作用的影响有争议:Kapral 等的研究显示曲马多可延长甲哌卡因的感觉和运动阻滞持续时间;Robaux 等发现曲马多并不改变甲哌卡因感觉和运动阻滞的起效和持续时间,但剂量依赖性地减少术后镇痛的需要;而 Broch 等和 Kesimci 等发现曲马多对丙胺卡因和罗哌卡因的起效、感觉和运动阻滞以及镇痛持续时间均无影响。

在关节内和腹腔内注射的布比卡因中加入曲马多 100 mg 都可显著延长镇痛持续时间,减少镇痛药的需要量,降低 VAS 疼痛评分。在静脉区域麻醉的利多卡因中加入曲马多也可改善静脉区域麻醉的质量,并增快起效。

(二)氯胺酮

骶管内注射布比卡因、左旋布比卡因或罗哌卡因中加入氯胺酮 0.5 mg/kg 可显著延长镇痛持续时间,减少术后镇痛药的需求,推迟术后镇痛药的给药时间。骶管注射局部麻醉药中加入氯胺酮的大多数研究显示无不良反应的增加;只有 Kumar 等和 Güneş 等的研究分别报道,加入氯胺酮使幻觉和恶心呕吐的发生率增高。硬膜外氯胺酮除了改善硬膜外局部麻醉药布比卡因和罗哌卡因的术后镇痛效果以外,还能缩短其起效时间,提高麻醉平面;但是硬膜外以 4 ml/h 输注 0.25% 布比卡因的同时,静脉内输注氯胺酮 10 mg/h 并不增强镇痛效果,反而提高镇静程度。

利多卡因静脉局部麻醉中加入氯胺酮 0.1 mg/kg 可延迟难以忍受的止血带疼痛,并减少为缓解止血带疼痛所消耗的镇痛药,其效果比可乐定还强。局部麻醉药肌间沟臂丛神经阻滞或关节内镇痛中加入氯胺酮并不改善麻醉或镇痛作用,反而还可能提高不良反应的发生率,因此并不鼓励把氯胺酮同局部麻醉药一起用于臂丛神经阻滞或关节内阻滞。

Panjabi 等将骶管布比卡因中的氯胺酮剂量从 0.25 mg/kg 逐渐增大到 1 mg/kg 可使镇痛的持续时间逐渐延长,需要哌替啶辅助镇痛的患者逐渐减少;但 1 mg/kg 时的行为不良反应(如古怪行为、激动或多动)的发生率亦增高。Shigihara 等的研究中,硬膜外布比卡因中加入 0.3 mg/kg 或 0.5 mg/kg 氯胺酮可改善镇痛和镇静,0.1 mg/kg 无此作用,但

0.5 mg/kg 使头痛和注射时背痛的发生率增高。氯胺酮对布比卡因脊麻镇痛持续时间的影响可能与氯胺酮的剂量有关：Unlugenc 等加入的 0.05 mg/kg 不延长镇痛持续时间；Murali 加入的 0.1 mg/kg 对镇痛的延长程度很小，约为 12%；而 Sen 等用的 0.15 mg/kg 就显著延长术后镇痛约 36%，并减少术后镇痛药的需要。Unlugenc 等发现布比卡因脊麻中加入氯胺酮可缩短感觉和运动阻滞的起效时间。Murali 等的研究还发现布比卡因脊麻中加入氯胺酮还有稳定血流动力学的作用。同样，在切口浸润镇痛方面，氯胺酮的作用也可能与浓度有关：Zohar 等在布比卡因切口浸润中加入 0.1% 氯胺酮并不增强镇痛效果；Clerc 等加入 0.25% 氯胺酮只很小程度地改善镇痛效果；Tverskoy 等加入 0.3% 氯胺酮可显著延长浸润麻醉和镇痛的持续时间一个多小时，而单独 0.3% 氯胺酮皮下浸润仅产生 10～20 min 的局部麻醉作用。尚需要在同一个研究中，探讨不同剂量或浓度的氯胺酮，对局部麻醉药在不同麻醉或镇痛方法（除了骶管和硬膜外）中的作用和影响。

氯胺酮除了本身具有的镇痛作用以外，主要还可能通过抑制局部麻醉药的代谢来增强其作用。小鼠氯胺酮坐骨神经阻滞可显著增强右后肢腘窝注射布比卡因的局部麻醉活性，并延长半衰期，降低主要代谢产物 PPX 的水平。但这样的机制方面的研究还很缺乏。

在小鼠的动物实验中发现，腹腔内氯胺酮可预防利多卡因中毒引起的全身强直阵挛性癫痫发作，并降低死亡率。

（三）非甾类抗炎药

非甾类抗炎药（NSAIDs）有中等程度的镇痛效应，可用于一般性疼痛、炎症性疼痛、术后疼痛和癌性疼痛的治疗。临床上已将局部麻醉药同 NSAIDs，包括非选择性/部分选择性环氧化酶（COX）抑制剂合用于局部外周疼痛治疗，能产生比两药各自单独应用更长的镇痛时效。因为两种药物在细胞水平上的双重作用机制同时干预了炎症和神经源性疼痛成份，从而产生协同作用。如安替比林本身并无麻醉作用，但可增强利多卡因的效能。局部麻醉药区域阻滞或切口浸润时局部麻醉药中加入 NSAIDs 比两药单独应用可改善术后疼痛控制和患者舒适度，并降低镇痛药的需要。持续硬膜外布比卡因输注同时静脉内给予 NSAIDs（如双氯芬酸）可降低疼痛评分。剖宫产后布比卡因切口浸润 PCA 同时术毕前静脉内给予双氯芬酸 75 mg 和术后每 8 h 口服双氯芬酸 50 mg 也可改善镇痛效果。

局部静脉麻醉的利多卡因中加入 NSAIDs（如酮咯酸、氯诺昔康）可增快感觉和运动阻滞的起效，延长恢复，控制术中止血带疼痛，并降低术后疼痛，并可剂量依赖性地延长镇痛持续时间并减少其他镇痛药的需要量，但有封顶现象，酮咯酸剂量大于 20 mg 后其作用不再增大。对于复杂区域疼痛综合征 Ⅰ 型的治疗，局部静脉麻醉的利多卡因-可乐定中加入帕瑞考昔 5 mg 也可使镇痛药消耗量减少，VAS 评分降低，而全身给予 20 mg 帕瑞考昔仍无作用。

（四）对乙酰氨基酚

对乙酰氨基酚可干扰利多卡因的代谢，使利多卡因的血清浓度升高。

第五节　心血管药物

很多心血管药物与局部麻醉药有相互作用。其中肾上腺素常用于改善局部麻醉药的作用(见第9章)。本节讨论围术期常用的与局部麻醉药有相互作用的几类心血管药物,包括钙通道阻滞剂、α₂受体激动药、β受体拮抗药。

一、钙通道阻滞剂

(一)钙通道阻滞剂对局部麻醉药药效的影响

局部麻醉药除了阻滞钠通道以外,也阻滞钙通道。局部麻醉药的麻醉效能与其通过电压门控通道抑制钙内流的效能有很好的相关性。而钙通道阻滞剂也会阻滞钠通道,一定剂量的钙通道阻滞剂本身也可产生局部麻醉和镇痛的作用。大鼠坐骨神经的体外研究显示维拉帕米剂量依赖性地抑制快通道活性,且与普鲁卡因等效。大鼠中硬膜外尼莫地平即有镇痛作用,且该作用是通过脊髓而非脊髓上机制调节的。通过离子透入法单独给予钙通道阻滞剂可提高痛阈,其程度与利多卡因相同。这是因为神经系统需要钙通道传导来传导疼痛信号,阻断钙离子移动就会干扰感觉处理过程,从而产生抗痛作用。

动物研究显示只有 L 型钙通道阻滞剂(包括维拉帕米、尼卡地平和硝苯地平等)可增强布比卡因的作用,其他亚型(N 型、T 型、P 型和 Q 型)钙通道阻断剂 ω-蜗牛毒素 GVIA、氟桂利嗪、ω-蜘蛛毒素 IVA 和 ω-蜗牛毒素 MVIIC 对布比卡因麻醉均无影响。动物实验和临床研究均发现在用于脊麻、硬膜外阻滞、臂丛神经阻滞和离子透入法的局部麻醉药中加入钙通道阻滞剂都可增强局部麻醉药的效能,延长时效,并/或减少术后镇痛药的需要量。静脉输注尼莫地平也可延缓脊麻的消退。用于口腔治疗的麻醉前给予硝苯地平亦可降低利多卡因麻醉患者的疼痛强度。该相互作用的机制可能是局部麻醉药阻滞钠通道,及钙通道阻滞剂和局部麻醉药减少钙内流在离子通道水平抑制总的神经兴奋性。但是 Laurito 等发现皮下注射维拉帕米可产生局部麻醉的作用,却使利多卡因的麻醉作用持续时间缩短,维拉帕米单独或与利多卡因联合皮下注射还会产生红斑和水肿。总之,研究局部麻醉药的药效动力学时,必须除外接受钙通道阻滞剂的患者。

(二)钙通道阻滞剂对局部麻醉药毒不良反应的影响

钙通道阻滞剂对局部麻醉药毒性作用的影响与钙通道阻滞剂的类型和剂量有关,因此各研究结果存在争议:有的研究显示一些钙通道阻滞剂可降低布比卡因的毒性,但还有些研究提示钙通道阻滞剂存在时布比卡因的心脏毒性更大。尼卡地平和尼莫地平对布比卡因毒性有很强的保护作用,但硝苯地平却没有此作用。Kinney 等发现地尔硫卓和维拉帕米能防止布比卡因引起的毒性。钙通道阻滞剂可能通过外周血管扩张抑制布比卡因的血浆浓度升高,因此可增高布比卡因引起惊厥所需的累积剂量,而不影响血浆浓度阈值。

Hyman 等则发现只有一定剂量的尼莫地平预处理可以降低布比卡因的毒性:正好略低于安全剂量的尼莫地平 0.2 mg/kg 有此作用,0.5 mg/kg 反而无效。Finegan 等和 Tallman 等分别发现地尔硫卓和维拉帕米提高布比卡因毒性,并降低致死血浆浓度。其中 Tallman 等所用的维拉帕米的剂量是 Kinney 所用的 10 倍。其原因可能是较大剂量钙通道阻滞剂本身产生的毒性作用与布比卡因心脏毒性相叠加,使心脏产生严重的不良反应(即低血压)。

硝苯地平和尼群地平直接增强布比卡因的负性变力作用,硝苯地平使达到最大左心室压力增高率(LV dP/dt max)降低 50% 的布比卡因总剂量显著减少。地尔硫卓虽然不影响布比卡因对心排血指数、左室节段做功和 LV dP/dt max 的降低作用,但布比卡因增高全身血管阻力指数(SVRI)从而可维持平均动脉压,而地尔硫卓本身可降低 SVRI,因此合用布比卡因时平均动脉压无法维持。局部麻醉药(利多卡因和布比卡因)与维拉帕米有相加的心血管抑制作用,从而还引起房室传导功能障碍;给予钙则可以逆转这些相互作用。因此,如果最近静脉内给予过维拉帕米或地尔硫卓的患者不管以何途径给予利多卡因或布比卡因,都必须谨慎。

关于钙通道阻滞剂对局部麻醉药毒性的影响作用机制及不同剂量产生不同结果的原因有待于进一步研究。

(三)药代动力学方面的相互作用

钙通道阻滞剂可抑制局部麻醉药利多卡因和布比卡因的代谢,使利多卡因渗透到红细胞的量增多,还可能降低局部麻醉药的蛋白结合部分,从而使局部麻醉药的血浆浓度升高。这可能也是钙通道拮抗剂提高布比卡因毒性的部分原因。

利多卡因使维拉帕米的血浆浓度降低,分布容积增大,而对于血浆结合和清除率的影响尚有争议。Chelly 等的研究显示利多卡因使维拉帕米的清除率提高,但无法在蛋白结合部位取代维拉帕米。而 Belpaire 等发现利多卡因不影响维拉帕米的清除率,却可在血浆结合部位取代维拉帕米;给予单剂量利多卡因后维持输注可以使稳态输注的维拉帕米的游离部分一过性增多后,降低到比给予利多卡因前要高的水平。Hussain 等的研究也发现利多卡因在血浆结合部位取代了地尔硫卓,并且抑制了地尔硫卓的 N-氧化和 O-脱甲基化以及一些未知的重要代谢通路。

(四)其他方面的相互作用

钙通道阻滞剂(如硝苯地平)可增强局部麻醉药在心肌产生的负性变力性效应。布比卡因降低慢动作电位的收缩力和上升速率;硝苯地平存在时较小浓度的布比卡因就可以影响这两个变量。

维拉帕米和利多卡因可减轻对气管导管拔管的心血管反应,两药合用时效果更佳。预防性静脉内联合给予地尔硫卓 $0.2\sim0.3$ mg·kg^{-1} 与利多卡因 $1\sim1.5$ mg·kg^{-1} 比单独给予地尔硫卓或利多卡因能更有效地减弱高血压患者气管插管及拔除气管导管和麻醉恢复引起的心血管变化。

在大鼠及孕妇和非妊娠妇女接受子宫颈旁阻滞时,维拉帕米和硝苯地平都能减弱布比卡因引起的子宫动脉收缩。

二、α₂ 受体激动药

硬膜外给予可乐定即可产生镇痛作用。研究发现,鞘内可乐定和局部麻醉药合用对伤害刺激引起的疼痛有协同性镇痛作用。局部麻醉药中加入可乐定可以增强局部麻醉药硬膜外麻醉、骶管阻滞和脊麻及中短效局部麻醉药外周神经阻滞的麻醉效果,延长麻醉和镇痛的时效,减少术后吗啡的需要量,其效果甚至优于常用的肾上腺素。而对于长效局部麻醉药布比卡因和罗哌卡因外周神经阻滞的术后镇痛无改善作用,甚至在小鼠可降低布比卡因坐骨神经阻滞的麻醉活性,并缩短时效。硬膜外腔中加入可乐定,可以进一步增强利多卡因硬膜外麻醉中减少镇静药地西泮和硫戊巴比妥需要量的作用。在体外循环手术中应用的利多卡因高胸段硬膜外麻醉中加入可乐定还可减轻内分泌应激反应。近期又有研究发现,右美托咪定(3 μg)同可乐定(30 μg)一样,可以延长布比卡因脊麻的运动和感觉阻滞持续时间。

在分娩镇痛中,鞘内给予可乐定 30 μg 可延长罗哌卡因脊麻的镇痛时间,但平均动脉压降低更显著,新发生的胎儿心率异常的发生率较高,脐动脉血 pH 较低,因此不建议可乐定常规用于分娩镇痛。可乐定对于已经含有肾上腺素的布比卡因骶管阻滞也无增强作用。

可乐定有心脏和全身作用可改变局部麻醉药潜在的致死性心血管作用。虽然可乐定预处理可防止罗哌卡因心脏毒性的作用并提高复苏成功率,但不影响布比卡因毒性。Yokomaya等的研究报道,静脉内预给 1 μg/kg 或 10 μg/kg 可乐定对静脉利多卡因在大鼠引起的惊厥,既无抗惊厥作用,也无致惊厥作用。他们得出结论:在人类,临床剂量的可乐定不会影响利多卡因的惊厥阈值。

可乐定增强局部麻醉药硬膜外麻醉、脊麻或外周神经阻滞的作用机制有两方面:① 可乐定阻滞 C 和 Aδ 纤维的传导,并降低离体神经元中钾离子的电导,从而增强局部麻醉药对传导的阻滞;② 可乐定引起血管收缩,使在神经组织周围的局部麻醉药吸收入血管的量减少。临床研究亦证实硬膜外利多卡因中加入可乐定可显著降低利多卡因的血浆浓度峰值,其作用程度与肾上腺素相近。在儿童口服可乐定预处理也可降低利多卡因硬膜外麻醉中的利多卡因血浆浓度。临床浓度的可乐定在人或大鼠肝微粒体中并不影响利多卡因或罗哌卡因等局部麻醉药的代谢。然而可乐定预处理可能抑制布比卡因的代谢,使腹腔内注射布比卡因的小鼠血清峰浓度升高,AUC 增大,清除率降低,代谢产物 PPX 与布比卡因的 AUC 之比减小。

三、β受体阻滞剂

普萘洛尔可增强并延长利多卡因和布比卡因的作用。其原因是普萘洛尔降低肝脏血流,以及普萘洛尔及其代谢产物 4－OH－普萘洛尔还通过抑制 CYP1A2 来降低利多卡因的清除。普萘洛尔可使布比卡因的清除率降低 35%。阿替洛尔也可通过提高利多卡因的血药浓度来增强利多卡因的麻醉。纳多洛尔本身不延长利多卡因的麻醉时效,但却进一步延长含肾上腺素的利多卡因的麻醉时效。

因此,对于用 β 受体阻滞剂治疗的患者,必须避免或慎用含血管收缩剂的局部麻醉药,实在需要用血管收缩剂来局部止血时,必须缓慢且小剂量地给予含血管收缩剂的局部麻醉药,同时监测血压和脉搏。

四、血管收缩药

预防性肌注麻黄碱可有效减轻老年人脊麻引起的低血压。但高比重布比卡因脊麻下行剖宫产时,预防性静脉给予麻黄素会使脐动脉 pH 降低及 Apgar 评分降低;而去氧肾上腺素无此影响。因此,临床上已有建议在脊麻中预防性静脉给予去氧肾上腺素。

在硬膜外给予去氧肾上腺素 200 μg 亦可降低碱化利多卡因腰段硬膜外麻醉引起低血压的发生率。但是左旋布比卡因头向扩散在预防性给予去氧肾上腺素时比麻黄素小,这可能因为给予去氧肾上腺素时静脉收缩的程度较大,从而减少硬膜外静脉充血,并使脑脊液从颅腔向椎管转移。但高比重布比卡因脊麻时,预防性静脉给予麻黄素与去氧肾上腺素扩散相似。这可能因为血管收缩剂引起的脑脊液总体流量差异对高比重布比卡因扩散的影响比左旋布比卡因小,因为重比重布比卡因的扩散更主要依赖于比重的影响。

去甲肾上腺素对局部麻醉药的心肌抑制作用有保护作用。在静脉内注射的利多卡因中加入去甲肾上腺素有防止利多卡因引起血压降低的保护作用。

局部注射的肾上腺素中加入甲哌卡因或布比卡因都可以增多肾上腺素的吸收入血,使肾上腺素的血浆浓度增高。肾上腺素尤其在卤化吸入麻醉药存在的情况下可以引起室性心律失常。在动物实验和临床研究中利多卡因、布比卡因等局部麻醉药都可有剂量依赖性地提高吸入麻醉中肾上腺素引起多发性室性早搏所需要的剂量。也有研究发现甲哌卡因只有硬膜外给予才可显著提高肾上腺素引起心律失常的剂量,而静脉内给药无此作用。其中硬膜外麻醉提高的迷走神经活性起了很大的作用。低浓度的局部麻醉药(丙胺卡因、利多卡因和可卡因)还可使管腔外肾上腺素的血管反应增强,但对去甲肾上腺素的血管反应无增强作用,动脉去神经化或管腔内给予药物也均无增强作用。

五、其他

(一)强心药

氨力农、米力农和奥普力农都能有效逆转布比卡因引起的心血管抑制,改善 LV 收缩和舒张功能,从而使心排血指数升高。米力农显著增快心率,奥普力农不影响。在动物研究中氨力农甚至比肾上腺素能更好地处理布比卡因或罗哌卡因引起的心血管抑制、复苏时室性心动过速的发生率以及显著降低死亡率。多培沙明对布比卡因和罗哌卡因引起的心脏毒性有治疗作用。

利多卡因扩大了哇巴因的治疗范围,对哇巴因引起的大鼠心房毒性也有保护作用。该作用是由与高亲和结合部位的平衡分离常数(K(d))减小有关的 Na^+-K^+-ATP 酶的敏感性升高造成的。

(二)血管扩张药

酚妥拉明通过外周血管扩张抑制布比卡因的血浆浓度升高,因此可增高布比卡因引起惊厥所需的累积剂量,而不影响血浆浓度阈值。而局部麻醉药则可以降低硝普钠离子透入过程中最大的皮肤血管扩张反应。

(三)硫酸镁

众所周知硫酸镁是 NMDA 受体拮抗剂,一个世纪前曾用于鞘内镇痛。脊麻药物左旋布比卡因和苏芬太尼中加入硫酸镁或硬膜外给予硫酸镁都可显著减少大整形手术术后吗啡的需要量,在鞘内和硬膜外同时给予硫酸镁效果更强。但是硫酸镁缩短酰胺类局部麻醉药在坐骨神经阻滞中的作用持续时间的机制,并不涉及稳态失活钠离子通道。布比卡因-芬太尼后硫酸镁(50 mg)鞘内注射使感觉和运动阻滞起效延迟,最高感觉阻滞平面降低,达到最高感觉阻滞平面的时间延长,运动阻滞程度降低,脊麻持续时间延长。

骶管阻滞前 10 min 静脉内给予硫酸镁预处理可预防骶管阻滞中局部麻醉药的毒性,与地西泮同时给予效果更强。

(四)其他抗心律失常药

莫雷西嗪极少量地提高除纤颤阈,与利多卡因合用则协同性提高除纤颤阈。在缩短浦肯野纤维的动作电位持续时间(APD)而不影响心室肌 APD 的浓度时,利多卡因抑制阿莫兰特引起的复极分离和早期后除极化的发生。

第六节　抗感染药

一、局部麻醉药对抗感染药作用的影响

属于对氨基苯甲酸衍生物类的局部麻醉药(如地卡因、普鲁卡因和苯佐卡因等)可直接

拮抗磺胺类药物的抗菌活性。

低于最低抑制浓度（MIC）的局部麻醉药浓度就能显著影响真菌细胞，防止成长和/或后期的发展阶段。亚抑制浓度的利多卡因（0.5～2 mg/mL）和布比卡因（0.25～1 mg/kg）能呈剂量依赖性阻断烟曲霉、黄曲霉和黑曲霉素的萌发，并且增强两性霉素、伊曲康唑和卡泊芬净的抗真菌作用，却抑制伏立康唑的作用。局部麻醉药通过阻断钙离子通道而强效抑制真菌的芽管形成。氯化钙能部分逆转局部麻醉药对分生孢子萌发的抑制作用。较高浓度的两个局部麻醉药对休眠期的分生孢子就有杀真菌的作用，通过损伤细胞膜而起作用。

二、抗感染药对局部麻醉药作用的影响

红霉素、克拉霉素、伊曲康唑和酮康唑等都是 CYP3A4 抑制剂，可抑制局部麻醉药的代谢。红霉素或伊曲康唑口服四天可使利多卡因的 AUC 和峰浓度升高 40%～70%。红霉素还使一乙基甘油二甲基苯胺的峰浓度升高约 40%，AUC 增大 60%，因此可能显著增大毒性。伊曲康唑口服四天后也可使右旋和左旋布比卡因的清除率分别降低 21% 和 25%，其他药代动力学参数无显著变化，因此伊曲康唑可能使布比卡因的稳态浓度升高 20%～25%。但伊曲康唑对雾化器吸入和静脉内注射的利多卡因的药代动力学无影响。酮康唑还使罗哌卡因的清除率降低 15%，但不影响其半衰期；酮康唑几乎消除血浆中（S）- 2′, 6′-pipecoloxylidide 的浓度。因此，对于长期应用这些属于 CYP3A4 抑制剂的抗感染药的患者，特别需要预防局部麻醉药的毒性反应。

第七节 其 他

一、其他药物对局部麻醉药作用的影响

H_2 受体阻滞药——西咪替丁是一种强效肝药酶抑制药。它可通过其咪唑环上的氮原子直接与细胞色素 P450 酶血红素上的铁原子结合，抑制该生物酶功能。因此，西咪替丁可抑制利多卡因的生物转化过程，并使利多卡因的清除率下降 25%～30%，分布容积降低，半衰期延长，血浆浓度增加，从而增强利多卡因药效，还促使其发生局部神经毒性反应和惊厥、心律失常等全身毒性反应。但单剂量 H_2-拮抗药西咪替丁 400 mg 或雷米替丁 150 mg 并不影响产妇硬膜外给予的利多卡因的血浆浓度；近期的研究亦发现西咪替丁在人或大鼠肝微粒体中只有浓度较高时才可抑制利多卡因代谢，并呈浓度依赖性。西咪替丁却不影响布比卡因和罗哌卡因的代谢。高浓度的利多卡因本身降低心肌收缩力，H_1 受体阻滞药氟桂利嗪可增强此作用。

谷胱甘肽和 N-乙酰半胱氨酸有促进利多卡因代谢的作用，并抵消西咪替丁对利多卡

因代谢的抑制作用。

糖皮质激素可以诱导利多卡因代谢所需的 CYP3A，从而影响利多卡因的代谢。臂丛神经阻滞、肋间神经阻滞、关节内注射的局部麻醉药中加入糖皮质激素（地塞米松或甲泼尼龙）可使镇痛作用的起效增快，持续时间延长，减少镇痛药的应用。

局部麻醉药中加入透明质酸酶也能增强局部麻醉药的作用。

利多卡因中加入氯化钾，起效轻度减慢，但时效显著延长。因为这使神经膜外的钾离子浓度升高，延迟静息电位的恢复（即复极化），并且抑制神经冲动。但也有钾离子未必影响局部麻醉药的研究报道。这可能与钾离子的浓度、不同的局部麻醉药（普鲁卡因没有利多卡因弥散好）及酸性溶液（会降低局部麻醉药的效能）有关。

抗抑郁药氟伏沙明是 CYP1A2 抑制剂，可降低利多卡因的清除，可能提高利多卡因毒性反应的风险。长期给予地昔帕明引起的海马去甲肾上腺素转运（NET）下调可能使地昔帕明引起利多卡因惊厥敏化。

苯妥英钠、奎尼丁、地昔帕明等可与布比卡因竞争与血浆蛋白的结合，可使血浆游离布比卡因的浓度增加 $300\% \sim 500\%$，故与布比卡因伍用时需预防布比卡因毒性反应的发生。

在兔离体心脏的实验研究显示，苯妥英进一步增强布比卡因引起的 QRS 增宽。因此，苯妥英不能用于治疗布比卡因毒性反应。

二、局部麻醉药对其他药物作用的影响

EMLA 中的丙胺卡因可促进体内高铁血红蛋白的生成。使用其他促高铁血红蛋白生成的药物（如磺胺类药物、醋氨酚、硝酸甘油、硝普钠、苯妥英钠等）时，再用 EMLA 就可导致高铁血红蛋白血症的发生。

抗焦虑药加巴喷丁和罗哌卡因联合阻滞触发点，比加巴喷丁单独应用能改善三叉神经痛的镇痛和生活质量。

局部麻醉药不仅可增强肿瘤细胞的热敏感性，还对抗癌药有增敏效应。

（马皓琳）

参 考 文 献

1　Gentili M，Chau Huu P，Enel D，et al. Sedation depends on the level of sensory block induced by spinal anaesthesia. Br J Anaesth，1998，81：970～971.

2　Pollock JE，Neal JM，Liu SS. Sedation during spinal anesthesia. Anesthesiology，2000，93：728～734.

3　Esppen S，Kissin I. Effect of subarachnoid bupivacaine block on anesthetic requirements for thiopental in rats. Anesthesiology，1998，88：1036～1042.

4　Doufas AG，Wadhwa A，Shah YM. Block-dependent sedation during epidural anaesthesia with delayed brainstem conduction. Br J Anaesth，2004，93：228～234.

5　Antognini Jf, Jinks SL, Atherley R. Spinal anaesthesia indirectly depresses cortical activity associated with electrical stimulation of the reticular formation. Br J Anaesth, 2003, 91: 233~238.

6　Ben Shlomo I, Tverskoy M, Fleyshman G. Hypnotic effect of i. v. propofol is enhanced by i. m. administration of either lignocaine or bupivacaine. Br J Anaesth, 1997, 78: 375~377.

7　Senturk M, Pembeci K, Menda F. Effects of intramuscular administration of lidocaine or bupivacaine on induction and maintenance doses of propofol evaluated by bispectral index. Br J Anaesth, 2002, 89: 849~852.

8　Casati L, Femàndez-Galinski S, Barrera E, et al. Isoflurane Requirements during combined general/epidural anesthesia for major abdominal surgery, Anesth Analg, 2002, 94: 1331~1337.

9　Agarwai A, Pandey R, Dhiraaj S. The effects of epidural bupivacaine on induction and maintenance doses of propofol (evaluated by bispectral index) and maintenance doses of fentanyl and vecuronium. Anesth Analg, 2004, 99: 1684~1688.

10　Antognini JF, Atherley R, Carstens E. Isoflurane action in spinal cord indirectly depresses cortical activity associated with electrical stimulation of the reticular formation. Anesth Analg, 2003, 96: 999~1003.

11　Zhou HH, Jin TT, Qin B, et al. Suppression of spinal cord motoneuron exitability correlates with surgical immobility during isoflurane anesthesia. Anesthesiology, 1998, 88: 955~961.

12　Hodgson Ps, Liu SS, Gras TW. Does epidural anaesthesia have general anesthetic effects? A prospective, randomized, double-blind, placebo-controlled trial. Anesthesiology, 1999, 91: 1687~1692.

13　Shono A, Saito Y, Sakura S, et al. Sevoflurane requirements to suppress responses to transcutaneous electrical stimulation during epidural anesthesia with 0. 5% and 1% lidocaine. Anesth Analg, 2003, 97:1168~1172.

14　Hodgson PS, Spencer S, Liu SS. Epidural lidocaine decreases sevoflurane requirement for adequate depth of anaesthesia as measured by Bispectral Index monitor. Anesthesiology, 2001, 94: 799~803.

15　Toprak HI, Ozpolat Z, Ozturk E, et al. Hyperbaric bupivacaine affects the doses of midazolam required for sedation after spinal anaesthesia. Eur J Anaesthesiol, 2005, 22(12): 904~906.

16　Jarbo K, Batra YK, Panda NB. Brachial plexus block with midazolam and bupivacaine improves analgesia. Can J Anaesth, 2005, 52(8): 822~826.

17　Nishiyama T, Hanaoka K. Midazolam can potentiate the analgesic effects of intrathecal bupivacaine on thermal-or inflammatory-induced pain. Anesth Analg, 2003, 96(5): 1386~1391.

18　Munakata K, Suzuki T, Watanabe N, et al. Influence of epidural lidocaine injection on vecuronium-induced neuromuscular blockade. Masui, 2004, 53(12): 1377~1380.

19　Kim KS, Kim YS, Jeon WJ, et al. Prevention of withdrawal associated with the injection of rocuronium in adults and children. J Clin Anesth, 2006, 18(5): 334~338.

20　Hassani M, Sahraian MA. Lidocaine or diazepam can decrease fasciculation induced by succinylcholine during induction of anesthesia. Middle East J Anesthesiol, 2006, 18(5): 929~931.

21 Polley LS, Columb MO, Naughton NN, et al. Effect of intravenous versus epidural fentanyl on the minimum local analgesic concentration of epidural bupivacaine in labor. Anesthesiology, 2000, 93:122~128.

22 Wu CT, Borel CO, Lee MS, et al. The interaction effect of perioperative cotreatment with dextromethorphan and intravenous lidocaine on pain relief and recovery of bowel function after laparoscopic cholecystectomy. Anesth Analg, 2005, 100(2): 448~453.

23 Güneş Y, Seçen M, Ozcengiz D, et al. Comparison of caudal ropivacaine, ropivacaine plus ketamine and ropivacaine plus tramadol administration for postoperative analgesia in children. Paediatr Anaesth, 2004, 14(7): 557~563.

24 Zohar E, Shapiro A, Eidinov A, et al. Postcesarean analgesia: the efficacy of bupivacaine wound instillation with and without supplemental diclofenac. J Clin Anesth, 2006, 18(6): 415~421.

25 Saranteas T, Mourouzis C, Koumoura F, et al. Effects of propranolol or paracetamol on lidocaine concentrations in serum and tissues. J Oral Maxillofac Surg, 2003, 61(5): 604~607.

26 Smith FL, Davis RW, Carter R. Influence of Voltage-sensitive $Ca^{(++)}$ channel drugs on bupivacaine infiltration anesthesia in mice. Anesthesiology, 2001, 95(5): 1189~1197.

27 Nishiyama T, Hanaoka K. Intrathecal clonidine and bupivacaine have synergistic analgesia for acute thermally or inflammatory-induced pain in rats. Anesth Analg, 2004, 98(4): 1056~1061.

28 Ozalevli M, Cetin TO, Unlugenc H, et al. The effect of adding intrathecal magnesium sulphate to bupivacaine-fentanyl spinal anaesthesia. Acta Anaesthesiol Scand, 2005, 49(10):1514~1519.

29 Riley ET. Editorial I: spinal anaesthesia for Caesarean delivery: keep the pressure up and don't spare the vasoconstrictors. Br J Anaesth, 2004, 92: 459~461.

30 Isohanni MH, Neuvonen PJ, Olkkola KT. Effect of erythromycin and itraconazole on the pharmacokinetics of oral lignocaine. Pharmacol Toxicol, 1999, 84(3):143~146.

31 Kopacz DJ, Lacouture PG, Wu D, et al. The dose response and effects of dexamethasone on bupivacaine microcapsules for intercostal blockade (T9 to T11) in healthy volunteers. Anesth Analg, 2003, 96(2):576~582.

32 Tanaka E, Nakamura T, Inomata S, et al. Effects of premedication medicines on the formation of the CYP3A4-dependent metabolite of ropivacaine, 2′, 6′-Pipecoloxylidide, on human liver microsomes in vitro. Basic Clin Pharmacol Toxicol, 2006, 98(2): 181~183.

附录　中英文索引及药名对照

ATP 敏感性钾通道	K_{ATP} channel
LET	lidocaine, epinephrine and tetracaine
TAC	tetracaine, adrenaline and cocaine
阿芬太尼	alfentanil
阿莫兰特	almokalant
阿片类镇痛药	opioid analgesics
阿替洛尔	atenolol
阿托品	atropine
癌痛	cancer pain
胺碘酮	amiodarone
氨力农	amrinone
安替比林	phenazone
奥布卡因	oxybuprocaine
奥普力农	olprinone
巴比妥类	barbiturates
瘢痕痛	cicatricle pain
半衰期	half life
苯巴比妥	phenobarbital
苯二氮䓬类	benzodiazepines
苯妥英钠	phenytoin sodium
苯佐卡因	benzocaine, cetacaine
臂丛	plexus brachialis
表观分布容积	apparent volume of distribution
表面麻醉	topical anesthesia
丙胺卡因	prilocaine, citanest, propitocaine
丙泊酚	propofol
丙美卡因	proxymetacaine

不良反应	adverse reaction
布比卡因	bupivacaine、marcaine、sensorcaine
传导阻滞	conduction block
达克罗宁	dyclonine
代谢	metabolism
带状疱疹	acute posterior ganglionitis；herpes zoster；HZ
带状疱疹后遗神经痛	postherpetic neuralgia，PHN
单胺氧化酶抑制剂	monoamine oxidase inhibitor（MAOI）
胆碱酯酶	cholinesterase
地尔硫卓	diltiazem
地高辛	digoxin
地塞米松	dexamethasone
地西泮	diazepam
地昔帕明	desipramine
癫痫	epilepsy
丁卡因	tetracaine、pantocaine、dicaine
定位	orientation
毒性	toxicity
毒性反应	toxic effect
短暂神经症状	transient neurologic symptoms
对乙酰氨基酚	paracetamol
多巴胺	dopamine，DA
多巴酚丁胺	dobutamine
多室模型	multicomparment model
呃逆	hiccup
恩氟烷	enflurane
恩纳（表面麻醉用乳膏）EMLA	eutectic mixture of local anesthetics
二醋吗啡	diamorphine
房室模型	compartment model
放射学	radiology
非阿片类镇痛药	nonopioid analgesics
非甾体抗炎药	non-steroids antiinflammatory agents
分布	distribution

分离性阻滞	selective block
分娩镇痛	labor analgesia
芬太尼	fentanyl
酚妥拉明	phentolamine
伏立康唑	voriconazole
氟伏沙明	fluvoxamine
氟马西尼	flumazenil
氟烷	halothane
复极化	repolarization
复合氧分析仪	co-oxymetry
钙通道阻滞剂	calcium channel blockers
高碳酸血症	hypercapnia
高铁血红蛋白血症	methemoglobinemia
膈神经	nervus phrenicus
跟痛症	calcaneodynia
肱骨外上髁炎（网球肘）	radiohumeral bursitis
构效关系	structure-activity relationship
骨质疏松症	osteoporosis
骨质增生	hyperosteogeny；hyperostosis
过敏	allergy
红霉素	erythromycin
琥珀胆碱	suxamethonium succinylcholine
环加氧酶抑制药	cyclooxygenase inhibitors
幻肢痛	phantom limb pain，PLP
磺胺类药物	sulfonamides
恢复标准	recovery standard
肌肉松弛药	neuromuscular blocking agents
激动剂	agonist
急性腰扭伤	acute lumbar muscle sprain
棘间韧带损伤	interspinous ligaments injury
棘上韧带损伤	supraspinous ligament injury
脊麻	arachnoid block；spinal anesthesia
加巴喷丁	gabapentin

甲己炔巴比妥	methohexitone
甲哌卡因	mepivacaine、polocaine、carbocaine
甲泼尼龙	methylprednisolone
肩胛上神经卡压综合征	suprascapular nerve entrapment syndrome
肩周炎	scapulohumeral periarthritis
碱化	alkalinization
腱鞘囊肿	gang；ganglionic cyst；weeping sinew
交感神经维持性疼痛	sympathetically maintained pain，SMP
拮抗剂	antagon
截肢痛	amputated extremity pain
惊厥	convulsion
颈丛	plexus cervicalis
颈椎病	cervical spondylosis
禁忌证	contraindication
静息膜电位	resting membrane potential
浸润麻醉	infiltrative anesthesia
局部静脉麻醉	intravenous regional anesthesia
局部麻醉药	local anesthetics
局麻药低共熔化合物 EMLA	eutectic mixture of local anesthetics
卡泊芬净	caspofungin
抗癌药	anticancer agent
抗感染药	anti-infective agents
抗心律失常	anti-arrhythmia
抗心律失常药	anti-arrhythmic agents
可卡因	cocaine
可乐定	clonidine
克拉霉素	clarithromycin
奎尼丁	quinidine
扩张支气管	bronchodilatation
滥用	abuse
郎飞结	nodes of Ranvier
老年人	the elderly
肋软骨炎	costal chondritis

类风湿性关节炎	rheumatoid arthritis
类过敏反应	anaphylactoid reaction
梨状肌综合征	musculi piriformis syndrome
离院标准	discharge standard
理化性质	physico-chemical property
利多卡因	lidocaine、lignocaine、xylocaine、xylotox
联合用药	combined medication
两性霉素	amphotericin
流体镶嵌模型	fluid mosaic model
硫喷妥钠	thiopental sodium
硫酸镁	magnesium sulfate
颅内压	intracranial pressure
氯胺酮	ketamine
氯诺昔康	lornoxicam
氯普鲁卡因	chloroprocaine
罗库溴铵	rocuronium
罗哌卡因	ropivacaine、naropin、LEA103
麻黄碱	ephedrine
麻醉性镇痛药	narcotic analgesic，narcotics
马尾综合征	cauda equina syndrome
吗啡	morphine
慢性变态反应性气道炎症	allergic airway inflammation
慢性疼痛	chronic pain
慢性腰肌劳损	chronic lumbar muscle strain；chronic psoatic strain
门诊手术	outpatient surgery
咪达唑仑	midazolam
米库氯铵	mivacurium
米力农	milrinone
莫雷西嗪	moracizine
母体	matrix
内脏痛	splanchnodynia，visceralgia，
纳布啡	nalbuphine
纳多洛尔	nadolol

纳洛酮	naloxone, narcan
钠通道	sodium channels
尼卡地平	nicardipine
尼莫地平	nimodipine
尼群地平	nitrendipine
帕瑞考昔	parecoxib
哌替啶	pethidine
排泄	excrete
潘库溴铵	pancuronium
皮试	skin test
偏头痛	hemicrania, migraine
剖宫产	caesarean section
普鲁卡因	procaine, novocaine
普鲁卡因酰胺	procainamide
普萘洛尔	propranolol
七氟烷	sevoflurane
起效时间	onset time
强心药	cardiotonic agents
强直性脊柱炎	ankylosing spondylitis；AS
亲水基团	hydrophilic group
亲脂基团	lipophilic group
清除率	clearance
清除速率	elimination rate
曲马多	tramadol
曲线下面积	AUC，area under the C-t curve
屈指肌腱狭窄性腱鞘炎	trigger finger
去甲肾上腺素	norepinephrine
去极化	depolarization
去氧肾上腺素	phenylephrine
全身麻醉药	general anesthetics
缺血再灌注	ischemic reperfusion
桡骨茎突狭窄性腱鞘炎	stenosing tendovaginitis of radial styloid
瑞芬太尼	remifentanil

三叉神经痛 trigeminal neuralgia

伤口愈合 wound healing

瘙痒 pruritus

舌咽神经痛 glossopharyngeal neuralgia

神经安定药 neuroleptic

神经刺激器 nerve stimulator

神经末梢 nerve terminal

神经纤维 nerve fiber

神经元 neuron

肾上腺素 epinephrine

生理功能 physiological function

生物转化 bioconversion

视觉模拟评分法 visual analogue scale, VAS

室上性心动过速 supraventricular tachycardia; SVT

室性心动过速 ventricular tachycardia; VT

室性心律失常 ventricular arrhythmia; VA

适应证 indication

受体 receptor

术后恶心呕吐 postoperative nausea and vomiting, PONV

术前评估 preoperative evaluation

双氯芬酸 diclofenac

苏芬太尼 sulfentanyl

苏夫卡因 sovcaine, nupercaine

酸碱平衡 acid-base balance

胎儿 fetus

碳酸化 carbonation

糖皮质激素 glucocorticoids

疼痛治疗 pain treatment

酮康唑 ketoconazole

酮咯酸 ketorolac

痛风 gout; podagra; urate thesaurismosis

透明质酸酶 hyaluronidase

外周神经阻滞 peripheral nerve block, PNB

外周循环阻力	systemic vascular resistance,SVR
腕管综合征	carpal tunnel syndrome,CTS
维库溴铵	vecuronium
维拉帕米	verapamil
稳态分布容积	volume of distribution at steady state,Vdss
稳态药物浓度	concentration of steady state
西咪替丁	cimetidine
吸收	absorption
骨性关节炎	osteoarthropathy
酰胺类	amide
相加	summation,additive
消除	elimination
消除半衰期	elimination half life
消除动力学	elimination kinetics
消除速率常数	elimination rate constant
硝苯地平	nifedipine
硝普钠	sodium nitroprusside
小儿	child
协同	synergism
心肺复苏	cardio-pulmonary resuscitation
辛可卡因	cinchocaine，dibucaine
新生儿	neonate
新斯的明	neostigmine
星状神经节	ganglion stellare
胸膜内区域麻醉	intrapleural regional anesthesia
胸膜内镇痛	intrapleural analgesia
胸廓出口综合征	thoracic outlet syndrome
血管扩张药	vasodilator agents
血管收缩剂	vasoconstrictor
血浆蛋白结合率	plasma protein binding rate
血浆容量	plasma volume,PV
血浆渗透压	plasma osmotic pressure,POP
血流动力学	hemodynamics

血脑屏障	blood brain barrier，BBB
亚甲基蓝	methylene blue
氧化亚氮	nitrous oxide
腰麻	spinal anesthesia
腰麻－硬膜外联合阻滞	combined spinal epidural anesthesia，CSEA
腰椎管狭窄症	lumbar spinal stenosis
腰椎间盘突出症	lubar intervertebral disc protrusion，LIDP
药代动力学	pharmacokinetics
药物相互作用	drug interactions
药效动力学	pharmacodynamics
药效动力学模型	pharmacodynamics model，PD Model
伊曲康唑	itraconazole
依替卡因	etidocaine、duranest
乙酰胆碱	acetylcholine，Ach
乙酰胆碱酯酶	acetylcholinesterase
异丙酚	propofol
异氟烷	isoflurane
异构体	isomer
婴儿	infant
硬膜外麻醉	epidural anesthesia
右美沙芬	dextromethorphan
右美托咪定	dexmedetomidine
右旋糖酐	dextran
诊断性神经阻滞	diagnostic nerve block
镇静	sedation
镇静催眠药	sedatives and hypnotics
镇咳	relieving cough
镇痛	analgesia
镇痛药	analgesics
脂肪乳	fat emulsion
止血带	tourniquet
酯类	esters
治疗性神经阻滞	therapeutic nerve block

治疗指数	therapeutic index
治疗作用	therapeutical effect
中毒	toxicosis
肿胀麻醉	tumescent anesthesia
紫绀	cyanosis
椎管内	intraspinal
椎管内阻滞	intraspinal block；intrathecal block
组胺	histamine，HA
阻滞剂	blocker；blocking agent
阻滞平面	block level
组胺拮抗药	histamine antagonists
最低有效浓度	minimal effective concentration
左旋布比卡因	levobupivacaine
作用机制	mechanism of action
作用强度	potency
作用时间	duration of action